FITNESS FOOD & BODY TRAINING

DORIS HOFER

FITNESS FOOD & BODY TRAINING

MIT PRAKTISCHEM WOCHENPLAN,
REZEPTEN UND ÜBUNGEN

REZEPTE VON
ANNABELLA REALINI BENGTSSON

at VERLAG

Dieses Buch ist entstanden mit der
großzügigen Unterstützung von LAV Türkiye.

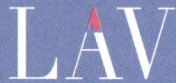

© 2020
AT Verlag, Aarau und München
Lektorat: Nicola Härms, Rheinbach, und AT Verlag
Umschlagbild: Didem Kaya, Onur Demirdag, The Box Studio
Fotos: Hulki Mengü, Didem Kaya, Onur Demirdag, Bruno Torricelli, Erkan Balkan
Foodstyling: Umay Koyuncu
Illustrationen: Adobe Stock
Grafische Gestaltung und Satz: AT Verlag
Druck und Bindearbeiten: AZ Druck und Datentechnik, Kempten
Printed in Germany

ISBN 978-3-03902-065-2

www.at-verlag.ch

Der AT Verlag, AZ Fachverlage AG, wird vom Bundesamt für Kultur
mit einem Strukturbeitrag für die Jahre 2016–2020 unterstützt.

INHALT

Widmung

In Erinnerung an meinen geliebten Vater

Ich wollte noch nicht erwachsen werden, aber
Du hast mir keine Wahl gelassen. Ohne dass wir
hätten Abschied nehmen können, bist Du
gegangen und hast uns zurückgelassen, unendlich
traurig, aber trotz allem dankbar. Oft denke ich
an unsere Gespräche zurück, an Deine Zweifel,
als ich das Studium abgebrochen habe, um
Journalistin zu werden, und noch viel mehr, als ich
mich entschloss, die Schweiz zu verlassen
und in die Türkei auszuwandern. Du wolltest,
dass ich als Pressesprecherin bei einer Schweizer
Bank arbeite und einen Mann heirate, der mich
auf Händen trägt und für meine Familie sorgt.
Es ist alles anders gekommen, weil ich dieses
Leben unglaublich langweilig fand. Du hast wohl
oder übel gute Miene zum bösen Spiel gemacht,
und am Schluss ist es so gekommen, wie Du
es vorausgesagt hast. Und trotzdem bereue ich
nichts, denn das war mein Weg.

Ich vermisse Dich, Du warst der beste Vater
auf der Welt, und Du wirst in meinem Herzen
ewig weiterleben.

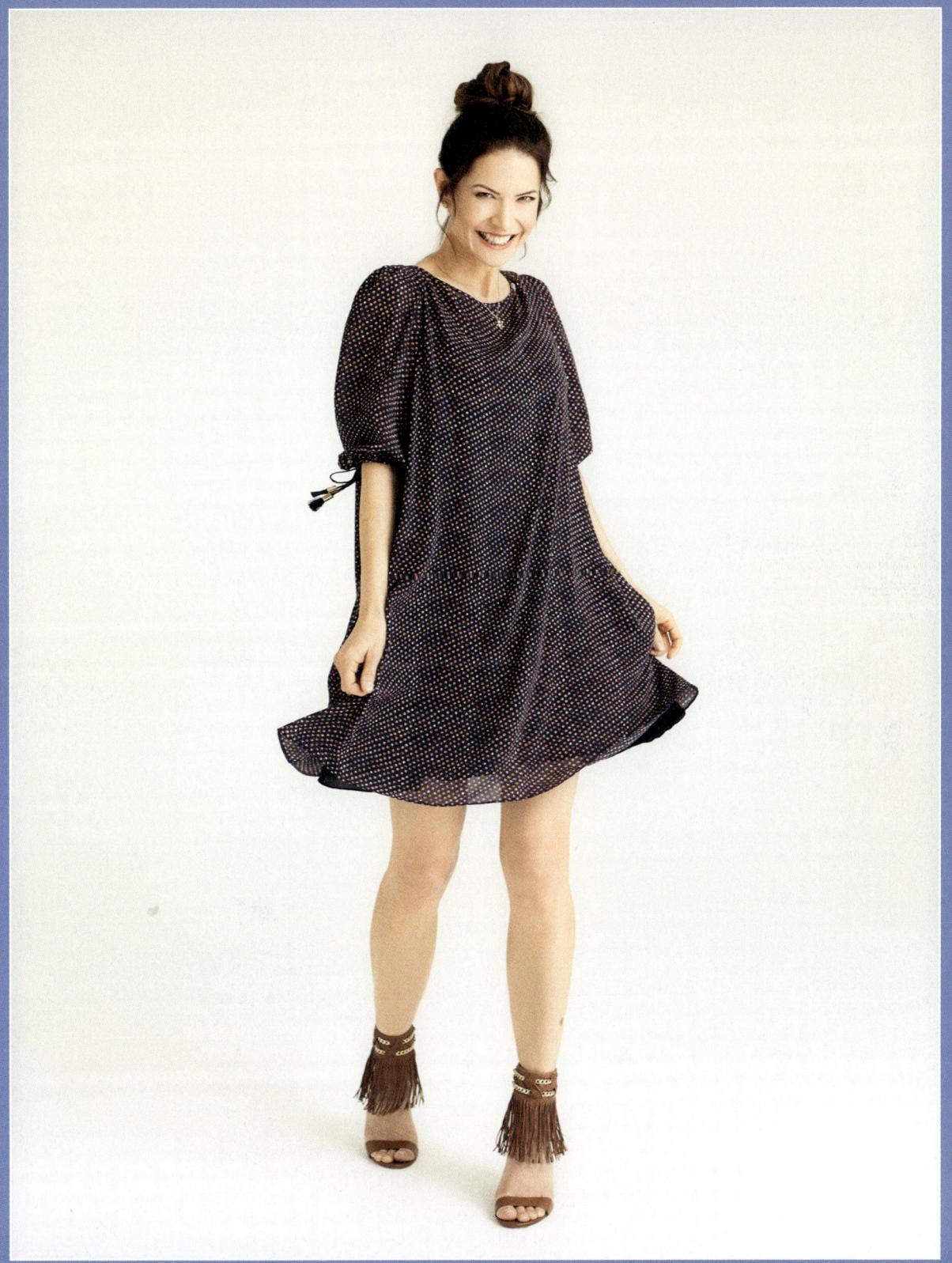

VORWORT

Stell dir vor, du bist in eine neue Stadt umgezogen. Am Mittag fragen dich deine Arbeitskolleginnen, ob du mit ihnen essen gehen willst. Klar willst du, denn du hast noch keine einzige Freundin und fühlst dich gerade ziemlich alleine. Offenbar ist es Tradition, zum Italiener um die Ecke zu gehen. Du hattest dir geschworen, mit der neuen Stelle auch, was die Ernährung betrifft, einen Neuanfang zu machen und dich ab jetzt gesund zu ernähren. Weil du spät dran warst, hast du auf ein Frühstück verzichtet – jetzt hast du Kohldampf und bist dir nicht mehr so sicher, ob du von Blattsalat mit Hühnerstreifen satt werden wirst. Aber was dich noch viel mehr verunsichert, ist die Tatsache, dass alle anderen Pizza und Cola bestellt haben. Wenn du jetzt einen Salat und Wasser verlangst, wirst du bestimmt hämische Kommentare ernten. Du entscheidest dich für die Margherita und eine Diät-Cola und beschließt, dafür am Abend nach der Arbeit trainieren zu gehen und dann nur noch eine Suppe zu essen.

Der Tag verläuft gut, du bist zwar etwas gestresst, weil alles neu ist und es so viel zu behalten gilt, aber deine Kollegin gegenüber zwinkert dir zu und meint: »Glaub mir, ich weiß genau, wie du dich fühlst. Ich habe vor drei Monaten hier zu arbeiten begonnen, und am ersten Tag hatte ich das Gefühl, mein Kopf würde explodieren. Aber es erwartet niemand, dass du sämtliche Abläufe und Kunden schon in der ersten Woche kennst. Nimm dir Zeit, und wenn du eine Frage hast, kannst du dich jederzeit an mich wenden.« Dir fällt ein Stein vom Herzen, es tut gut, das zu hören. Als abends um siebzehn Uhr niemand Anstalten macht aufzubrechen, bleibst du sitzen und starrst auf den Computer, auch wenn du lieber dein Gemüse und deine Haferflocken einkaufen gingest. Du willst in das Fitness-Center am Ende der Straße gehen: Eine Stunde Krafttraining und fünfundvierzig Minuten auf der Tretmühle sollten die verzehrte Pizza eigentlich wettmachen. Du wirfst einen ungeduldigen Blick auf die Uhr. Um 18.30 Uhr klingelt das Handy deiner Kollegin. Sie spricht aufgeregt und springt plötzlich wie elektrisiert von ihrem Stuhl auf: »Ich habe zwei Eintritte für die Vogue-Party«, flüstert sie. »Bitte bitte, komm mit!« Eigentlich willst du wirklich trainieren gehen, bist außerdem hundemüde und hast überhaupt keine Lust, in einem Fummel vom vergangenen Sommer all diesen gertenschlanken Models und Influencerinnen beim Selfiemachen im Weg zu stehen. Doch deine Kollegin schaut dich erwartungsvoll an. Du nickst und lächelst, gibst dir einen Ruck und stellst dich auf einen langen Abend ein; schließlich bist du dankbar, dass sie dich mag und deine Freundin werden will.

Sicher kennst du auch solche Situationen. Du nimmst dir vor, deine Ernährungsgewohnheiten umzustellen und Sport zu treiben, doch dann kommt etwas dazwischen, oder du bist schlichtweg zu müde und kannst dich nicht aufraffen. Laut Statistik ist die Hälfte aller Frauen ununterbrochen auf Diät, und gemäß der Autorin Judy Mahle Mutter (The Bodywise Woman) sind neunzig Prozent der Teenager regelmäßig am Hungern. Diese Zahlen sind beängstigend, und es macht mich unendlich traurig, wenn dreizehnjährige Mädchen in der Schule als »Fettsack« gehänselt werden und sich deshalb kaum mehr

trauen, in der Öffentlichkeit in ein Stück Schokolade zu beißen. In der heutigen Gesellschaft wollen die Frauen die Figur eines Topmodells haben, doch essen möchten sie wie die Freundin, die den ganzen Tag Junkfood in sich hineinschaufelt und dabei kein Gramm zunimmt. Klar können wir uns auch von Hamburgern und Pommes ernähren, nur werden wir dann eben nicht mehr so aussehen, wie wir uns das vorstellen und wünschen. Wenn unser Hintern auch nicht ganz so kugelrund und ausladend zu sein braucht wie der von Kim Kardashian, hätten wir doch gerne, dass er der Schwerkraft zum Trotz wohlgeformt und knackig ist.

Knapp eine halbe Million Menschen haben mit der Squatgirl-Methode (erschienen 2017) bereits abgenommen und sind richtig fit geworden. Mit diesem Buch liefere ich noch viel mehr Rezepte und Übungen sowie eine Menge Tricks und Informationen, die du brauchst, um zu einem durchtrainierten Körper zu kommen. Mit vielen Beispielen aus meiner Fangemeinde zeige ich, wie du ganz ohne Hungern weg von den endlosen Diäten hin zu einem gesunden Lebensstil kommst. Dank der leckeren vegetarischen Rezepte wirst du deinen Körper mit viel guter Energie versorgen und mit einfachen Übungen, die du gemütlich zuhause machen kannst, die Grundlage für ein gesundes Leben legen.

Doris Hofer

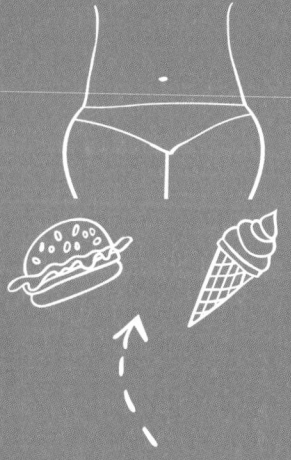

Entscheidungsmoment

Du und
dein Körper

Stress
Frust
Wut
Einsamkeit
Trauer
Minderwertigkeitsgefühle
Schlaflosigkeit
Schuldgefühle
Sozialer Druck
Mangelnde Alternativen
Gewohnheit

Bewusstsein
Wissen
Liebe
Respekt
Wille zur Veränderung
Entschlossenheit
Geduld
Freudige Erwartung
Dankbarkeit
Wohlwollen
Vordenken und Planung
Bereitschaft zur Veränderung

DER ENDLOSE ZYKLUS:
EINE DIÄT NACH DER ANDEREN

Ich habe unter meinen Followern eine Umfrage gemacht, ob sie mit ihrem Körper zufrieden seien. Das Resultat ist genau so ausgefallen, wie ich es erwartet hatte: 25 Prozent antworteten mit Ja, 75 Prozent mit Nein. Tagtäglich bekomme ich Hunderte von Nachrichten, in denen sich Frauen über ihren Körper beklagen: Ihre Schenkel seien zu dick, der Hintern zu ausladend, die Arme zu schlaff. Sind das Perfektionistinnen, die sich das alles nur einbilden? Leider nicht. Laut der neuesten Publikation der Weltgesundheitsorganisation WHO hat sich die Fettleibigkeitsrate seit 1975 verdreifacht. Heute sind 39 Prozent der über Achtzehnjährigen übergewichtig (BMI 25 bis 29,9) und 13 Prozent fettleibig (BMI über 30). Besonders bedenklich: Auch bei Kindern nimmt Übergewicht zu, was wiederum stark mit Gewichtsproblemen ihrer Eltern zusammenhängt. Wenn beide Eltern fettleibig sind, ist das Kind mit achtzigprozentiger Wahrscheinlichkeit ebenfalls adipös, wenn nur ein Elternteil fettleibig ist, liegt das Risiko bei fünfzig Prozent. Wenn Vater und Mutter normalgewichtig sind, liegt die Wahrscheinlichkeit für Fettleibigkeit beim Kind nur noch bei neun Prozent.

Keine Frau ist gerne dick, deshalb entscheiden sich so viele für die eine oder andere Diät. Das Angebot ist grenzenlos, von Low Fat, Low Carb/High Protein, Trennkost, intermittierendem Fasten bis zu Paleo ist für jeden Geschmack etwas dabei. So verschieden die Diäten auch sein mögen, haben sie doch einen gemeinsamen Nenner: Sie bringen nichts! Eine Umfrage der Gesellschaft für Konsumforschung (GfK) belegt, dass 73 Prozent der Frauen ein Jahr nach absolviertem Abnehmprogramm entweder gleich schwer sind oder sogar noch mehr wiegen als vor Diätbeginn. Am Anfang nimmt man ganz schön ab. Doch ist der Erfolg dieser Kurzzeitdiäten hauptsächlich auf den Wasserverlust zurückzuführen, und sobald die Person mit der Diät aufhört, lagert der Körper das Wasser wieder ein. Die einseitige Ernährungsweise führt außerdem zu Mangelerscheinungen und Heißhungerattacken. Personen, die Diät halten, sind zudem oft schlecht gelaunt und leiden unter Konzentrationsschwäche. Ihre Gedanken kreisen nur noch ums Essen und um ihr Gewicht, das Abnehmen wird zur Obsession. Nach einer fehlgeschlagenen Diät entwickeln sie oft Gefühle von Selbsthass, der in Frustessen ausartet und mit Schuldgefühlen endet.

In einem Fitness-Center sah ich letzthin, wie eine Frau sich mit verächtlichem Gesicht im Spiegel musterte, sich mit spitzen Fingern an den Bauch fasste und meinte, sie könne diese »Speckrollen« nicht ausstehen. Sie stellte ihren Körper wie einen Feind dar, der sie dick und unglücklich gemacht hat. Doch es war nicht ihr Körper, der die Hamburger und Pommes bestellt hat und der mitten in der Nacht aufgestanden ist und das Nutella-Glas geleert hat. Der Körper ist ein treuer Diener, der ausführt, was ihm befohlen wird, und die Nahrung verwertet, die ihm zugeführt wird. Das Bild, das wir im Spiegel sehen, ist schlichtweg das Resultat all der Entscheidungen, die wir über längere Zeit hinweg getroffen haben. Meine Schülerin Ezgi beschreibt die Situation in ihren eigenen Worten sehr treffend: »Bis vor sieben Monaten habe ich mich total ungesund ernährt und mich überhaupt nicht bewegt. Es war mir bewusst, dass ich zu dick war, und ich habe zig Diäten ausprobiert, aber keine hat es gebracht. Ich hatte Mühe, Kleider zu finden, und die meisten Einkäufe endeten in Tränenausbrüchen. In solchen Momenten nahm ich mir jeweils vor, eine strikte Diät zu beginnen, aber je mehr Druck ich mir machte, je mehr stopfte ich in mich hinein. Nach diesen Fressanfällen fühlte ich mich natürlich zerknirscht und beschloss, sofort wieder eine neue Diät zu machen. Dieses Spiel nahm erst ein Ende, als ich die Zahl 77 auf der Waage sah. Da beschloss ich, ernsthaft abzunehmen, und zwar nicht mit einer Ruckzuck-Diät, sondern mit einer gesunden und ausgewogenen Ernährungsweise. Ich verzichtete fortan ganz auf Weißmehl, Zucker, Fertigprodukte und frittierte Lebensmittel und kaufte stattdessen viel frisches Obst und Gemüse. Ich habe mir kein einziges Mal mehr etwas Ungesundes gegönnt. Ich entwickelte Freude am Sport, und nach sieben Monaten hatte ich sage und schreibe 26 Kilo abgenommen. Die Leute, die sich vorher über mich lustig gemacht hatten, fragten mich nun, wie ich es geschafft hätte. Ich antwortete, dass ich gelernt hätte, meinen Körper zu schätzen und ihm den verdienten Respekt entgegenzubringen.«

Dieser letzte Satz sagt alles: »Mein Körper verdient es, geschätzt und respektiert zu werden.« Ich glaube, dass diese Erkenntnis der Dreh- und Angelpunkt ist. So lange du deinen Körper als eine von dir losgelöste Einheit betrachtest, als einen Feind, der dich davon abhält, glücklich zu sein, wirst du nie die Figur haben, von der

du träumst. Dein Körper muss dein bester Freund werden, und du solltest ihn entsprechend behandeln. Damit er stark und gesund ist, braucht er eine abwechslungsreiche Ernährung, die den Bedarf an wertvollen Kohlenhydraten, Eiweißen, guten Fetten, Nahrungsfasern und Mineralstoffen deckt. Wenn du dich von Fastfood und Süßigkeiten ernährst, kann er die essenziellen Nährstoffe, die er benötigt, nicht aus den Nahrungsmitteln, die du ihm zuführst, beziehen. Die Folge: Dein Körper wird krank, schwach und unförmig. Wenn du jetzt in den Spiegel schaust und dort einen übergewichtigen Körper siehst, dann schaust du eigentlich zurück auf die Essgewohnheiten, die deinen Körper dahin gebracht und ihm geschadet haben. Die gute Nachricht ist: Du kannst ihm helfen, wieder gesund zu werden. Dazu brauchst du keine Medizin zu schlucken, und du musst dich auch nicht einer Magenbandoperation unterziehen. Du musst deinen Körper nur mit gesunden Nahrungsmitteln versorgen.

Die Entscheidung ist einfach: Kaufst du unterwegs ein Schokoladenbrötchen, oder trinkst du morgens einen Smoothie? Bestellst du am Mittag die Chicken Nuggets oder den Salatteller? Faktoren wie Stress, Müdigkeit und der soziale Druck, wenn alle anderen Pizza und Cola bestellen, mögen deine Entscheidung erschweren. Du solltest dir aber klar machen, dass diese fetthaltigen Produkte dich wirklich nur im Moment des Verzehrs glücklich machen; danach bezahlst du für einen zehnminütigen Genuss einen hohen Preis.

Fakten zu Fastfood

- Fastfood wird mit großen Mengen von gehärtetem Fett und Salz (Natrium) zubereitet, denn diese Zutaten sind billig und intensivieren den Geschmack ganz ohne die Verwendung von teuren Rohwaren. Werden diese Fette erwärmt, verändert sich ihre chemische Zusammensetzung, und sie können krebserregend wirken. Die Fette und das Salz führen zur Verengung der Blutgefäße und möglicherweise zu Herzproblemen.

- Fleisch, das für Nuggets oder Hamburger verwendet wird, ist nicht von hochwertiger Qualität. Es handelt sich um minderwertige Teile oder Abfall, der sonst nicht verwertet werden könnte.

- Milchshakes und Eiscreme sind wahre Kalorienbomben, die nach immer mehr davon verlangen, denn der raffinierte weiße Zucker macht regelrecht süchtig. Da es sich bei diesen Speisen um leere Kalorien handelt, der Zucker also nicht wie beim Essen einer Frucht zusammen mit Nahrungsfasern und weiteren Inhaltsstoffen in den Körper gelangt, muss die Bauchspeicheldrüse enorm viel Insulin produzieren, um den Blutzuckerspiegel wieder ins Gleichgewicht zu bringen. Irgendwann ist sie so erschöpft, dass sie aufgibt und der Blutzucker dauerhaft erhöht bleibt; man spricht dann von einer Insulinresistenz, die als Diabetes Typ 2 bekannt ist. Zu allem Übel kommt noch hinzu, dass diese zuckerhaltigen Speisen die Zähne angreifen, da man sich zum Beispiel nach dem Eis im Kino nicht gleich die Zähne putzen kann.

- Nahezu achtzig Prozent aller Immunzellen sind im Darm beheimatet. Wenn der Körper mit dem Abbau der schädlichen Nahrungsstoffe total überfordert ist, wird daher auch das Immunsystem zunehmend geschwächt. Kann der Körper das Gleichgewicht der Darmflora nicht wieder herstellen, entstehen chronische Erkrankungen im Verdauungstrakt.

- Die horrende Kalorienzahl von Fastfood, kombiniert mit einem sitzenden Lebensstil, führt zu einem Energieüberschuss, den unser Körper mit der Speicherung von Fett in der Leber und als Fettpolster ausgleicht. Dies erhöht das Risiko für Herz-Kreislauf-Erkrankungen und bringt uns von unserem Ziel ab, fit und sexy zu sein.

DIE HÄUFIGSTEN FEHLER

Möglicherweise führst du einen gesunden Lebensstil. Am Anfang hast du ganz flott abgenommen, doch seit mehreren Wochen bewegt sich der Zeiger auf der Waage nicht mehr, und du fragst dich verzweifelt: Was mache ich bloß falsch? Ich habe dafür eine Checkliste zusammengestellt. Gehe Punkt für Punkt durch und überlege, ob es auf dich zutrifft. Dass du in den ersten Wochen, in denen du von einer ungesunden auf eine gesunde Ernährungsweise umgestellt hast, 3 bis 4 Kilo abgenommen hast, kann übrigens daran liegen, dass dein Körper das angesammelte Wasser abgegeben hat. Doch danach beginnt erst die eigentliche Arbeit, der Fettabbau, und den erreichst du, indem du mehr Energie verbrennst, als du aufgenommen hast – das ist simple Mathematik.

VERZICHTEST DU AUF DAS FRÜHSTÜCK?

Wenn du morgens aufstehst, solltest du hungrig sein. Vielleicht bist du es nicht sofort, aber wenn du seit zwei Stunden auf den Beinen bist und sich immer noch kein Knurren im Magen bemerkbar macht, dann hast du es wohl am Vorabend übertrieben. Frühstück essen sollte zur festen Gewohnheit werden. Der Körper braucht Energie, um in Gang zu kommen, außerdem ist die erste Mahlzeit ausschlaggebend dafür, wie der Rest des Tages verlaufen wird. Achte darauf, dass du komplexe Kohlenhydrate, Vitamine und Proteine zu dir nimmst. Eine gute Wahl sind Müsli, Chia-Pudding mit frischem Obst oder ein Omelett mit Gemüse.

TRINKST DU NEBEN WASSER ANDERE GETRÄNKE?

Dann konsumierst du über die eigenommenen Getränke vermutlich unnötige Kalorien. Alkohol, Softdrinks, Limonaden und Fruchtsäfte enthalten viel Zucker. Frisch gepresster Orangensaft wird zwar als gesund vermarktet, aber im Prinzip handelt es sich um Wasser mit viel Zucker und ein paar Vitaminen. Die ganzen wertvollen Nahrungsfasern der Frucht landen im Kompost, und du nimmst den Zuckergehalt von mindestens vier Orangen ein. Ich ziehe es deshalb vor, die ganze Frucht und dafür nur eine davon zu essen. Ansonsten trinke ich nur pures Wasser, in das ich aber oft ein paar Fruchtscheiben und frische Kräuter gebe; das verleiht einen extra feinen Geschmack und hat null Kalorien. Die einzig gute Alternative zu Wasser ist Kräutertee.

LEIDEST DU UNTER STRESS?

Dauernd erreichbar und hoch leistungsfähig zu sein, ist ermüdend, doch die wenigsten Menschen halten inne und machen zwischendurch eine Pause; sie rennen und rennen, bis sie erschöpft zusammenbrechen, mental und körperlich. Während eine kleine Dosis Stress durchaus gesund ist, ist chronischer Stress der Krankmacher Nummer 1 in der heutigen Gesellschaft. Laut der American Psychological Association ist Stress die Ursache für die sechs häufigsten Todesursachen: Herzinfarkt, Krebs, Lungenembolie, Leberversagen, Unfall und Suizid. 75 Prozent aller Arztbesuche sind auf Beschwerden zurückzuführen, die durch Stress verursacht wurden. Untersuchungen belegen, dass Stress dick macht. Wenn wir unter Druck sind, geht unser Körper davon aus, dass wir viele Kalorien verbraucht haben, um mit dem Stress fertig zu werden. Mit einfachen Kohlenhydraten will er sofort neue Energie zur Verfügung stellen. Nur: Wir haben überhaupt keine Extra-Kalorien verbrannt. Hingegen haben wir das Stresshormon Cortisol in erhöhten Mengen produziert, und das bewirkt, dass unsere Insulinwerte ansteigen, der Blutzuckerwert abfällt und wir uns nach zuckerigen und fettigen Nahrungsmitteln sehnen.

IST DEIN STOFFWECHSEL VERLANGSAMT?

Vielleicht gibst du deinen Genen die Schuld daran. Aber ein viel wichtigerer Faktor ist der Muskelanteil in deinem Körper: Wenn du wenig Muskeln hast, verbrennt der Körper weniger Energie als wenn du viele Muckis hast. Um dein Körperfett wegzuschmelzen und Muskeln aufzubauen, solltest du zu trainieren beginnen. Die besten Resultate erzielst du mit Gewichts- und Ausdauertraining, wobei du gar keine Hanteln anzuschaffen brauchst; du kannst auch sehr gut mit deinem eigenen Körpergewicht arbeiten. (Mehr dazu auf Seite 193 ff.)

SCHLÄFST DU GENUG?

Zahlreiche Studien haben gezeigt, dass ein verminderter Schlaf beim Menschen zu einer Insulinresistenz führt, die den Körper daran hindert, den in Leber und Muskeln gespeicherten Zucker als Energiequelle für sportliche Leistungen zu verwenden. Gewichtszunahme und Diabetes sind die Folge, ein erhöhter Kortisolspiegel beeinträchtigt außerdem die Reparatur und das Wachstum vom Muskelgewebe, sodass wir, selbst wenn wir trainieren, keine Muskeln aufbauen können. Ich kann aus meiner eigenen Erfahrung hinzufügen, dass ich, wenn ich müde bin, dazu tendiere, viel mehr und vor allem ungesund zu essen. Die Forschung beweist, dass weniger als sechs Stunden Schlaf die Produktion des hungerstimulierenden Hormons Ghrelin erhöht, was dazu führt, dass du dich nach Junk Food sehnst. Du solltest deshalb unbedingt darauf achten, auf 7 bis 8 Stunden ununterbrochenen Schlaf zu kommen. Siehe dazu die Tipps auf Seite 16.

Wenn keiner dieser Punkte auf dich zutrifft, hast du womöglich dein optimales Gewicht erreicht oder bist jetzt bereits in der Muskelaufbauphase. Da Muskeln schwerer wiegen als Fettgewebe, ist es normal, dass du mit der Zeit nicht mehr abnimmst, sondern zunimmst. Ich empfehle dir, fortan nicht auf die Waage, sondern in den Spiegel zu schauen. Wenn deine Hosen nicht mehr kneifen und die Kleider passen, in die du früher nicht reingekommen bist, ist das ein verlässliches Zeichen dafür, dass dein Körper definierter wird, das heißt Fett abbaut und Muskeln aufbaut.

Tipps für einen tiefen, guten Schlaf

- Du solltest dafür sorgen, dass dein Schlafzimmer mit lichtdichten Vorhängen, Jalousien oder Rollläden komplett abgedunkelt ist. Falls du in der Nacht aufstehst, solltest du das Licht wenn möglich nicht anmachen, denn dann stellt der Körper auf »Tag« um. Selbst kleine Lichtquellen von irgendwelchen elektronischen Geräten können den Schlaf beeinträchtigen, weil die zarte Haut der Augenlider das Licht nur gering filtert. Im Notfall kann eine Schlafmaske die Lösung sein.

- Ein weiterer Störfaktor im Schlafzimmer ist Lärm. Man kann sich an vieles gewöhnen, und manchmal hilft es schon, das Fenster zu schließen. Wenn der Nachbar so laut Musik hört, dass die Wände vibrieren, können Möbel als Lärmbarriere eingesetzt werden; ein großer Kleiderschrank kann bereits Abhilfe schaffen.

- Auch die Temperatur im Schlafzimmer ist wichtig für einen tiefen, erholsamen Schlaf. Selbstverständlich sollst du in deinem Schlafzimmer nicht frieren, aber bei uns ist es das einzige Zimmer, in dem wir die Heizung auch im Winter nicht anstellen. Stattdessen kuschle ich mich mit meinem Partner unter die dicke Bettdecke und ziehe diese bis zu der Nasenspitze hoch, damit wir schön warm haben.

- Gehe jeweils zur gleichen Zeit ins Bett und wache möglichst zur gleichen Zeit auf. Der Körper wird sich an diesen Rhythmus gewöhnen.

- Mache kurze Nickerchen, um während des Tages zusätzlichen Schlaf zu bekommen, wenn du nachts nicht genug geschlafen hast.

- Trinke nach 16 Uhr keinen Schwarztee, Kaffee oder Cola mehr, denn das Koffein kann den Nachtschlaf beeinträchtigen.

- Verzichte auf Schlaftabletten. Sie können zwar vorübergehend helfen, bringen aber langfristig deinen ganzen Rhythmus durcheinander.

- Mache keine intensiven Sport- oder Aerobic-Sessions am späten Abend, wenn der Körper eigentlich herunterfahren sollte.

WESHALB DIE
SQUATGIRL-METHODE FUNKTIONIERT

Zurzeit folgen mir rund eine halbe Million Menschen und wenden meine Methode mit Erfolg an. Auch du wirst es schaffen, du brauchst dich nur dafür zu entscheiden, wirklich fit werden zu wollen. »Natürlich will ich das!«, genügt nicht, du musst es WIRKLICH wollen. So wie die 29-jährige Tuba: »Ich wog 92,5 Kilo, und mein Leben als dicke Person machte mir schwer zu schaffen. Mein vierjähriger Sohn rannte mittlerweile so schnell, dass ich nicht mehr mit ihm Schritt halten konnte. Das beunruhigte mich, und ich habe mir vorgenommen, gesünder zu leben. Mit Doris zusammen habe ich mein Traumgewicht erreicht«, erzählt die junge Mutter glücklich. Eyüp erging es ähnlich, er ist 35 Jahre alt und Elektrotechniker: »Ich habe keine beeindruckende Geschichte. Ich wollte einfach abnehmen, weil mein Gewicht begann mir zu schaffen zu machen und ich mich immer müde und abgeschlagen fühlte. Doris hat mich sehr motiviert, denn sie ist immer gut drauf und voller Energie, und ich wollte auch so werden wie sie.« Ich könnte noch viel mehr Beispiele nennen. Mir ist immer schon nach ein, zwei Sätzen klar, ob es eine Person packen wird oder nicht.

Entscheidend ist die Motivation. Tubas Motivation war ihr Sohn; sie machte sich Sorgen, dass er sich verletzen könnte, wenn sie nicht zur Stelle wäre, um ihm zu helfen. Eyüp hatte Schmerzen, und er war die dauernde Erschöpfung satt, er wollte sich endlich wieder fit und voller Energie fühlen. Beide hatten eine gute Motivation, ihr Vorhaben durchzuziehen und haben es auch geschafft: Tuba hat 26 Kilo und Eyüp 22 Kilo abgenommen.

Wer jedoch unrealistische Erwartungen hat und nur schnelle Resultate sehen will, ohne etwas an seinem Lebensstil zu ändern, wird mit Sicherheit enttäuscht werden und sein Ziel nicht erreichen. Damit möchte ich betonen und dir nahelegen, dass du dich aus den richtigen Gründen für dieses Programm entscheiden musst, denn nur dann wirst du Erfolg haben. Für jede Person mag die richtige Motivation anders aussehen, doch ich kann dir mit Bestimmtheit sagen, dass eine vorgegebene Kilozahl keine gute Voraussetzung für deine Veränderung ist.

Jeder Mensch hat seine eigene Geschichte, die ihn geprägt und zu dem gemacht hat, was er heute ist. Ich will, dass du dich fragst, was in deinem Leben noch fehlt oder besser sein könnte. Was geht dir durch den Kopf, wenn du in den Spiegel schaust? Stimmt dein Abbild mit deiner Vorstellung von dir selbst überein? Ich habe meinen Followern die Frage gestellt, was sie dazu bewegt habe, einen Neuanfang machen zu wollen. Hier ein paar der Geschichten, die mich beeindruckt, bewegt und vor allem stolz gemacht haben, denn diese Frauen haben alle große Stärke bewiesen. Sie haben beschlossen, an sich selbst zu glauben und sich eine neue Chance zu geben. Jede einzelne von ihnen ist mit gesteigertem Selbstwertgefühl und besserer Gesundheit aus dieser Erfahrung herausgegangen und hat sich letztlich selbst geheilt.

Sinem

»Mein Gewicht war bis zu meinem achten Lebens-
jahr normal, doch dann begann ich immer
mehr zuzunehmen, bis meine Mitschüler mir mit
fünfzehn Jahren ›Kartoffel‹ hinterherriefen.
Das machte mich unendlich traurig, aber der
eigentliche Auslöser für meine Entscheidung
war meine Mutter. Ich hatte in einem Laden eine
Hose anprobiert, und sie meinte, sie würde
mir überhaupt nicht stehen, meine Beine sähen
darin noch dicker aus. Ich war damals 80 Kilo
schwer. In fünf Jahren habe ich gesamthaft
23 Kilos abgenommen, und ich bin froh darüber.
Heute kann ich anziehen, was ich will, und meine
Mutter findet immer, dass ich toll aussehe.«

Gül

»Mit Doris wurde mir der Unterschied zwischen
älter werden und altern klar. Ich will jetzt auch
ein Leben lang fit bleiben, weil ich gesehen habe,
dass das mit einer gesunden Ernährung und
Sport möglich ist. Ich möchte, dass mein Körper,
meine Seele und mein Geist in Einklang sind, damit
ich mein Leben in vollen Zügen genießen kann.
Zu dieser Einsicht zu kommen, hat mich Zeit
gekostet, aber ich bin dankbar, dass ich diesen
Weg eingeschlagen habe.«

Aylin

»Ich war nicht dick, aber vielleicht ein bisschen
pummelig und deshalb dauernd auf Diät,
doch abgenommen habe ich dabei nie. Eines Tages
hat mein Partner mich mit einer Bemerkung
zutiefst gedemütigt. Ich fühlte mich sehr verletzt
und schwor Rache. Ich habe bereits 10 Kilo
abgenommen und nach weiteren 5 werde ich mein
Ziel erreicht haben. Mittlerweile bin ich froh, dass
mein Ex diesen Kommentar gemacht hat, denn ich
fühle mich heute glücklicher und selbstsicherer.«

Bitta

»Meine Mutter und ihre ganze Familie ist adipös.
Als ich in meiner Jugend auch zuzunehmen
begann, meinten alle, dass es normal sei, dass
auch ich dick sei. Ich fand das ätzend, nur weil
meine Mutter übergewichtig war, hieß das noch
lange nicht, dass ich es auch sein musste.
Als ich achtzehn Jahre alt war, wog ich 80 Kilo, und
ich hatte verstanden, dass ich entweder abnehmen
oder ein Leben lang mit diesem Klischee leben
müsste. Ich bin jetzt fünfundzwanzig Jahre alt,
und seit Jahren ist mein Gewicht mit 56 Kilo stabil.
Es kann nicht sein, dass andere dich verurteilen.
Mit einem starken Willen kannst du Verantwortung
für dein Leben übernehmen.«

Sümsüm

»Ich war das stete Zu- und Abnehmen leid und schwor mir, mit diesen endlosen Diäten aufzuhören und mich stattdessen gesund zu ernähren. Mittlerweile habe ich mich dermaßen an diesen Lebensstil gewöhnt, dass ich automatisch gesund esse und Sport treibe. Ich fühle mich sprichwörtlich so leicht wie eine Feder.«

Özge

»Ich kam als Frühgeburt mit nur sechs Monaten zur Welt und leide seither unter asthmatischer Bronchitis. Durch Gewichtszunahme hatte sich meine Gesundheit verschlechtert, außerdem war ich immer müde und schlapp. Ich begann, morgens jeweils ein Stoßgebet zum Himmel zu schicken, damit ich nicht wieder einen Anfall bekomme, doch dann kam der Moment, in dem ich mich bei der eigenen Nase nahm. Meine Familie hatte alles unternommen, damit ich trotz Frühgeburt überlebt habe, und ich wusste nichts Besseres zu tun, als fahrlässig mit meiner Gesundheit umzugehen. Ich wusste, dass schlank werden nicht die Lösung war, und begann zu recherchieren. Bisher hatte ich Sport gehasst, aber mit Doris habe ich eine richtige Leidenschaft für Fitness entwickelt. Ich habe keine Atemnot mehr, und mittlerweile kann ich rennen und hüpfen, so viel ich will, mein Kindheitstraum ist in Erfüllung gegangen.«

Pinar

»Seit meiner Kindheit hatte ich immer ein schwaches Verdauungssystem. Jeden Monat musste ich ein paar Mal in den Notfall eingeliefert werden, einen Haufen Tabletten schlucken und Spritzen in Kauf nehmen. Ich galt als schwach, und die Leute hatten Mitleid mit mir. Ich weiß, dass sie es nur gut meinten, aber ich hatte die Nase voll, ich wollte ihnen und auch mir selbst beweisen, dass ich stark war. Ich weigerte mich, Krankheit und Schwäche zu akzeptieren, und mein Körper wurde stärker. Danach realisierte ich durch Doris, dass Sport für die Gesundheit unabdingbar ist. Ich begann zu trainieren und kurierte alle meine Sorgen und meine Trauer mit Fitness. Klar werde ich immer noch ab und zu krank, aber das geht vorbei. Letzthin musste ich mich einer Nasenoperation unterziehen, und obwohl es sich um einen schweren Eingriff handelte, habe ich keinerlei Schmerzen verspürt, denn ich bin jetzt stark. Mein Umfeld wundert sich über meinen Wandel, und das macht mich stolz.«

Wenn du entschlossen bist, mit Diäten Schluss zu machen und ein gesundes Leben zu führen, bietet dir dieses Buch alles, was du brauchst.

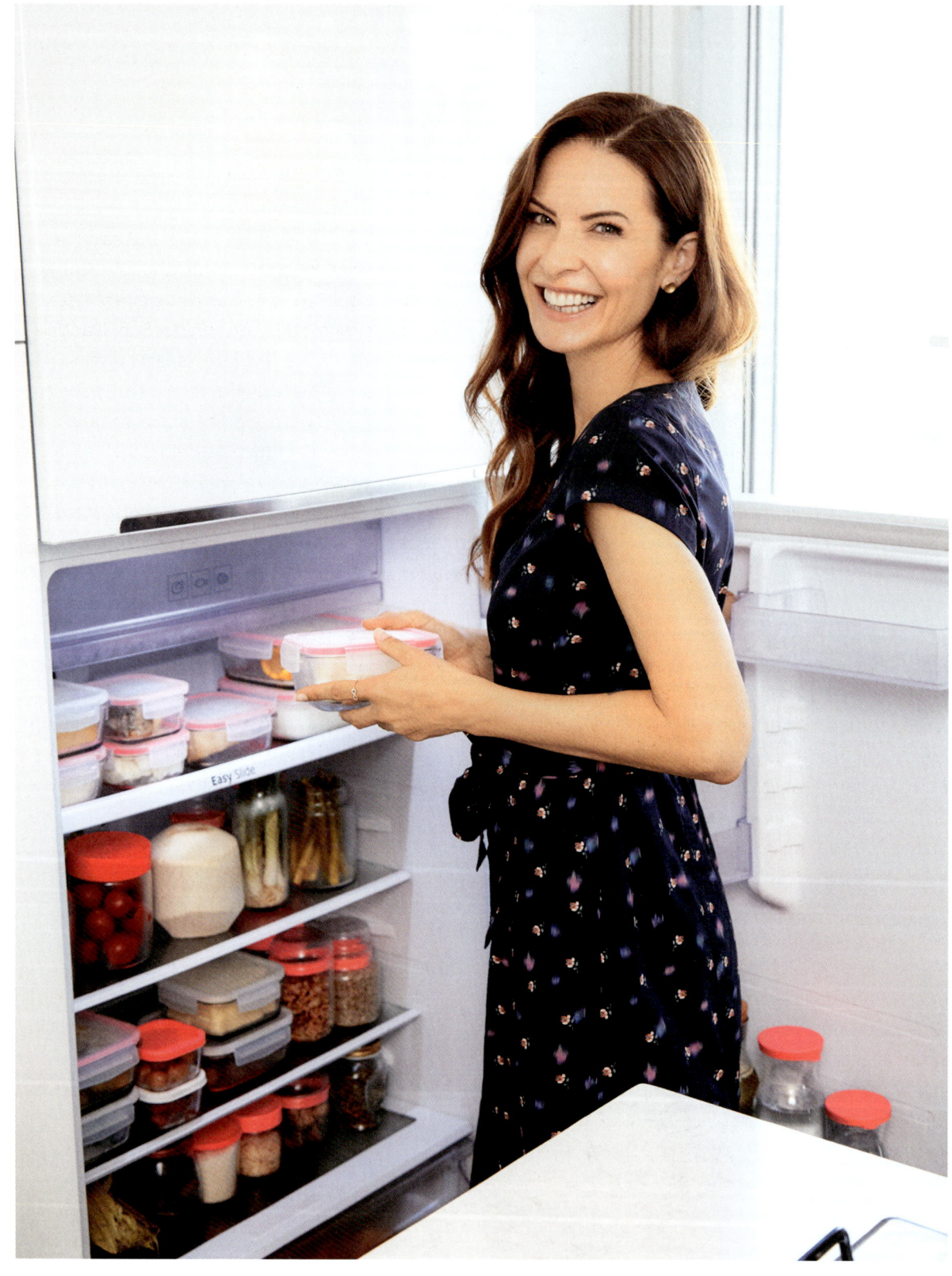

LOS GEHT'S:
KÜHLSCHRANK UND VORRATSSCHRANK AUSRÄUMEN

Im Prinzip kannst du davon ausgehen, dass alle Lebensmittel, die nicht verarbeitet wurden, gesund sind. Alle Früchte und Gemüse können also im Kühlschrank oder in der Früchte- schale bleiben. Ich empfehle, wenn möglich einen Wocheneinkauf auf dem Markt zu machen, weil die Produkte, die du direkt vom Bauern kaufst, viel frischer sind als die aus dem Supermarkt. Zudem brauchst du dir nicht den Kopf zu zerbrechen, ob diese Früchte jetzt Saison haben oder nicht, weil auf dem Markt sowieso nur lokale und saisonale Produkte angeboten werden.

Kartoffeln, Zwiebeln und Knoblauch lege ich in einen Korb und bewahre sie an einem lichtge- schützten, kühlen Ort in der Küche auf. Gemüse in der eigens dafür vorgesehenen Schublade ganz unten im Kühlschrank. Milch, Joghurt und Käse werden wir später noch genauer betrachten. Statt fertigem Fruchtjoghurt kauft man besser Naturjoghurt und mischt selber frische Früchte darunter. Vorrätig habe ich in meinem Kühlschrank auch immer genügend Bio-Eier von Hühnern in Freilandhaltung, frische Hefe, um Brot oder Pizza zu backen, hausgemachte Marmelade, mindes- tens zwei Flaschen mit Zitrone und Pfefferminz- blättern aromatisiertes Wasser, Vollkorn-Tortillas für unsere Frühstücksburritos, hausgemachte Salatsaucen, damit es ruckzuck geht, wenn ich Lust auf einen Salat habe, Senf und meistens Reste vom Vortag. Nicht fehlen dürfen in unserem Kühlschrank das Ketchup und die Schokoriegel für die Kinder.

Was sich in unserem Haushalt nicht findet, sind Weißmehl, weißer Zucker und Butter. Es würde uns nie in den Sinn kommen, Butter aufs Brot zu streichen oder über die Nudeln zu gießen. Mein Sohn hat sich letzthin sogar in der Schulkantine beschwert, dass die Teigwaren so fettig seien. Wenn wir schon bei Nudeln sind: Wir essen nur Voll- kornteigwaren. Nachdem ich vor Jahren einen ersten Versuch unternommen hatte, meine Kinder umzugewöhnen, und auf großen Widerstand gestoßen war, habe ich es einfach nach ein paar Monaten wieder versucht, und dieses Mal fanden sie die gesünderen Teigwaren ganz in Ordnung. Mittlerweile haben sie sich so daran gewöhnt, dass sie gar nichts anderes mehr wollen. Meine Schränke sind vollgestopft mit getrockneten Linsen, Boh- nen und Erbsen, Vollkornreis, Basmatireis und schwarzem Reis, Vollkorn- und Dinkelmehl, Samen und Flocken aller Art (vor allem Haferflocken natürlich!), Gewürzen aus aller Welt, frischen Kräu- tertees und dunkler Schokolade.

Falls du Fertiggerichte, Fruchtsäfte und Frucht- konserven in deinem Vorrat hast, empfehle ich dir dringend, diese Produkte in Zukunft vom Einkaufs- zettel zu streichen. Da ich es eine Sünde finde, Nahrungsmittel (egal welcher Art) wegzuwerfen, brauch sie einfach auf; denn die ungesunden Nah- rungsmittel zu verschenken, würde ja dem Emp- fänger ebenso wenig guttun. Auch das Nutella der Kinder kannst du natürlich nicht einfach weggeben; bei uns steht ebenfalls ein Glas davon im Schrank. Aber für mich und meinen Mann mache ich es jeweils selber aus Haselnüssen, sodass wir eine gesunde Alternative im Haus haben.

SO VERMEIDEST DU HEISSHUNGERATTACKEN

Der einfachste Weg, um die unbändige Lust auf Essen zu zähmen, ist, eventuellen Mangelerscheinungen vorzubeugen, die Darmflora gesund zu halten und die Psyche zu pflegen. Und das gilt nicht nur für schwangere oder stillende Frauen, sondern für alle, die Heißhungerattacken vermeiden wollen:

- Achte darauf, dass du immer einen gesunden Snack in der Tasche hast. Besonders gut eignen sich ein Apfel und ein paar Nüsse. Denn wenn der Blutzucker abfällt, schaltet der Körper auf Notfall-Modus und lechzt nach isolierten Kohlenhydraten, wie sie in Weißmehl oder Zucker zu finden sind, weil diese den Blutzucker rasant wieder ansteigen lassen. Doch das ist ein Teufelskreis, denn genauso schnell, wie der Blutzucker angestiegen ist, fällt er auch wieder ab, was direkt zur nächsten Attacke führen kann.

- Es kann sein, dass Heißhungeranfälle durch eine Mangelerscheinung ausgelöst werden. Wenn du zum Beispiel oft ein heftiges Verlangen nach Schokolade hast, kann dies auf einen Mangel an Magnesium hindeuten, denn Kakao ist eine Magnesiumquelle. Haferflocken, Sonnenblumenkerne oder eine Banane wären allerdings eine gesündere Alternative.

- Zahlreiche Studien konnten die enge Verbindung zwischen einer stabilen Psyche und einer gesunden Verdauung und andererseits einem schlechten Zustand des Magen-Darm-Systems und der Entstehung von Depressionen oder sogar bipolaren Störungen nachweisen. Wenn du für eine gesunde Darmflora sorgst, kann das deine Psyche positiv beeinflussen und dir stimmungsabhängige Zuckerkrisen ersparen. Deshalb viele Vollkornprodukte, Gemüse und wertvolle Fette wie sie in Avocado, Nüssen oder Olivenöl vorkommen, in deine Ernährung einbauen!

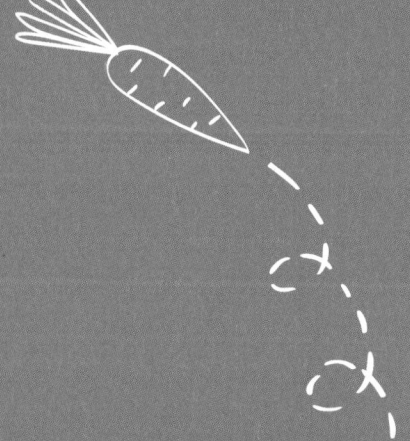

- Wenn du es nicht schon längst getan hast, ist jetzt der Moment gekommen, um gezuckerte Getränke aus deinem Leben zu verbannen. Es ist reine Gewohnheitssache. Meine Kinder spucken gezuckerten Tee angewidert aus, weil er ihnen schlichtweg viel zu süß ist. Denke dran: Mit einem Glas Fruchtsaft oder einem Softdrink nimmst du 3 bis 8 Stück Würfelzucker zu dir.

- Um Zuckerkrisen zu vermeiden, solltest du statt isolierter Kohlenhydrate komplexe Kohlenhydrate konsumieren. Das schaffst du ganz einfach, indem du das ausgemahlene weiße Mehl und den weißen Zucker durch Voll-kornprodukte und Früchte ersetzt und keine Fertigprodukte kaufst, sondern selber mit frischen Zutaten kochst.

- Wenn du Lust auf eine Nascherei hast, kannst du eines von unseren gesunden Dessert-Rezepten machen. Ich empfehle dir, immer etwas gesundes Süßes im Haus zu haben, damit du im Fall einer Zuckerattacke nicht auf das Nutellaglas der Kinder zurückgreifen musst.

- Ich habe eine ganze Sammlung an frischen Kräuter- und Früchtetees zuhause. Ein paar davon werden vermutlich auch Stevia-Blätter enthalten, denn die sind unglaublich süß (mir fast schon zu süß, aber die Kinder lieben sie), und sie haben null Kalorien.

- Viele Würzmischungen enthalten Geschmacksverstärker, die deine Lust auf Süßes noch stärker ankurbeln können. Deshalb bitte die Zutatenliste genau lesen und lieber frische oder getrocknete Kräuter kaufen und selber mischen.

- Zuckersüchtige leiden oft an einem Protein-mangel. Falls das bei dir der Fall ist, könntest du Nüsse, Käse, Sprossen, Eier oder Quinoa über deinen Salat streuen oder zusammen mit dem Gemüse essen.

- Mein letzter Tipp ist sehr banal, aber super effektiv: Putz nach dem Essen sofort die Zähne! Der frische Minzgeschmack bringt dich ganz schnell auf andere Gedanken, und ich persönlich bin dann zu faul, noch einmal die Zähne zu putzen, nur weil ich mir noch ein kleines Stück Schokolade gönnen will.

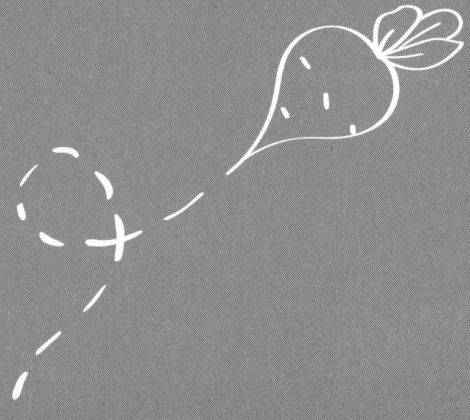

WIRKEN SÄFTE UND DETOXKUREN WUNDER?

Wenn es auf die Bikinisaison zugeht, bricht bei vielen Frauen Panik aus. Vielleicht hast auch du in den vergangenen Monaten viel Alkohol getrunken, Fastfood und tonnenweise Desserts gegessen und fragst dich verzweifelt: »Wie soll ich in zwei Monaten 5 bis 10 Kilo loswerden?« Meine Antwort lautet: »Vielleicht dauert es ein wenig länger als zwei Monate, aber mit gesunder Ernährung und viel Bewegung klappt es garantiert.« Doch dann kommt die nächste Party, noch mehr Bier und Hamburger, bis deine Frage lautet: »Wie werde ich in einem einzigen Monat 5 bis 10 Kilo los?« Die Ferien sind inzwischen gebucht, und du stellst dir vor, wie du im unbarmherzigen Licht der gleißenden Mittagssonne im Badeanzug ins Meer läufst und Speckröllchen und Cellulite dir deinen Auftritt verderben. Es hilft wenig, sich zu sagen, dass die meisten anderen Frauen dasselbe Problem haben, denn mit denen magst du dich nicht vergleichen. Diesen Sommer willst du fit und schlank ins Meer stolzieren, und es gilt, die verbleibenden vier Wochen optimal zu nutzen. Wie es der Zufall will, stößt du just an diesem Morgen auf ein Gesundheitsmagazin mit dem magischen Wort auf der Titelseite, das dich zu retten verspricht: DETOX. Du beginnst zu lesen und bist voll begeistert, denn laut dem Artikel hast du noch massenhaft Zeit: Mit der Detox-Methode wirst du nämlich in sieben Tagen die 5 bis 10 Kilo los. Im Nu würden alle Giftstoffe aus dem Körper gespült, die Energie vervielfacht, das Immunsystem gestärkt, die Haut wieder strahlend und die Haare glänzend, heißt es da. Du brauchst dafür auch nicht im Fitness-Center zu schwitzen, für diese Detox-Kur musst du nur frische Fruchtsäfte pressen und Suppe löffeln.

Erkennst du dich wieder? Höre ich dich tatsächlich flehen, dass diese Methode funktioniert? Doch ich kann nur bestätigen, was dein Unterbewusstsein dir schon seit einer ganzen Weile zu sagen versucht: Es ist absolut unmöglich, 5 bis 10 Kilo in einer Woche zu verlieren. Die Waage mag zwar so viel anzeigen, aber das ist Wasserverlust und nicht Fett, das du verbrannt hast. Du wirst diese Kilos auch gleich wieder auf den Rippen haben, sobald du dich nicht mehr von Säften, sondern von normalem Essen ernährst.

Ich sage nicht, dass ich gegen die Entschlackung des Körpers bin, ganz im Gegenteil: Ich finde, dass du deinen besten Freund gar nicht erst vergiften sollst, aber es ist unmöglich, in 7 Tagen die schädliche Ernährungsweise von 7 Monaten wettzumachen. Mit mir und meiner Methode wirst du lernen, dich prinzipiell gesund und ausgewogen zu ernähren, und zwar für den Rest deines Lebens. Wenn du meine Art von Detox machst, kannst du pro Woche im Durchschnitt ein bis zwei Pfund abspecken, und der Vorteil ist, dass du dieses Gewicht garantiert nicht wieder zunehmen wirst. Zudem kannst du sicher sein, dass mein Detox-Programm billiger ist und dir so manche Enttäuschung ersparen wird.

Fakten und Tipps zu Detox

- Der menschliche Körper braucht keine Pillen und keinen Hungerstreik zur Entgiftung – die Organe und das Immunsystem übernehmen diese Aufgaben.

- Mit einer restriktiven Diät wirst du dich hungrig und schwach fühlen, deine Leistung in der Schule oder im Büro wird abnehmen, und für Sport wirst du keine Energie haben.

- Kalorienarme Ernährung kann zu niedrigem Blutzucker, Muskelschmerzen, Müdigkeit, Schwindel und Übelkeit führen.

- Aufgrund des Energieverlusts verlangsamt sich der Stoffwechsel, was bedeutet, dass du weniger Kalorien verbrennst.

- Die meisten Detox-Diäten schreiben vor, dass du immer wieder dieselben Früchte- und Gemüsearten essen sollst, was zu Mangelerscheinungen führt.

- Detox-Programme sind kurzfristige extreme Diätprogramme, die sich nicht auf lange Sicht anwenden lassen und deshalb grundsätzlich ungeeignet sind.

1 Trinke vor dem Frühstück ein Glas Wasser.

2 Wenn du gerne Fruchtsäfte hast, empfehle ich dir Smoothies, mit denen du nicht nur das Fruchtwasser trinkst, sondern die ganze Frucht in den Mixer wirfst. Smoothies sind Vitamin-Booster und machen gute Stimmung für einen gesunden Tag.

3 Iss viel Gemüse. Du kannst tatsächlich nie zu viel Gemüse essen.

4 Bevorzuge Vollkornprodukte statt einfacher Kohlenhydrate.

5 Wähle vegetarisches Protein, wie es in Linsen oder Eiern enthalten ist.

6 Vermeide verarbeitete Lebensmittel.

7 Verwende keine Nahrungsergänzungsmittel, ohne dich von deinem Arzt oder Apotheker beraten zu lassen.

8 Verzichte auf Alkohol, oder beschränke den Konsum auf besondere Anlässe.

9 Gib das Rauchen auf.

10 Trainiere! Schwimmen, im Wald laufen, Fahrrad fahren oder zuhause mit meinen Übungen trainieren – es ist egal, was du machst, solange du dich bewegst und dabei Spaß hast.

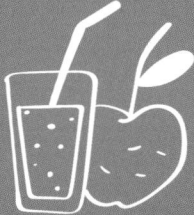

DER MYTHOS GLUTENFREI

Laut einem Artikel in der Zeitschrift Forbes haben 72 Prozent der Menschen, die sich in Amerika glutenfrei ernähren, gar keine Glutenintoleranz. Sie vermeiden Weizenprodukte, weil sie diese für ihre Blähungen und Müdigkeit verantwortlich machen oder das Gefühl haben, dass Gluten generell ungesund sei. Die Nahrungsmittelindustrie hat prompt auf den Trend reagiert und knallt den Stempel »glutenfrei« mittlerweile sogar auf Mineralwasser oder Reis, in denen von Natur aus gar kein Gluten enthalten ist. Annabellas Tochter Sofia leidet unter Glutenintoleranz, deshalb weiß ich, wie schwierig es für jemanden ist, der wirklich allergisch darauf reagiert. Der Snack in der Schule, Geburtstagskuchen und Restaurantbesuche werden zum Problem, denn bei Zöliakie kann der Dünndarm das Eiweiß nicht verarbeiten und entzündet sich, wenn er damit in Berührung kommt. Die chronische Entzündung führt zur Zerstörung der Darmzotten, der feinen Verästelungen an der Oberfläche der Darmwand, die den Übergang von wichtigen Stoffen aus dem Nahrungsbrei in das Blut gewährleisten. Dadurch wird bei Zöliakiepatienten die Aufnahme von Zucker, Fetten, Aminosäuren und Spurenelementen gehemmt, und es kann zu Mangelerkrankungen kommen, die sich in Form von Durchfall, Müdigkeit, Gewichtsverlust, Depression und Blutarmut äußern können. Es wird vermutet, dass bei uns ungefähr ein Prozent der Bevölkerung unter Zöliakie leidet. Für diese Menschen ist das wachsende Angebot an glutenfreien Produkten ein Segen. Doch ist es für Nichtallergiker sinnvoll, sich glutenfrei zu ernähren?

Das Buch *Weizenwampe* des amerikanischen Präventivmediziners William Davis stand monatelang auf der Bestsellerliste der »New York Times«. Davis hatte sich selbst früher von Toasts, Bagels, Pfannkuchen und Spaghetti ernährt. Sein Bauchumfang wurde immer größer, seine Blutwerte katastrophal; deshalb entschloss er sich, urplötzlich alle Weizenprodukte von seinem Menüplan zu streichen. Weizen weg, Wampe weg – handelt es sich dabei um ein medizinisches Wunder? Wohl kaum, denn wenn ich mich tagtäglich mit Toast und Pfannkuchen vollstopfen würde, hätte ich auch bald einen Wabbelbauch; das hat aber nichts mit Gluten, sondern mit einer grundsätzlich ungesunden Ernährung zu tun. Wer auf glutenfrei umstellt, ernährt sich nicht automatisch gesünder oder kalorienärmer, ganz im Gegenteil: Glutenfreies Brot aus industrieller Herstellung liefert oft weniger Ballaststoffe und Vitamine als vergleichbare Vollkornbrote aus Dinkel oder Weizen. Dasselbe gilt für glutenfreie Müslimischungen, Riegel oder Kuchen – sie können sogar noch mehr Zucker und Zusatzstoffe als die normalen Granolas und Süßigkeiten enthalten.

Auf eine glutenfreie Ernährung umzustellen, ist alles andere als einfach, und wenn keine nachgewiesene Autoimmunkrankheit nachgewiesen ist, würde ich mir das nicht antun. Klar solltest du dich nicht von Toastbrot und Spaghetti ernähren, aber gegen hausgemachtes Vollkornbrot und Dinkelteigwaren ist nichts einzuwenden, die kannst du mit gutem Gewissen weiter essen.

SIND KOHLENHYDRATE DAS ÜBEL?

Bestimmt hast du auch ein paar Freunde, die auf die Keto-Ernährung schwören. Bei dieser Diät geht es darum, möglichst keine Kohlenhydrate zu konsumieren, damit der Körper gezwungen wird, statt Glukose Fett zur Energiegewinnung zu verbrennen (das wird Ketose genannt). Die Grundregel lautet, dass 75 Prozent der konsumierten Kalorien aus Fetten, 20 Prozent aus Proteinen und 5 Prozent aus Kohlenhydraten aufgenommen werden sollen. Meine Kollegin Sevil ernährt sich zuweilen einen Monat lang gänzlich ohne Früchte, was für mich unvorstellbar ist. Auch bestimmte Gemüse wie zum Beispiel Tomaten sind bei dieser Diät absolut tabu, dafür ist Butter und Schlagsahne grundsätzlich erlaubt. Die Keto-Diät wurde in den 1920er Jahren entdeckt und erfolgreich zur Behandlung von Epilepsie im Kindesalter eingesetzt. Auch heute noch gibt es Wissenschaftler, die bei Krebs, Parkinson, Alzheimer und multipler Sklerose zur ketogenen Ernährung raten. Aber macht es für gesunde Menschen Sinn, statt Kohlenhydrate einen Haufen Fett zu essen?

Wie bereits erwähnt, kannst du mit jeder Diät abnehmen, solange du daran glaubst; es gibt Menschen, die mit Kartoffeln, Hamburgern und Schokolade abgenommen haben. Doch was mich interessiert, ist, ob die gewählte Ernährungsweise sinnvoll ist und ob sie ein Leben lang angewendet werden kann. Es ist durchaus möglich, dass du dich unter ärztlicher Kontrolle oder in Begleitung eines Ernährungsberaters während einer gewissen Zeit in einer extremen Form ernähren kannst – sei dies, um dich zum Beispiel auf einen Wettkampf oder eine Operation vorzubereiten oder um herauszufinden, ob du gegen bestimmte Nahrungsmittel allergisch bist. Doch wenn eine Diät vorschreibt, dass du dein Lieblingsgemüse nicht mehr essen, auf Früchte grundsätzlich verzichten und 75 Prozent deiner Energie aus Fetten aufnehmen sollst, sollten auch bei dir die Alarmglocken losgehen.

Eine im Jahr 2018 an 25 000 Personen durchgeführte Studie der European Society of Cardiology bewies, dass bei Menschen, die sich mit dem geringsten Anteil an Kohlenhydraten ernähren, das Risiko für Krebs oder Herzerkrankungen als Todesursache am höchsten ist. Die Ärzte warnen davor, dass die Keto-Diät wegen der in großen Mengen verzehrten tierischen Fette, rotem Fleisch und Wurstwaren zu erhöhten Cholesterinwerten führen kann. Die Anzahl der Rezeptoren für das LDL-Cholesterin auf der Oberfläche der Zellen vermindert sich, weshalb weniger Fett aus den Blutbahnen abtransportiert werden kann. Das überschüssige Cholesterin verbleibt in den Arterien, zirkuliert dort, oxidiert und lagert sich an den Gefäßwänden als sogenannte Plaques ab. Die Verengung der Herzkranzgefäße beeinträchtigt den Blutfluss, der Herzmuskel kann nicht mehr in ausreichender Menge mit Sauerstoff und Nährstoffen versorgt werden. Diese Durchblutungsstörungen können in einem Schlaganfall oder Herzinfarkt enden. Eine Studie an Mäusen, die während 22 Wochen ketogen ernährt wurden, belegte nicht nur die erwähnten erhöhten Cholesterinwerte, sondern auch Anzeichen einer Fettleber. Die Gruppe von Mäusen, die sich nach der Keto-Diät ernährte, nahm am Anfang zwar viel Gewicht ab, doch am

Ende gab es im Vergleich mit der anderen Gruppe, die nach Standardvorgaben gefüttert wurde, keinen Gewichtsunterschied. Selbstverständlich können Mäuse nicht mit Menschen verglichen werden, doch die Experten sind sich einig: Eine ketogene Diät sollte nur befolgt werden, wenn sie vom Arzt verordnet wurde, von einem Ernährungsberater begleitet wird und zeitlich begrenzt ist.

Zurück zu den Kohlenhydraten: Die Weltgesundheitsorganisation WHO empfiehlt, dass 45 bis 65 Prozent des täglichen Energiekonsums aus Kohlenhydraten, 10 bis 35 Prozent aus Protein und 20 bis 35 Prozent aus Fetten stammt. Kohlenhydrate sind der wichtigste Energielieferant für unseren Körper. Sie werden in Glukose verwandelt und mit Hilfe des Insulins in die Zellen abtransportiert. Wenn mehr Glukose produziert als verwendet wird, verwandelt der Körper sie in Glykogen, um sie als Fett für spätere Aktivitäten zu speichern.

Die KOHLENHYDRATE lassen sich grundsätzlich in drei Gruppen unterteilen:

ZUCKER kommt in natürlicher Weise in Früchten, Honig, Milch und in geringerem Maße auch in Gemüse vor. Bei der Produktion von Süßgetränken, Kuchen, Schokolade und Fastfood wird Kristallzucker verwendet.

STÄRKE ist ein sogenannter Mehrfachzucker und besteht aus langen Ketten von Traubenzuckermolekülen. Reis, Kartoffeln und Mais sind natürliche Quellen von Stärke. Sie ist geschmacklos und eignet sich durch ihre guten Bindeeigenschaften für die Zubereitung von Saucen und Suppen.

BALLASTSTOFFE sind Kohlenhydrate, die weitgehend unverdaulich sind und vorwiegend in pflanzlichen Lebensmitteln wie Gemüse, Hülsenfrüchten und Vollkorn stecken.

Dein Körper braucht Kohlenhydrate aus allen drei Gruppen. Ein- und Zweifachzucker aus der ersten Kategorie werden am schnellsten verarbeitet und liefern rasch Energie, was aber auch bedeutet, dass der Blutzuckerspiegel rasant ansteigt. Deshalb empfehle ich dir, Früchte zusammen mit Joghurt oder Haferflocken zu essen. Ich bin der Meinung, dass man auf Kristallzucker gänzlich verzichten kann. Es ist durchaus in Ordnung, ab und zu ein »ungesundes« Stück Torte zu essen, aber du musst dir bewusst sein, dass dein Körper punkto Nährstoffe keinen Nutzen daraus zieht. Hingegen ist es ganz gesund, mal ein Stück Brot oder Nudeln zu essen. Gerade eben hat ein Mädchen auf das Foto, das ich von meinem Mittagessen gepostet hatte, geantwortet: »Aber Doris, was machst du denn da?« »Das sind Vollkornteigwaren mit frischer Tomatensauce«, schrieb ich zurück. »Dann esse ich ab sofort auch Teigwaren, obwohl ich auf Diät bin«, lautete die Antwort. Ich: »Die Sache ist die: Ich mache keine Diät, ich ernähre mich einfach gesund.« – Nach den Nudeln habe ich übrigens noch ein Stück hausgemachten Mohnkuchen und eine Mandarine als Nachspeise gegessen, und zum Frühstück hatte

ich ein Omelett aus vier Eiern und einen halben Granatapfel. Was ich damit sagen will: Du darfst ruhig Kohlenhydrate essen, entscheidend ist die Qualität und die Quantität. Es macht einen Unterschied, ob du in Öl schwimmende Spaghetti mit Sahnesauce und danach ein Stück Schwarzwäldertorte oder meine Variante von Napoli-Vollkornnudeln und ein Stück hausgemachten Mohnkuchen isst. Also, keine Angst vor Kohlenhydraten – die machen dich glücklich und geben dir Energie. Aber achte darauf, dass du vollwertige Kohlenhydrate konsumierst. Beispiele für solche »gute« Kohlenhydrate sind Gemüse, Früchte, Hülsenfrüchte, Kartoffeln und Vollkorngetreide. Diese Lebensmittel haben gleichzeitig auch einen niedrigen glykämischen Index, was bedeutet, dass sie den Blutzuckerspiegel nicht so stark aus dem Gleichgewicht bringen wie die »schlechten« Kohlenhydrate, die in Produkten enthalten sind, die aus Weißmehl und weißem Zucker hergestellt wurden. Schau dir die folgende Tabelle an. Sie zeigt dir, wie du bestimmte Nahrungsmittel gegen gesunde Alternativen austauschen kannst.

Gesunde Alternativen zu Kohlenhydraten

Spaghetti oder Nudeln
Zucchini-Spaghetti oder Vollkornteigwaren

Reis
Vollkornreis, Wildreis, Quinoa oder Blumenkohlreis

Pommes frites
Ofenkartoffeln und Süßkartoffel-Frites

Weißmehl
Hafermehl, Vollkorn- und Dinkelmehl

Lasagneblätter
Auberginenscheiben, Zucchinischeiben

Chips
Knäckebrot (siehe Rezeptteil)

Croûtons
Geröstete Walnüsse

Cornflakes
Hausgemachtes Granola (siehe Rezeptteil)

Früchtejoghurt
Naturjoghurt mit frischen Früchten

Konfitüre
Hausgemachter Brotaufstrich (siehe Rezeptteil)

Pralinen
Bliss Balls (siehe Rezeptteil)

Eiscreme
Nice-Cream (siehe Rezeptteil)

Cola
Wasser mit frisch gepresstem Zitronensaft

MILCHPRODUKTE JA ODER NEIN?

In meiner Kindheit war ein Glas Milch der Inbegriff einer guten Kalziumquelle, heute sind bei gesundheitsbewussten Menschen Soja-, Hafer- und Mandelmilch hoch im Kurs, und Kuhmilch ist eher verpönt. In diesem Kapitel möchte ich auf die in diesem Zusammenhang häufigsten Aussagen eintreten, sodass du dir deine eigene Meinung bilden kannst. So viel schon mal vorweg: Ich persönlich trinke zwar nie ein Glas Milch, doch mein Granola genieße ich am liebsten mit Milch, und ein Kaffee ohne Milch schmeckt mir überhaupt nicht. Ich habe immer eine Flasche hausgemachte Hafermilch im Kühlschrank stehen; weil sie, anders als etwa Soja- oder Mandelmilch, keinen Eigengeschmack hat, schmeckt sie super. Doch wie steht es nun mit der Kuhmilch?

»MILCH MACHT DICK.«

Kein Nahrungsmittel macht automatisch dick, es kommt immer darauf an, in welcher Menge es verspeist wird. Tatsache ist jedoch, dass Vollmilch mit 3,5 g Fett und 64 Kalorien pro 100 ml gleich viele Kalorien wie die entsprechende Menge Fruchtsaft oder Wein aufweist. Vollmilch enthält im Vergleich zu fettarmer Milch mehr Kilokalorien und mehr Fett, weist dafür aber weniger Kohlenhydrate auf. Betreffend Vitamine, Kalium und Kalzium spielt es keine Rolle, ob du Vollmilch oder Magermilch trinkst. Lange stand Vollmilch wegen des hohen Gehalts an gesättigten Fettsäuren im Verdacht, Herz-Kreislauf-Krankheiten zu begünstigen. Bisher konnte diese These aber durch wissenschaftliche Studien nicht bestätigt werden, ganz im Gegenteil: Untersuchungen lassen den Schluss zu, dass Menschen, die regelmäßig Milchprodukte konsumieren, häufig schlanker sind und seltener an Diabetes Typ 2 erkranken als solche, die keine Milch trinken. Das Ausweichen auf fettarme Milch oder Joghurt ist laut einer Studie der Harvard Medical School in Boston tückisch, weil Menschen, die auf Magermilchprodukte zurückgreifen, offenbar dazu neigen, größere Mengen davon zu konsumieren und sich danach noch zusätzlich einen anderen Genuss zu gönnen.

»MILCH VERURSACHT AKNE.«

Laut einem Artikel der Münchner Medizinjournalisten (www.muenchner-medizinjournalisten.de) sind die Molkeproteine die aknefördernde Komponente in der Milch. Sie stimulieren die körpereigene Bildung von Insulin und IGF-1, das auch

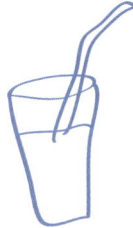

als »Pubertätshormon« bekannt ist und das Muskel-, Knochen und Knorpelwachstum ankurbelt. In großen länderübergreifenden Studien bestätigte sich, dass schon ein Glas Milch zu einer Mahlzeit mit niedrigem glykämischem Index (zum Beispiel Rohkost) den Serumspiegel an IGF-1 bei Erwachsenen um 10 bis 20 Prozent, bei Kindern sogar um 20 bis 30 Prozent ansteigen lässt. Gerade Jugendliche neigen dazu, sich oft von Fastfood und ungesunden Snacks wie Schokolade, Kartoffelchips und süßen Getränken zu ernähren, was ebenso zu einem raschen und hohen Anstieg von Blutzucker und in der Folge von Insulin führt. Die Kombination von einfachen Kohlenhydraten mit Milch in Form von Cornflakes mit Milch, Schokoladeneis oder Cremespeisen vervielfacht die IGF- und Insulinproduktion und kann die Bildung von Akne fördern. Professor Bodo Melnik, der an der Universität Osnabrück Dermatologie lehrt, hält zur Frage, wie wir am besten unseren Kalziumbedarf abdecken sollen, fest: »Die Calcium-Versorgung sollte nicht auf Kosten einer hyperinsulinotropen Langzeitbelastung erfolgen. Hier müssen wir die positiven Effekte der Milch als Kalziumquelle ihrer insulinotropen Wirkung in der Risiko-Nutzen-Bewertung gegenüberstellen. Eine gute und nicht übermäßig insulinotrope Kalziumquelle ist Käse. Käse weist mit einem insulinämischen Index von 45 nur einen Drittel der insulinotropen Wirkung von Milch und Joghurt auf. Kennen Sie ein Säugetier, das Kalzium über Milch während der Adoleszenz und im Erwachsenenalter aufnehmen muss, um die Knochen in Schuss zu halten? Bewegung ist der beste Reiz für die Osteogenese sowie eine ausreichende Vitamin-D-Versorgung. Nicht der Milchkonsum,

wohl aber ein gut erhaltener Vitamin-D-Spiegel im Plasma hatten einen protektiven Effekt auf die Prävalenz von Hüftfrakturen bei Senioren.«

»DIE MILCH GEHÖRT DEN KÄLBERN.«

Milch ist ein von der Natur für die Phase nach der Geburt vorgesehenes Produkt, welches das Wachstum des Kalbes während der Stillphase anregen soll. Vom Menschen wird es in artfremder Weise zur Langzeiternährung genutzt. Kühe produzieren meist mehr Milch, als das Kalb trinken kann, und dann ist es auch in Ordnung, wenn wir diesen Überschuss für uns selbst nutzen. Die romantische Vorstellung vom Bauern, der seine Tiere den ganzen Tag auf der Weide grasen lässt und abends im Stall selber melkt, ist allerdings weit von der Realität entfernt. In den meisten Betrieben stehen oft mehrere hundert Kühe im Stall, und raus ins Freie kommen sie in der Regel überhaupt nicht. Wenn die Kuh Glück hat, lebt sie in einem Laufstall und kann sich zum Wiederkäuen in einer mit Stroh gepolsterten Liegebox niederlegen. Gefüttert wird sie nicht mit Gras und Klee, wie es die Natur vorgesehen hat, sondern mit kalorienreichem Kraftfutter, das die Milchproduktion ankurbelt. Das ist, wie wenn wir jeden Tag Schokotorte essen würden, und macht die Kuh mit der Zeit krank; deshalb werden die Tiere aus der Intensivmast schon nach ein paar Jahren geschlachtet. Auf Biobetrieben dürfen meistens nur so viele Tiere leben, wie der Hof selbst ernähren kann; sie bekommen deutlich weniger Kraftfutter zu fressen und wenn, wurde es ohne chemische Pestizide, Mineraldünger und Gentechnik produziert. Doch selbst die Biokuh darf ihr Kälbchen nicht

großziehen – Mutter und Kalb werden nach
ein paar Tagen getrennt, was für die Tiere genauso
traumatisch ist, wie es für uns Menschen wäre.
Doch selbst wenn ich die teurere Biomilch und Eier
von Hühnern aus Freilaufhaltung kaufe, die mit
Biofutter versorgt werden, habe ich keine Garantie
dafür, dass die Tiere wirklich tiergerecht gehalten werden. Mein Gefühl sagt mir, dass Tiere ein
ganz anderes Leben wählen würden, wenn sie
könnten, und ich bewundere aufrichtig die Veganer,
die konsequent die heutige Tiermisshandlung
boykottieren.

Zusammenfassend kann man also sagen: Wenn
du Laktose verträgst, kannst du Milchprodukte
als einen Bestandteil einer gesunden Ernährung
essen. Ich empfehle dir, wenig und dafür Vollfett-
milch, -joghurt oder -käse aus Bioproduktion
zu konsumieren. Wenn du aus ethischen Gründen
Vorbehalte hast, solltest du einen Bauern finden,
dem du vertrauen kannst, oder aber auf Mandel-
und Hafermilch umstellen. Mandelmilch zu machen,
ist ganz einfach; im Rezeptteil auf Seite 171
findest du die Anleitung dazu. Das Rezept für Hafermilch lautet im Prinzip genau gleich, und Haferflocken sind dazu noch um einiges günstiger als
Mandeln. Sojamilch mag ich persönlich nicht,
weil ich sie nicht selber herstellen kann, sondern
fertig kaufen muss.

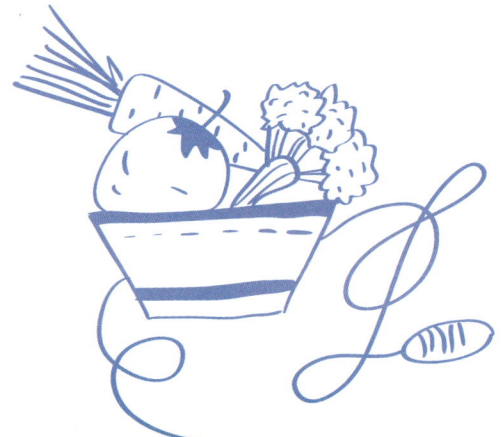

MUSS ICH VEGETARIERIN WERDEN?

Ich bin seit dem Alter von zehn Jahren Vegetarierin. Wir waren auf einem Sonntagsausflug in die Berge wandern gegangen. Vor dem Bergrestaurant, in dem wir einkehrten, sahen wir auf dem Parkplatz einen Transportwagen mit Anhänger. Neugierig spähte ich durch die Gitterstangen und sah fünf Schafe. Das Schockierende war, dass vier Tiere enthauptet worden waren, ihre Köpfe lagen neben ihren Körpern auf dem Boden, während eines noch lebte. Ich war entsetzt, nicht so sehr wegen dem grauenhaft blutverschmierten Anblick, sondern weil ein Schaf inmitten seiner toten Artgenossen noch lebte. Von diesem Tag an habe ich nie mehr ein Stück Fleisch gegessen. Meine Mutter hat mich zum Glück nie zu einer karnivoren Ernährungsweise zu überreden versucht, sie hat meine Entscheidung von Anfang an respektiert, wofür ich ihr sehr dankbar bin. Meine Tochter Zoe ist jetzt in dem Alter, in dem ich Vegetarierin geworden bin, und ich konnte in den letzten Jahren beobachten, wie sie hin- und hergerissen war, weil ihr einerseits die Tiere leid taten, sie andererseits aber gerne mal einen Hamburger oder einen Teller Spaghetti Bolognese aß. Ihre Entscheidung, ebenfalls Vegetarierin zu werden, hat sie vor rund einem Jahr gefällt, als ich vegetarische Hamburger gemacht hatte. Sie meinte erleichtert, dass sie jetzt Vegetarierin werden könne, da ich alle ihre Lieblingsgerichte auch ohne Fleisch zubereiten könne. Mein Sohn Noah allerdings ist weit davon entfernt, Vegetarier zu werden. Auf die Frage, in welcher Zeit er am liebsten gelebt hätte, meinte er: »Als Wikinger, weil die ganze Wildschweine verzehrt haben!« Meiner Meinung nach ist es wichtig, dass jeder Mensch für sich selbst entscheiden darf, egal wie alt er ist. An einem Kindergeburtstag konnte ich beobachten, wie eine der Mütter ihrem Sohn, der seine Hand nach einem Würstchen im Schlafrock ausgestreckt hatte, auf die Finger klopfte. Sie war überzeugte Vegetarierin und erwartete von ihrem Kind, es auch zu sein, obwohl er offensichtlich Fleisch mochte. Auf ihre Frage nach dem Grund meiner Entscheidung für eine vegetarische Ernährungsweise habe ich meiner Tochter erklärt, dass ich Vegetarierin bin, weil ich nicht will, dass ein Tier sein Leben für mich hergeben muss. Kinder können durchaus mit dieser Wahrheit umgehen, ohne dass sie mit den schrecklichen Bildern der Schlachthäuser konfrontiert werden müssen. Während Zoe noch nie viel Fleisch gegessen hat, kann Noah für einen Kebap in regelrechte Begeisterung ausbrechen. Er liebt ein gutes Stück Fleisch oder Fisch, obwohl er die Tiere genauso gern hat wie seine Schwester. Als wir in den Ferien waren, kam er einmal mit einem Fisch nach Hause, den er zärtlich in der Hand gehalten und auf den Mund geküsst und dann mit größtem Genuss verzehrt hat. Ich fand das ganz pur und natürlich.

Die meisten Fleischesser argumentieren, dass wir Menschen von Natur aus Karnivoren seien, doch wenn du dir die folgende Tabelle von Helmut Wandmaker, einem Rohkost-Veganer und Bestseller-Autor ansiehst, bin ich mir da nicht so sicher.

VERGLEICH	**FRÜCHTEESSER / FRUGIVORE**	**FLEISCHESSER / CARNIVORE**
ZÄHNE	Abgeflachte Backenzähne zum Zermahlen der Nahrung	Reißzähne, stark entwickelte Eckzähne, spitze Backenzähne
SPEICHEL	Alkalische Speichel für Stärkeabbau, Speicheldrüsen zur Vorverdauung	Saurer Speichel zur Verdauung tierischen Proteins, stärkeabbauendes Enzym Ptyalin fehlt, wenig Speicheldrüsen
KIEFER	Seitlich bewegbar zum Zermahlen der Speisen	Nur Auf- und Abwärtsbewegung zum Reißen und Beißen
MAGEN	Längliche Form, komplizierte Struktur, wenig Salzsäure und Pepsine	Einfacher runder Sack mit zehnmal mehr Salzsäure als bei Vegetariern, um zähe Tiermuskeln und Knochen zu verdauen
DARM	Lang und verschlungen, große Oberfläche	Kurz, damit das verweste Fleisch möglichst schnell hinausgelangt
VITAMIN C	Tägliche Zufuhr über die Nahrung	Körper stellt selbst Vitamin C her
NÄGEL	Flach, keine Krallen	Krallen
GANG	Aufrecht, um Früchte von den Bäumen zu pflücken	Waagrecht für schnelle Fortbewegung auf der Jagd

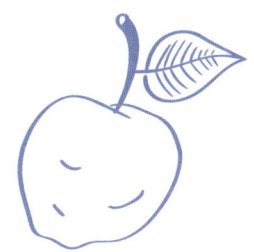

Ich bin fest davon überzeugt, dass meine vegetarische Ernährungsweise einer der wichtigsten Gründe dafür ist, dass ich so viel Energie habe und nur sehr selten krank werde. Essen ist eine Energiequelle, und ein Tier, das unter erbärmlichen Umständen gelebt und auf dem Schlachthof Angst ausgestanden hat, kann meiner Meinung nach meinen Körper unmöglich mit guter Energie versorgen. Es macht mich wütend, dass Tiere in den Industrieländern wie Objekte behandelt werden und dass es nur um eines, nämlich um Geld geht. Stell dir vor, mittlerweile leben auf der Erde dreimal mehr Nutztiere als Menschen; das ist auch ökologisch gesehen katastrophal, denn diese Tiere müssen gefüttert werden, und um 1 Kilogramm tierisches Protein zu erhalten, braucht es 7 bis 10 Kilo pflanzliche Proteine; um 1 Kilo Weizen zu ernten, werden 110 Liter Wasser benötigt, aber für 1 Kilo Rindfleisch 20 000 Liter. Während mich ethische Gründe vom Fleischessen abhalten, gibt es auch Menschen, die sich aus gesundheitlichen Gründen vegetarisch ernähren. Oft werde ich gefragt, wie ich denn zu genug Protein komme. Da ich als Vegetarierin auch Eier und Milchprodukte esse, habe ich damit kein Problem; doch auch Pflanzen können uns mit allen 20 essenziellen Aminosäuren versorgen. Hier meine Hitparade für vegetarisches Protein mit Angabe der Menge an Protein, die jeweils in 100 Gramm des betreffenden Nahrungsmittels enthalten ist:

1 Mandeln: 21 g
2 Kichererbsen: 19 g
3 Linsen: 9 g
4 Quinoa: 8 g
5 Grünkohl (Kale): 4,3 g
6 Spinat: 2,9 g

Ich weiß, ich habe deine Frage, ob du nun auch Vegetarierin werden musst, noch nicht beantwortet. Dazu komme ich jetzt: Ich glaube, dass du das Experiment machen und dich mal ein paar Wochen ohne Fleisch ernähren solltest, deshalb sind alle Rezepte in diesem Buch vegetarisch. Und wie du siehst, handelt es sich nicht um langweilige Gemüseteller, sondern um spannende Gerichte, die richtig gut schmecken. Ich möchte, dass du es einfach mal probierst. Vermutlich wirst du, wenn du zu Besuch bei deiner Mutter bist oder beim Anblick deines Lieblingsgerichts regelrecht auf die Probe gestellt werden, doch solltest du es mindestens einmal im Leben einen Monat lang versuchen und dich dabei beobachten. Bist du in besserer Stimmung? Fühlst du dich leichter? Ist dein Geschmackssinn ausgeprägter? Hast du mehr Energie? Schläfst du besser? Ist deine Haut schöner? Das sind nämlich alles Vorteile, die eine vegetarische Ernährung bringen kann.

Zoe ist vor knapp einem Jahr Vegetarierin geworden, mein Partner Kerem isst nur noch ab und zu Fisch, und meine Tochter Yasmin zieht die vegetarische Alternative fast immer dem Fleisch vor. Der einzige, der in unserer Familie Fleisch über alles liebt, ist mein Sohn Noah. Ich wünsche mir von Herzen, dass die Menschen weniger Fleisch konsumieren würden und wenn, dann nur solches vom Biohof, aber jede und jeder muss für sich selber entscheiden.

KALORIEN ZÄHLEN IST ÄTZEND!

Für Sportler oder kranke Menschen kann Kalorienzählen durchaus sinnvoll und notwendig sein. Worauf es aber ankommt, ist, woher die täglich konsumierten Kalorien stammen. Hast du einen Hamburger oder einen Quinoasalat gegessen, ein Stück Torte oder einen Chiapudding? Falls du nur drei oder vier Kilo von deinem Idealgewicht, das heißt deinem Wohlfühlgewicht, entfernt bist und dich nicht von einer Ernährungsberaterin begleiten lässt, empfehle ich dir statt Kalorienzählen folgende Methode: FÜLLE IMMER DIE HÄLFTE DEINES TELLERS MIT GEMÜSE. Salat und rohes Gemüse nimmt nämlich volumenmäßig extrem viel Platz ein, hat aber kaum Kalorien. So kannst du zum Beispiel einen Teller randvoll mit Spinatblättern, Cherrytomaten, einer ganzen Paprika und einer Zucchini füllen und nimmst damit insgesamt nur 20 Gramm Kohlenhydrate zu dir, während das ungesunde Äquivalent eine einzige Scheibe Weißbrot wäre. Viele Leute sind sich nicht bewusst, dass Gemüse ebenfalls zur Gruppe der Kohlenhydrate zählt. Ich will damit nicht sagen, dass du auf Nahrungsmittel mit einem höheren Dichtewert ganz verzichten sollst, sondern bloß verdeutlichen, dass du, indem du mehr Gemüse und dafür weniger Kartoffeln und Reis isst, automatisch abnehmen wirst, weil du zwar mengenmäßig gleich viel oder mehr gegessen, aber weniger Kalorien verzehrt hast. Siehe dazu die Beispiele von Nahrungsmitteln auf der nächsten Seite.

Wenn du nur einen Teller Gemüse oder Salat isst, bist du nach ein bis zwei Stunden wieder hungrig, deshalb musst du unbedingt auch für Protein und ungesättigte Fettsäuren auf deinem Teller sorgen. Je nachdem ob es sich um dein eigenes Essen oder das deines Kindes, um das Mittagessen oder das Abendessen handelt, kann die Aufteilung variieren. Kinder brauchen grundsätzlich ein bisschen mehr aus der Gruppe von Kartoffeln, Teigwaren und Reis, weil sie noch im Wachstum sind. Ich esse vor allem mittags aus der Kategorie mit hohen Dichtewerten, weil ich nachmittags trainiere und Energie brauche. Abends versuche ich mehr gemüse- und proteinlastig zu essen. Fett konsumiere ich vor allem in Form von Olivenöl im Gemüse (ein Esslöffel pro Topf!) oder als Sauce im Salat. Zwischendurch esse ich gerne eine halbe kleine Avocado und ein paar Mandeln oder Walnüsse. Ich liebe Kerne, streue sie über den Salat, gebe sie in mein Granola, verwende sie für Kekse oder Brot – irgendwie kriege ich diese gesunden Fette immer unter.

Wenn du dich daran gewöhnst, viel Gemüse zu essen, wird sich das Kalorienzählen erübrigen. Ich habe es nie gemacht, weil wir es von klein auf gewöhnt waren, reichlich Gemüse und Salat zu essen. Aber auch meine Fans, die zuvor streng Diät gehalten und alles abgewogen haben, bestätigen mir, dass sie mit meiner Methode jetzt sorgenfrei mehr essen denn je zuvor.

Kaloriengehalt von Nahrungsmitteln

KALORIENANGABEN JEWEILS PRO 500 G

GEMÜSE
65–195 kcal

FRISCHE FRÜCHTE
135–420 kcal

**KARTOFFELN, TEIGWAREN, VOLLKORNREIS,
SÜSSKARTOFFELN, HAFERBREI**
280–650 kcal

**LINSENFRÜCHTE WIE
KICHERERBSEN UND LINSEN**
400–750 kcal

**MEERESFRÜCHTE, FETTARMES GEFLÜGEL,
ROHES FLEISCH**
400–870 kcal

**GETROCKNETE FRÜCHTE,
MARMELADE, BROT UND GEBÄCK**
1200–1400 kcal

**SCHOKOLADERIEGEL,
CROISSANTS, DOUGHNUT**
2200–2500 kcal

NÜSSE, CHIPS
2500–3000 kcal

BUTTER, MARGARINE
3200 kcal

OLIVENÖL, MAISKEIMÖL, SPECK
4010 kcal

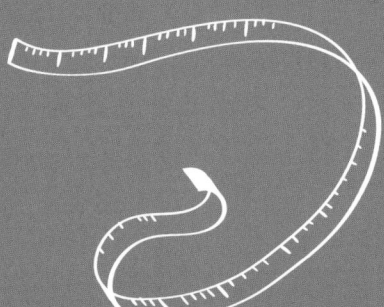

Quelle: www.pritikin.com

CHALLENGE:
21 TAGE ZUCKERFREI

Es ist einfacher als du denkst, raffinierten, weißen Zucker aus deinem Alltag zu verbannen. Vielleicht hast du die ersten paar Tage Mühe, doch spätestens nach einer Woche hast du dich daran gewöhnt und hast kaum mehr Verlangen nach Schokolade und Süßem. Mit meinen Fans machen wir regelmäßig für drei Wochen eine Challenge, bei der wir auf raffinierten Zucker verzichten. Den in den Produkten festzustellen, ist übrigens ganz schön schwierig, denn oft steht da nicht das Wort »Zucker«, sondern Saccharose, Glukose, Fruktosesirup, Dextrin, Malz, Süßmolkenpulver oder Laktose. Vielleicht hast du Lust, mit deinem Partner oder deiner besten Freundin mal den Versuch zu machen, zuckerfrei zu leben?

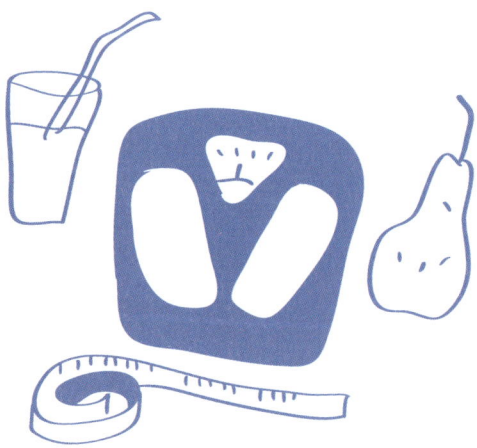

10 einfache Regeln

1

Gekaufte Desserts, seien es fertig abgepackte aus dem Supermarkt oder den Kuchen aus der Bäckerei oder im Café, gibt es während der Challenge keine.

2

Würfelzucker im Tee oder Kaffee ist tabu. Wenn du dein Getränk unbedingt süßen willst, kauf dir im Reformhaus getrocknete Stevia-Blätter. Sonstige Süßstoffe wie Saccharin nicht verwenden.

3

Light-Produkte, die fettarm oder zucker-reduziert sind, bitte meiden. Eine Ausnahme bilden geschmacklich neutrale Magerprodukte wie Joghurt, Quark oder Hüttenkäse.

4

Koche selbst oder lade dich bei deiner Mutter zum Essen ein. Fertiggerichte und Konserven-dosen solltest du nicht im Vorrat haben, um nicht in Versuchung zu kommen. Gefrorene Früchte und Gemüse sind aber kein Problem.

5

Brot kannst du ab und zu essen, aber nur haus-gemachtes und wenn möglich kombiniert mit Protein wie zum Beispiel das Dream-Team Avocado mit pochiertem Ei (siehe Seite 58).

6

Wenn du ein Verlangen nach Süßem hast, wähle eines der Desserts aus diesem Buch. Es ist eine gute Idee, ein Blech voll Bliss Balls vorzubereiten, sodass du sie schon zur Hand hast, wenn dich die Gier packt.

7

Wenn in unseren Rezepten Honig verwendet wird, ist das auch während der Challenge in Ordnung. Generell solltest du versuchen, alle deine Gerichte mit saisonalen Früchten oder in kleinen Mengen mit getrockneten Früchten zu süßen.

8

Auf Alkohol und Fastfood solltest du 3 Wochen lang verzichten. Wenn du auswärts isst, bestellst du Salat oder Gemüse vom Grill und auf jeden Fall nichts mit fetten Saucen, Sahne und Zucker.

9

Pro Tag solltest du dich auf eine Portion Früchte beschränken. Als Portion bezeichne ich 1 Apfel, 1 Pfirsich, 3 Pflaumen oder 1 kleine Schale Erdbee-ren. Wenn du zum Süßen von Haferbrei (Porridge) oder Kuchen eine Banane verwendest, zählt diese nicht als deine Fruchtportion.

10

Auch für Milchprodukte gilt nur eine Portion pro Tag, also 1 großes Stück Käse, 3 Löffel Joghurt oder 1 kleines Glas Milch. Ungesüßte Mandelmilch oder Hafermilch zählen nicht dazu. Konzentriere dich auf Gemüse und Vollkornprodukte als deine Hauptnahrungsmittel.

WIE VIELE HAUPTMAHLZEITEN, WIE VIELE SNACKS?

So viel schon mal vorweg:
Jeder Mensch ist anders, und es gilt, je nachdem, wie dein Metabolismus funktioniert und dein Tagesplan aussieht, die für dich optimale Lösung zu finden. Es gibt kein Richtig oder Falsch, aber es gibt ein paar Regeln, an denen du dich orientieren kannst. Ich esse jeden Tag garantiert drei Hauptmahlzeiten: Frühstück, Mittagessen und Abendessen. Ich stehe meistens um 6.30 Uhr auf und beginne meinen Tag mit einem Glas Wasser; hungrig bin ich dann noch nicht, aber weil ich etwas essen will, bevor ich meinen Kaffee trinke, nehme ich mein Frühstück zusammen mit den Kindern ein, bevor diese um 8 Uhr in die Schule gehen. Gegen Mittag, so um 12 Uhr, esse ich ein ausgiebiges Mittagessen, das hinhält, bis ich um 15 Uhr trainiere. Nach dem Sport habe ich richtig Kohldampf. Am liebsten esse ich dann ein warmes Gemüsegericht oder etwas mit Kohlenhydraten, doch ich esse nur so viel, dass ich nachher noch genügend Hunger für das Abendessen habe. Früher saßen wir immer schon um 18 Uhr am Tisch, aber weil Kerem wegen der Arbeit und dem Verkehr und die Mädchen wegen ihrem Basketballtraining spät nach Hause kommen, wird es diese Tage meist 19.30 Uhr. Es kann auch vorkommen, dass ich, wenn eine Hauptmahlzeit kleiner ausgefallen ist, am Tag zwei Snacks esse.

Bei der Menüplanung achte ich darauf, dass ich ausgeglichen esse, das gilt für jede einzelne Mahlzeit, aber auch über den ganzen Tag gesehen für die Summe der Nahrungsmittel, die ich konsumiere. Wenn ich zum Beispiel morgens einen Haferbrei zu mir nehme, esse ich ihn mit frischen Früchten für eine Extraportion Vitamine, oder wenn ich ein Omelett esse, serviere ich es mit Gurken, Paprika oder Tomaten, damit ich nicht nur Eiweiß, sondern auch Vitamine und Nahrungsfasern auf dem Teller habe. Wenn ich zum Frühstück eine Eierspeise hatte, wähle ich am Abend nicht noch einmal tierisches Eiweiß (Joghurt, Käse), sondern pflanzliches Eiweiß (Linsen, Bohnen, Spinat). Ich versuche wenn immer möglich sowohl Kohlenhydrate als auch Protein in eine Mahlzeit zu packen. Die Fette sind ebenfalls wichtig, aber weil deren Anteil mengenmäßig kleiner ist, müssen sie nicht zwangsläufig in jeder Mahlzeit vertreten sein, zumal in jedem Nahrungsmittel sowieso immer alle drei Makronährstoffe – Kohlenhydrate, Proteine, Fette – in größeren oder kleineren Mengen vorkommen. Wenn ich mittags Vollkornreis esse, kombiniere ich ihn gerne mit Ratatouille und einem Ei oder einem Löffel Joghurt. Wenn ich für unterwegs ein Sandwich vorbereite, fülle ich es mit Avocado und Hüttenkäse, sodass ich neben den guten Kohlenhydraten auch Proteine und Fette darin habe, die für eine lang anhaltende Sättigung sorgen.

Feste Essenszeiten habe ich keine, ich esse – mit Ausnahme des Frühstücks –, wenn ich hungrig bin. Würde ich morgens warten, bis ich Appetit habe, gäbe es wohl erst um 9 oder 10 Uhr was zu essen, aber ich esse aus Solidarität mit Zoe, die morgens überhaupt keine Lust auf Essen hat; außerdem habe ich das Gefühl, nicht genug zu bekommen, wenn eine Mahlzeit ausfällt, und nicht zuletzt ist der Kaffee, den ich auf nüchternen Magen nicht vertrage, meine Motivation, morgens sofort nach dem Aufstehen etwas zu essen. Ansonsten habe ich für meine Mahlzeiten keine Regeln: Ich esse, was mir schmeckt und so viel mir gut tut. Ich stehe weder hungrig noch mit Völlegefühl von der Tafel auf, und wenn ich meine Emotionen nach einem Essen in Worten ausdrücken sollte, würde ich sie als Dankbarkeit und Glück beschreiben.

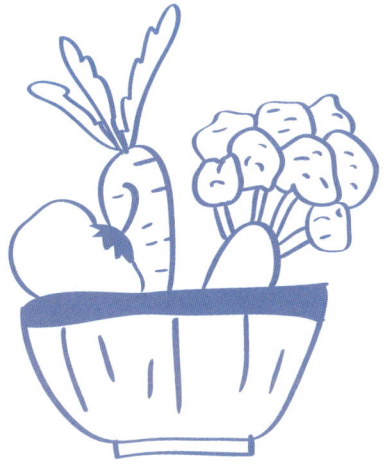

PLANUNG FÜHRT ZUM ERFOLG: MEAL PREP

Wenn du schnell Resultate sehen willst, lohnt es sich, bei der Ernährung anzufangen, denn sie macht sechzig Prozent deines Erfolges aus. Wichtig dabei ist die Planung; es nützt nämlich nichts, wenn du auf das Frühstück verzichtest, am Mittag Fast-Food isst und nur abends zuhause ein gesundes Mahl einnimmst. Die Lösung heißt PLANUNG, und die ist auch gar nicht so schwierig. Du musst dir nur im Vorfeld Gedanken zum Menüplan machen, entsprechend einkaufen und das Essen in Behälter abfüllen – das ist wirklich schon alles.

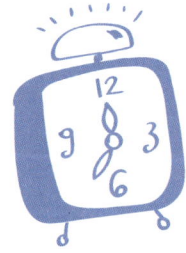

1. SCHRITT

WELCHE MAHLZEITEN?

Welche Malzeiten möchtest du vorbereiten, Frühstück und Mittagessen? Snacks? Oder kommst du abends jeweils so spät nach Hause, dass es sinnvoll ist, auch das Abendessen schon vorzubereiten?

2. SCHRITT

MENÜPLANUNG

Ich schlage vor, ein paar Gerichte zu wählen, die du bereits kennst und ein paar mal gekocht hast. Du solltest aber unbedingt auch Rezepte aus diesem Buch oder von anderen Foodbloggern, die dich inspirieren, ausprobieren. Es ist langweilig, immer dasselbe zu essen, deshalb sei offen für Neues. Wenn du nicht weißt, wo du beginnen sollst, würde ich zu Anfang mal Smoothies für das Frühstück vorbereiten. Die kannst du dann mit Granola essen, mit Haferflocken über Nacht einweichen oder einfach so trinken, angereichert mit Chiasamen, damit sie satt machen. Für das Mittagessen könntest du ein Blech voll Gemüse mit ganz wenig Olivenöl bepinseln und in den Ofen schieben und gegen Ende der Backzeit frische Kräuter darüberstreuen – das schmeckt himmlisch. Dazu kannst du zum Beispiel Quinoa oder Vollkornreis kochen; ich würde davon unbedingt mehr als eine Portion zubereiten, damit du mit dem Rest später einen Salat machen kannst. Mit gegrilltem Gemüse und Körnern nach Wahl hast du eine gute Grundlage für viele Kombinationen. Du kannst einen Joghurtdip machen, Avocado oder ein Stück Käse dazulegen – und schon ist ein ausgewogenes Mittag- oder Abendessen bereit.

Vielleicht bereitest du auch einen Fruchtsalat vor, den du mit Chiapudding, Haferflocken oder als Zwischenmahlzeit mit einem Löffel Naturjoghurt in ein Gefäß geben und mitnehmen kannst. Der einfachste Snack ist getrocknetes oder frisches Obst und Nüsse. Wenn du den Schokoladenaufstrich mit Haselnüssen (Seite 57) vorbereitet hast, kannst du ein wenig davon in ein kleines Glas füllen und dazu einen Apfel essen, die Kombination von sauer und süß ist bei meinen Kindern der Renner.

3. SCHRITT
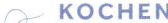 **EINKAUFSLISTE**

Es gibt gewisse Nahrungsmittel, die du immer auf Lager haben solltest. Ich kann mir eine Küche ohne Vollkornreis, Quinoa, Chiasamen, Haferflocken, Vollkornteigwaren, Vollkornmehl, Mandeln, Walnüsse, getrocknete Früchte, Honig, getrocknete Kräuter, Gewürze, Eier, Joghurt, Milch, Oliven- und Leinöl, Zitronen und Backpulver nicht vorstellen. Ich habe auch immer gefrorene Beeren und Edamame in der Tiefkühltruhe.

4. SCHRITT
GLASBEHÄLTER

Glas ist zwar schwerer, aber Plastikbehälter mag ich nicht. Zum Abfüllen von Müsli, Chiapudding und Suppe eignen sich große Marmeladengläser hervorragend. Im Internet oder in größeren Einkaufszentren findest du auch eine große Auswahl an Glasschalen mit passendem Deckel. Die sind für nicht flüssige Mahlzeiten ideal. Zum Mitnehmen von Smoothies empfehle ich dir, mindestens zwei Glasflaschen anzuschaffen.

5. SCHRITT
KOCHEN

Beginne mit den Nahrungsmitteln, die am längsten gekocht werden müssen. Vergiss nicht, als Erstes den Ofen vorzuheizen, damit er schon warm ist, wenn das Gemüse fertig vorbereitet ist. Wenn du für zwei Gerichte Zwiebeln brauchst, hacke gleich die doppelte Menge und teile sie dann auf, so gewinnst du Zeit. Verarbeite zuerst die Früchte und das Gemüse, die du roh belassen wirst und danach die Nahrungsmittel, die gekocht werden müssen. Wenn du Gemüse wie Zwiebeln oder Paprikaschoten in einer luftdichten Tupperdose aufbewahrst, bleiben die problemlos 2 bis 3 Tage frisch, Karotten und Kürbis sogar 4 bis 5 Tage. Wenn du den Salat nach dem Waschen gut trocken schleuderst, hält er sich bis zu einer Woche im Kühlschrank. Gekochtes Gemüse, Reis und Fleischgerichte sollten innerhalb von 3 bis 4 Tagen gegessen werden. Wenn du gerade viel unterwegs bist, kannst du die Gerichte einfrieren. Reis oder andere gekochte Körner kannst du in einen verschließbaren Beutel füllen und mit dem Datum beschriften. Auf Glasbehälter mit Deckel kommt ein Kleber, den du mit Inhalt und Datum beschriftest.

Du wirst sehen, deine Kollegen an der Uni oder im Büro werden dich ganz schön beneiden, wenn du leckeres hausgemachtes Essen aus deiner Tasche zauberst. Bestimmt werden dich einige ansprechen, die sich bisher noch nie getraut haben, dich anzusprechen. Genieße deine Vorbildrolle – jetzt bis du dran, die anderen zu motivieren!

ISS DICH GESUND:
REZEPTE, DIE DIR GUTTUN

Es gibt Menschen, die essen um zu leben, und es gibt Menschen, die leben, um zu essen. Ich gehöre mit Bestimmtheit zur zweiten Kategorie; bunte Teller mit aufregenden neuen Kombinationen machen mich einfach wahnsinnig glücklich. Ich folge Food-Bloggern in den sozialen Medien, aber auch Reisen in fremde Länder oder ein Besuch in einem Restaurant können mich inspirieren. Doch in diesem Buch geht es mir um mehr als nur um leckere und farbenfrohe Gerichte. Ich will dir zeigen, wie jede einzelne Mahlzeit deinem Körper helfen kann, gesünder und stärker zu werden. Deshalb habe ich meine beste Freundin Annabella überredet, Rezepte für uns zu schreiben und sie jeweils zu kommentieren; so erhält ein Stück Schokokuchen oder eine Pannacotta noch eine zusätzliche Bedeutung und kann uns dazu verhelfen, uns gut zu fühlen. Annabella ist diplomierte Lebensmittelingenieurin, ausgebildete Köchin, berufstätig und selbst Mutter von zwei Kindern – sie hat also genauso wenig Zeit zum Kochen wie die meisten von uns; deshalb sind alle Rezepte supereinfach und schnell zuzubereiten.

Wenn du eines unserer Gerichte gemacht hast, bitte unbedingt ein Foto davon mit dem Hashtag #SquatgirlFood auf Instagram hochladen. Wir freuen uns darüber und wünschen schon jetzt einen

guten Appetit!

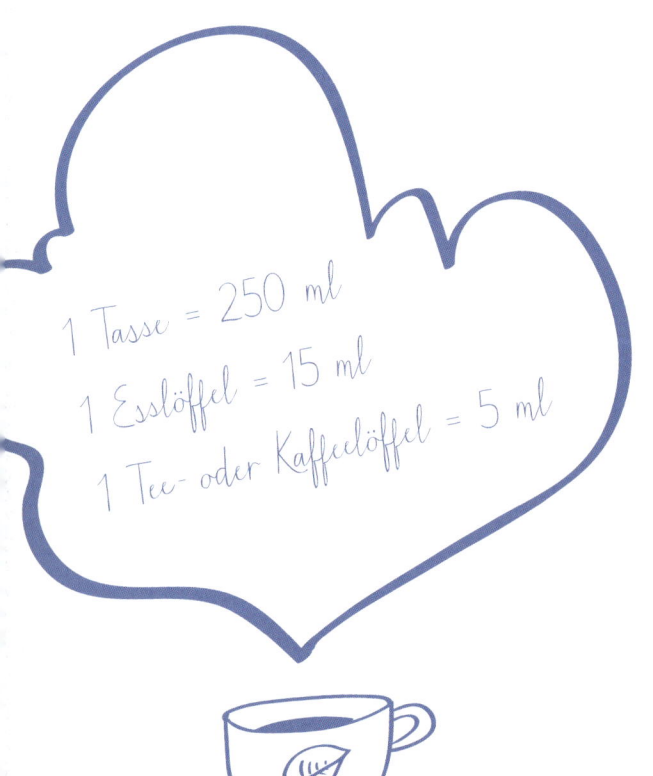

1 Tasse = 250 ml

1 Esslöffel = 15 ml

1 Tee- oder Kaffeelöffel = 5 ml

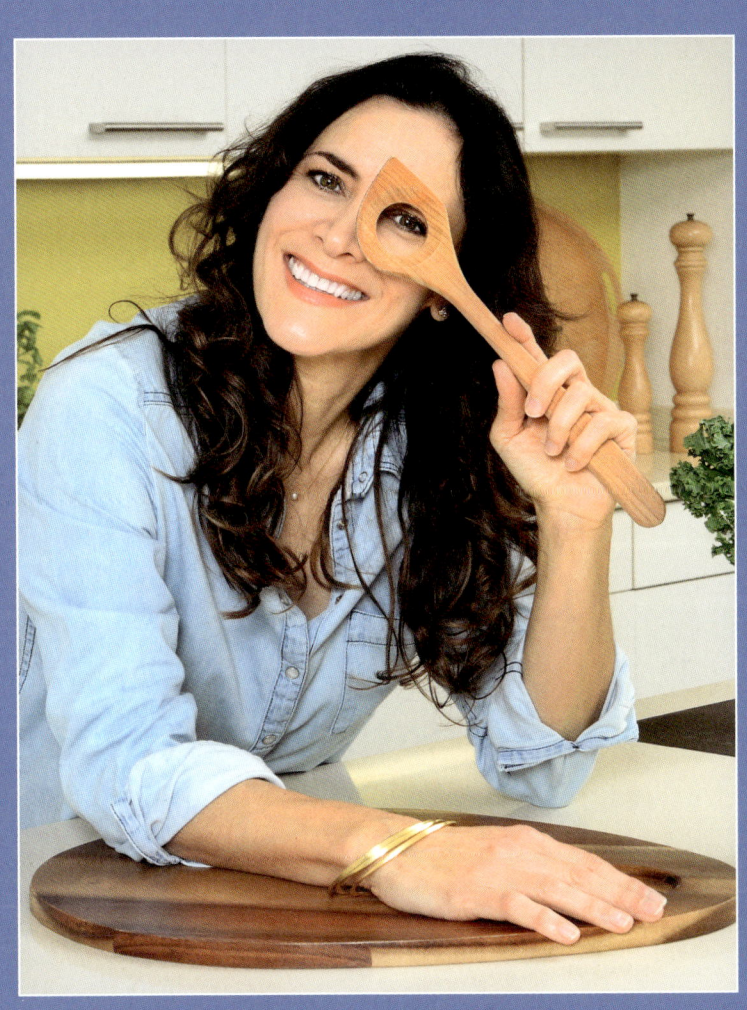

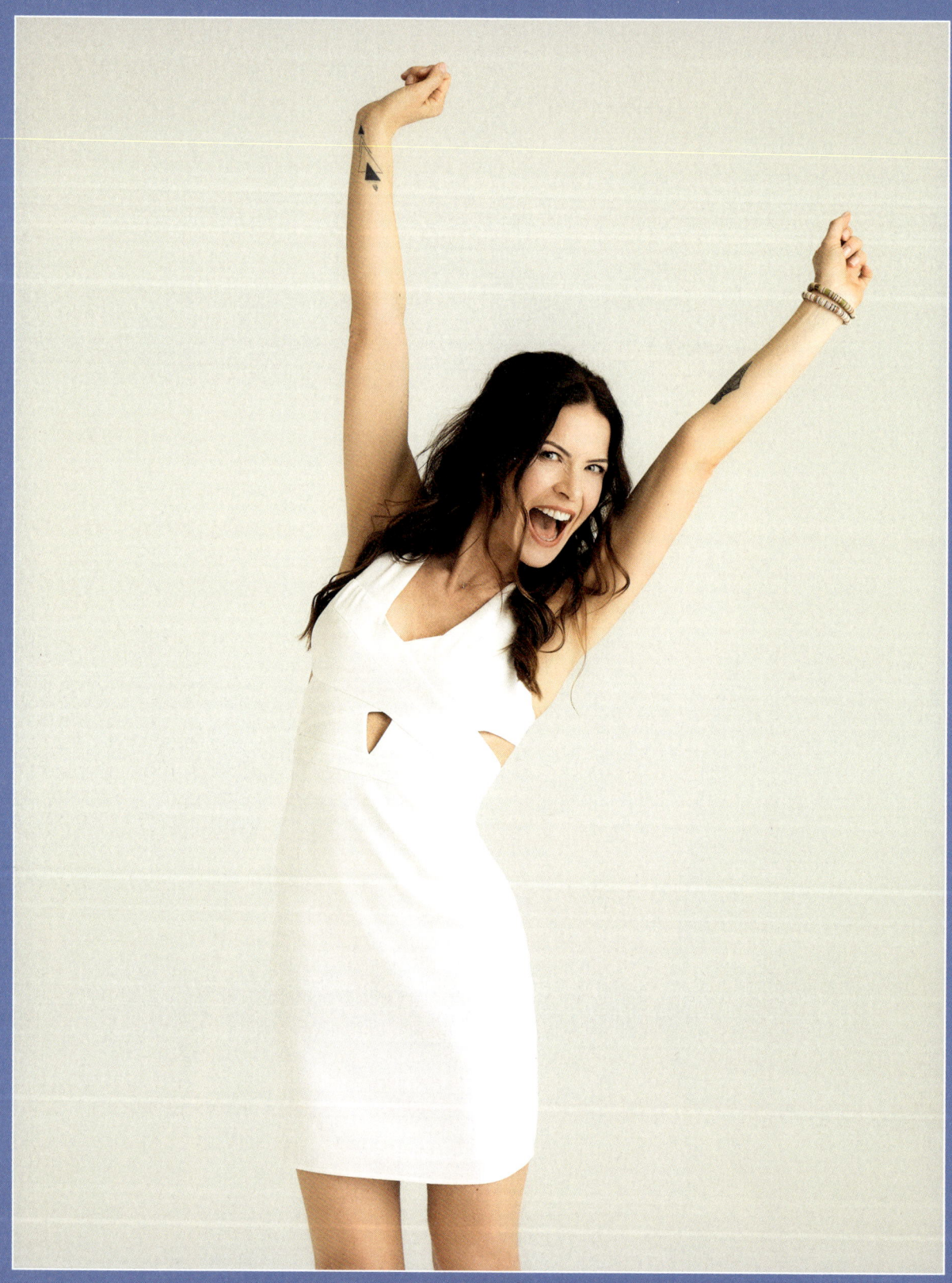

Für einen guten Start in den Tag

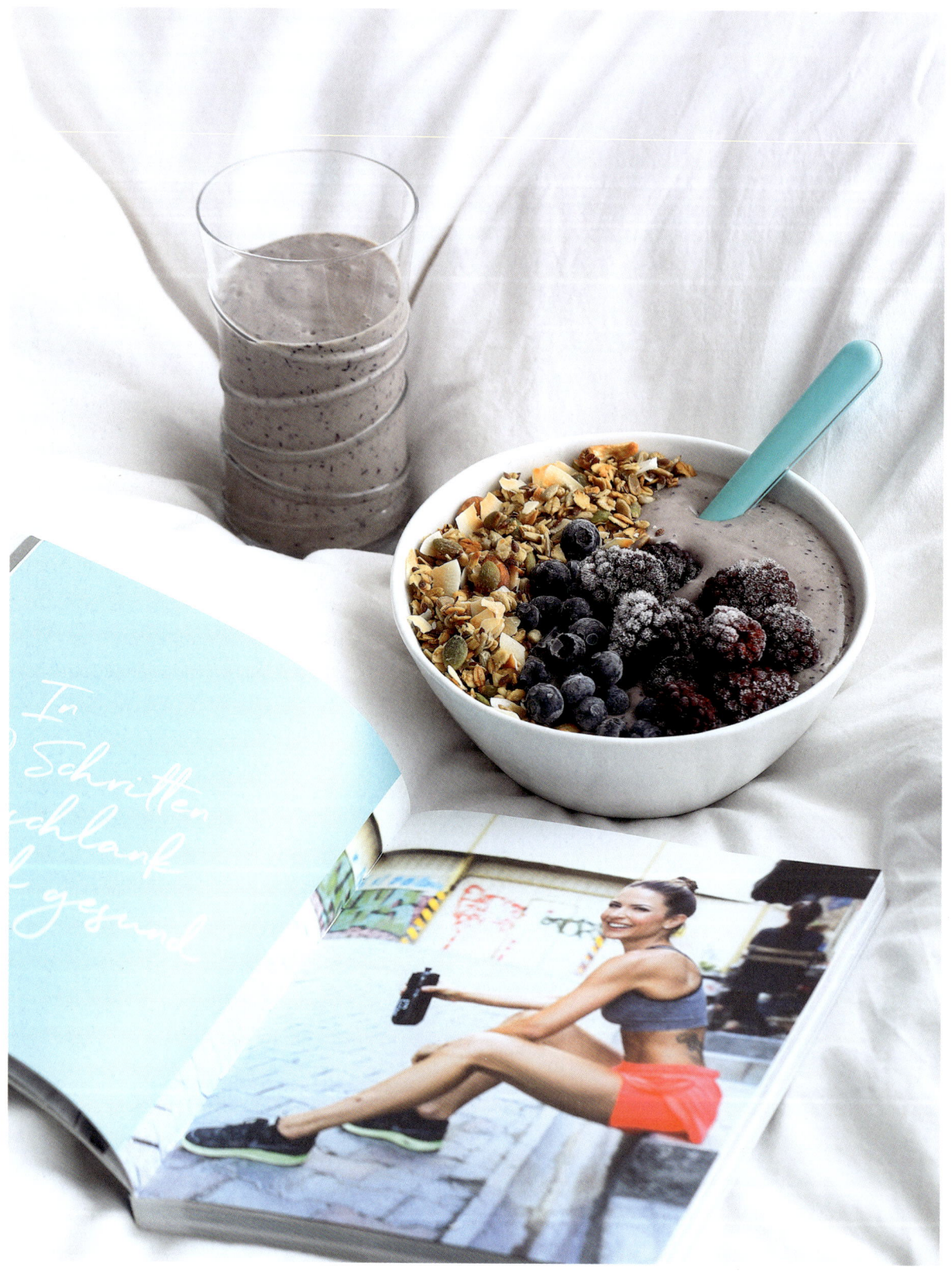

Blaue Smoothie Bowl

Eine Smoothie Bowl ist wahrscheinlich das fröhlichste Frühstück überhaupt und sorgt mit vielen Vitaminen und Farben für gute Laune. Durch die Verwendung gefrorener Früchte und die Zugabe von nur wenig Flüssigkeit wird der Smoothie sehr cremig und dickflüssig, sodass du ihn wie Eiscreme löffeln kannst. Am meisten Freude machen natürlich die Toppings, die du kunterbunt wählen kannst – Spaß garantiert!

ERGIBT 1 PORTION

⅓ Avocado

½ Banane, frisch oder tiefgekühlt

1 Tasse tiefgekühlte Heidelbeeren

¾ Tasse Flüssigkeit nach Wahl
(Wasser, Mandelmilch, Kokoswasser)

1 Dattel, entsteint

1 TL Zitronensaft

2–3 Toppings nach Wahl

IDEEN FÜR TOPPINGS

- Weitere frische Früchte oder Beeren
- Getrocknete Früchte (Goji-Beeren, Maulbeeren, Aprikosen, Feigen usw.)
- Hausgemachtes Granola
- Nüsse, ganz oder zerkleinert, ungesüßt und ungesalzen
- Samen und Kerne (z. B. Sonnenblumen- oder Kürbiskerne, Hanfsamen, Sesam)
- Kokosflocken oder Kokosraspel
- Kakaobohnenstückchen (Kakao-Nibs)
- Quinoa-, Amarant- oder Hirse-Pops

ZUBEREITUNG

- Alle Zutaten bis einschließlich Zitronensaft in den Mixer geben und so lange mixen, bis alles fein püriert ist.
- Den Smoothie in eine Schale füllen und mit 2–3 Toppings nach Wahl schön anrichten.

ERNÄHRUNGSFAKTEN

Mit diesem Frühstück hast du den täglichen Bedarf an Früchten (Avocado ist übrigens auch eine Frucht) schon abgedeckt. Die Avocado verleiht diesem Smoothie eine fast schon cremige Konsistenz. Die gesunden ungesättigten Fettsäuren werden übrigens nicht als Körperfett gespeichert, sondern eher als langfristige Energielieferanten verwendet. Die Kombination von Avocado und Heidelbeeren macht diese Smoothie Bowl zu einen Anti-Aging-Elixier: Die darin enthaltenen Vitamine E und C sowie die sekundären Pflanzenstoffe Carotinoide und Anthocyane wirken antioxidativ und schützen vor Hautalterung. Beide Stoffe haben auch einen positiven Einfluss auf das Sehvermögen und können eine altersbedingte Sehschwäche verhindern helfen.

Nährwerte pro Portion*	Energie	Fett	Kohlenhydrate	Zucker	Eiweiß
	190 kcal (795 kJ)	7,8 g	24 g	22 g	2,1 g

* ohne Topping

Knuspriges Granola mit Kokosnuss

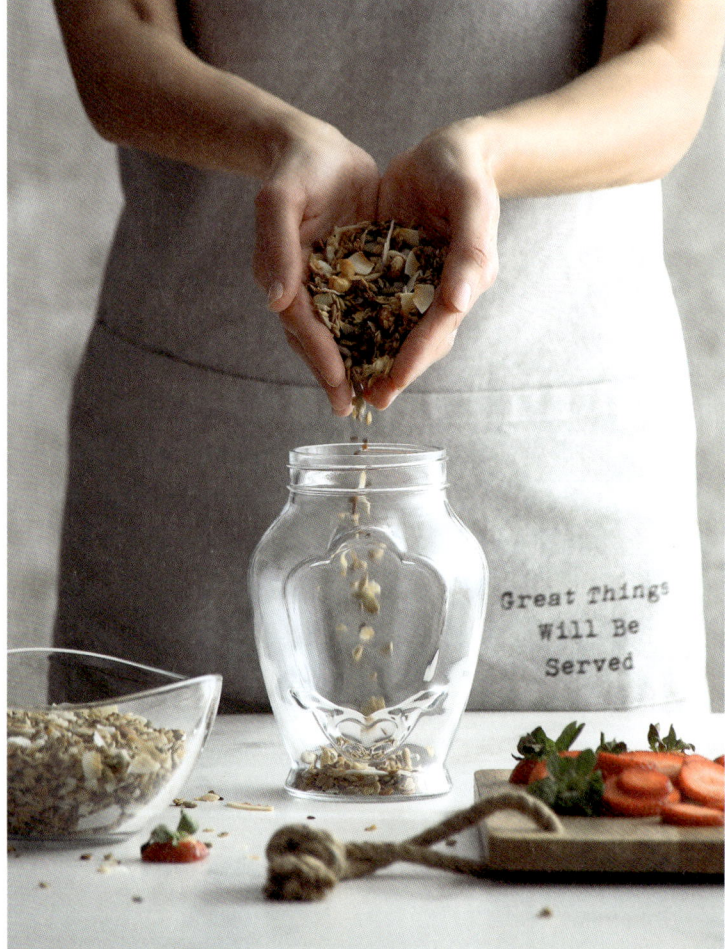

Es gibt nichts Schöneres als ein selbst gemachtes Granola. Es braucht dann nur noch etwas Milch oder Naturjoghurt, ein paar Früchte, und schon ist eine gesunde Mahlzeit fertig. Es lohnt sich, Granola selbst zu machen, denn die fertigen Mischungen enthalten meistens viel Zucker und sind dadurch wahre Kalorienbomben. Die Süße holst du dir lieber mit frischen Früchten, die dich zusätzlich mit Nahrungsfasern und Vitaminen versorgen. Dieses Rezept ist glutenfrei. Falls du keine Hirse hast oder sie nicht magst, kannst du die doppelte Menge an Haferflocken oder auch Dinkel, Roggen oder Buchweizen verwenden.

ERGIBT 10 PORTIONEN

1 Tasse Haferflocken
1 Tasse Hirseflocken
½ Tasse Mandeln
½ Tasse Haselnüsse oder Cashewkerne
½ Tasse Sonnenblumenkerne
½ Tasse Kürbiskerne
½ Tasse Leinsamen
½ TL Vanillemark
½ Tasse Wasser
1 EL Kokosöl
2 EL Dattelsirup oder Honig
1 Prise Salz
½ Tasse Kokos-Chips

ZUBEREITUNG

- Den Backofen auf 160 Grad Umluft vorheizen. Ein Blech mit Backpapier belegen.
- Alle trockenen Zutaten (Flocken, Nüsse, Kerne, Samen und Vanille) in einer Schüssel vermischen.
- Wasser, Kokosöl, Dattelsirup oder Honig und das Salz in einem kleinen Topf leicht erwärmen und verrühren, bis sich alles homogen vermischt.
- Die flüssige Mischung in die Schüssel zu den trockenen Zutaten geben und alles gut verrühren.
- Die Masse auf dem Backpapier verteilen und im vorgeheizten Ofen 15 Minuten backen.
- Herausnehmen, die Kokos-Chips untermischen und mit einer Kelle wenden. In den Ofen zurückstellen und weitere 15 Minuten backen. Die Nüsse sollten dabei nicht verbrennen; wenn nötig, wenden.

- Herausnehmen und abkühlen lassen. Das Granola in eine luftdichte Vorratsdose aus Glas oder Metall füllen.
- Mit Joghurt oder Milch sowie frischen Früchten oder Dörrobst servieren.

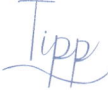

Kokos-Chips kannst du auch durch Kokosraspel ersetzen oder deine eigenen Kokos-Chips herstellen. Dafür schneidest du aus frischem Kokosnussfleisch mit dem Gemüseschäler dünne Scheiben und backst diese während der letzten 15 Minuten zusammen mit dem Granola im Ofen mit.

ERNÄHRUNGSFAKTEN

Dieses Granola enthält zwei Sorten Getreide, mehrere Nussarten, Kerne und Samen und kommt ganz ohne raffinierten Zucker aus. In einer einzigen Schale hast du damit langkettige Kohlenhydrate, wertvolle Fettsäuren, pflanzliche Proteine mit allen essenziellen Aminosäuren sowie Ballaststoffe, die dich lange satt halten und die Darmflora unterstützen, dazu reichlich Vitamine und Mineralien. Wenn du das Granola mit Joghurt oder Milch zubereitest, kommt noch eine gute Portion Protein und Kalzium hinzu. Mit hausgemachtem Granola hast du ein wertvolles, ausgewogenes, reichhaltiges Frühstück, aber auch einen praktischen Snack für die Kinder, wenn sie zwischendurch etwas Gesundes knabbern wollen.

Nährwerte für 1 Portion à 45 g *	Energie	Fett	Kohlenhydrate	Zucker	Eiweiß
	271 kcal (1131 kJ)	18 g	16 g	3.3 g	9 g

* ohne Milch, Joghurt oder Früchte

Winterlicher Hirsebrei

Wenn es am Morgen beim Aufstehen draußen kalt und dunkel ist, sehnst du dich nach etwas, das dich von innen heraus wärmt, dich nährt und glücklich macht. Dieser cremige Hirsebrei mit duftenden Gewürzen weckt schon bei der Zubereitung alle Sinne und zaubert spätestens beim Essen die Sonne in dein Herz. Die Hirse kannst du, wenn du das lieber magst, durch Haferflocken ersetzen.

ERGIBT 1 PORTION

1 getrocknete Feige
½ Tasse Hirseflocken
1 Tasse Milch
¼ TL Zimtpulver
¼ TL Vanillemark
1 Prise Salz
½ Tasse Wasser
½ Apfel
½ Orange
3 Walnusshälften

ZUBEREITUNG

- Die Feige in dünne Scheiben schneiden.
- Alle Zutaten bis einschließlich Salz in einem kleinen Topf langsam erwärmen und etwa 5 Minuten unter ständigem Rühren köcheln lassen.
- Das Wasser zugeben und auf kleinem Feuer weiterkochen, bis eine cremige Konsistenz erreicht ist und die Flocken schön weich sind.
- Den Apfel entkernen und raspeln oder in Scheiben schneiden, die Orange schälen und in Schnitze teilen oder in Scheiben schneiden.
- Den Hirsebrei in eine Schale füllen, Apfel und Orange dazugeben und mit den Walnüssen garnieren.

ERNÄHRUNGSFAKTEN

Hirse sollte unbedingt immer wieder mal auf deinem Speiseplan stehen. Neben Hirsecouscous oder Hirsotto sind Hirseflocken für die Zubereitung von Müsli oder Porridge hervorragend geeignet. Hirse zählt zu den mineralstoffreichsten Getreiden und enthält viel Eisen, Magnesium, Kalium, Phosphor und Silizium in Form von Kieselsäure, weshalb sie auch als »Schönheitsgetreide« bezeichnet wird. Kieselsäure spielt eine wichtige Rolle als Nähr- und Aufbaustoff für Bindegewebe, Haut, Haare, Nägel und Knorpel, indem es die Bildung der kollagenen Fasern und des Elastins unterstützt, die für Form und Halt des Bindegewebes verantwortlich sind. Silizium steigert die Feuchtigkeitsbindefähigkeit und dadurch die Spannkraft und Elastizität der Haut und des Gewebes und schenkt den Haaren Glanz.

Nährwerte pro Portion	Energie	Fett	Kohlenhydrate	Zucker	Eiweiß
	426 kcal (1791 kJ)	16 g	57 g	22 g	10 g

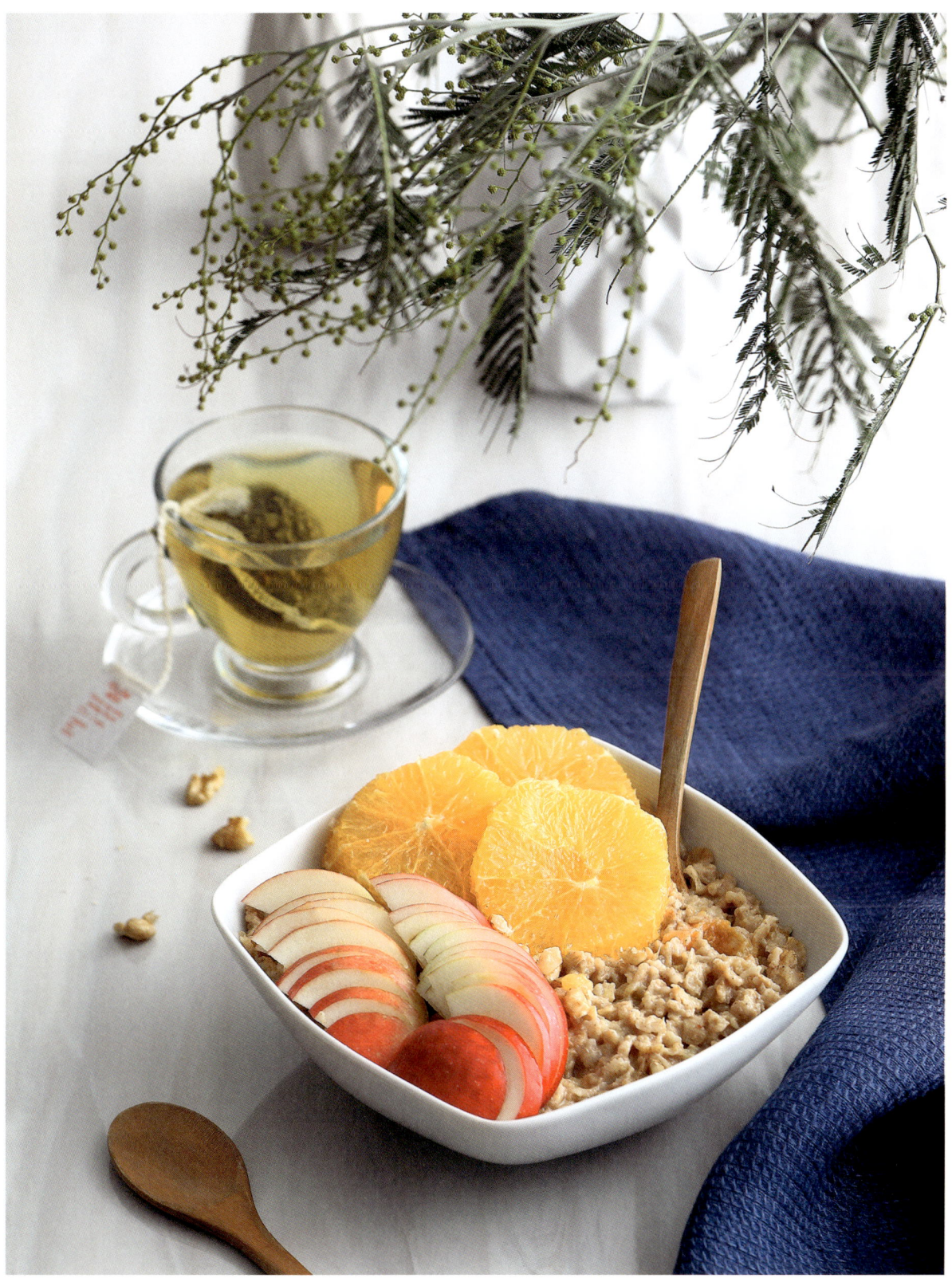

FRÜHSTÜCK

Power-Müsli mit Apfel

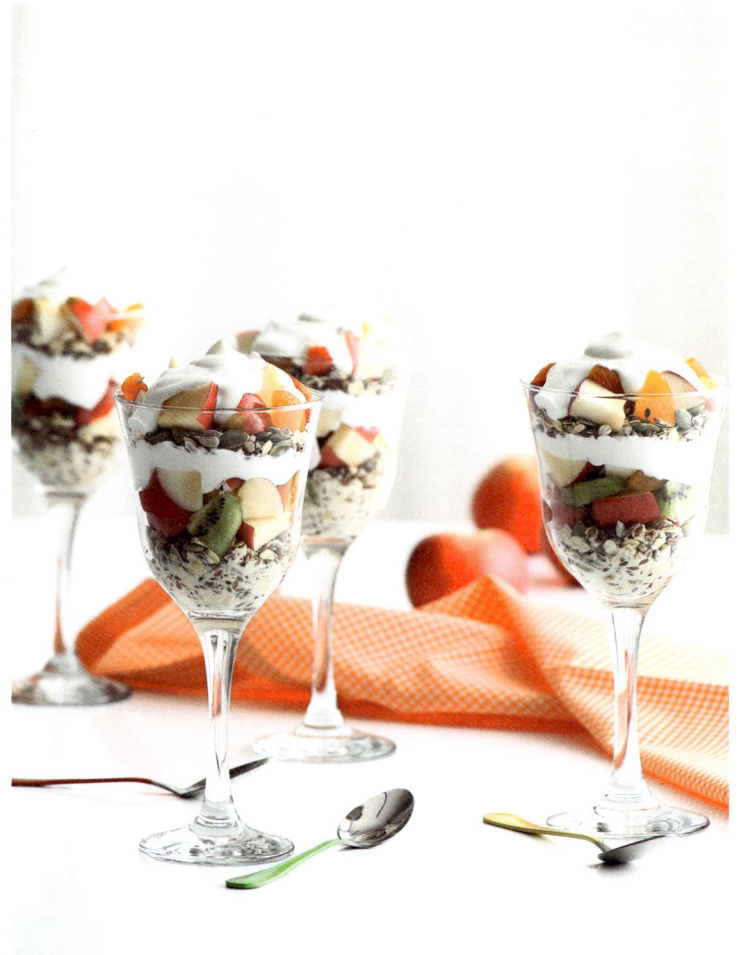

Der Schweizer Klassiker, angereichert mit einer extra Ladung Kerne.
Da Hafer und Kerne über Nacht eingeweicht werden, ist das Müsli am Morgen
schnell zubereitet und dein Power-Frühstück im Nu parat.

FRÜHSTÜCK

ERGIBT 1 PORTION

1 EL Sonnenblumenkerne
1 EL Kürbiskerne
1 EL geschrotete Leinsamen
3 EL Haferflocken
100 ml Buttermilch
½ Apfel
1 TL Zitronensaft
4 EL Naturjoghurt
1 Handvoll Früchte der Saison

ZUBEREITUNG

- Die Kerne und die Haferflocken in einer Schüssel mischen, dann die Buttermilch zugeben, unterrühren und alles über Nacht im Kühlschrank einweichen lassen.
- Am nächsten Tag den Apfel entkernen und mit Schale klein raspeln, den Zitronensaft daruntermischen. Beides zusammen mit dem Joghurt zum Müsli geben und alles gut verrühren.
- Mit frischen Früchten der Saison garnieren und genießen.

ERNÄHRUNGSFAKTEN

Haferflocken kombiniert mit Superkernen! Dieses Müsli hält dich garantiert den ganzen Morgen satt. Leinsamen enthalten 23 Prozent Proteine, 35 Prozent Ballaststoffe und kaum Kohlenhydrate. Sie senken den Cholesterinspiegel, beugen Herz-Kreislauf-Erkrankungen vor und stabilisieren den Blutzuckerspiegel. Ihre Ballaststoffe sorgen außerdem für ein längeres Sättigungsgefühl und haben eine verdauungsanregende Wirkung (ideal gegen Verstopfung). Das in ihnen enthaltene Öl ist sehr wertvoll und besitzt von allen Kernölen die höchste Konzentration der essenziellen ungesättigten Fettsäure Linolensäure. Wichtig ist nur, dass du geschrotete Leinsamen verwendest, da sie sonst unverdaut den Verdauungsapparat wieder verlassen.

Auch Kürbiskerne haben einen hohen Proteingehalt mit einer besonders guten biologischen Wertigkeit, dank der die enthaltene Aminosäure sehr effizient in körpereigenes Protein umgewandelt wird. Kürbiskernöl ist wegen seiner Phytoöstrogene bei Frauen in den Wechseljahren sehr beliebt, weil es die typischen Wechseljahrbeschwerden lindern kann.

Sonnenblumenkerne enthalten ein Maximum an Magnesium, das den Körper vor Muskelkrämpfen, Kopfschmerzen, Stress und Erschöpfung schützt. Die Kerne liefern außerdem reichlich Phosphor, Kalzium, Vitamin E und B1, Folsäure und mit einem Proteinanteil von 20 Prozent auch jede Menge Eiweiß. Durch das Einweichen der Kerne und Haferflocken über Nacht wird die Phytinsäure abgebaut und somit die Aufnahme der Mineralstoffe begünstigt.

Nährwerte pro Portion *	Energie	Fett	Kohlenhydrate	Zucker	Eiweiß
	397 kcal (1658 kJ)	20 g	32 g	17 g	17 g

* ohne Saisonfrüchte

Süße sündenfreie Brotaufstriche

Es gibt Menschen, die haben morgens einfach keine Lust zu frühstücken. Aber ein Stück Brot mit Konfitüre oder Schokoaufstrich geht eigentlich fast immer. Gute Neuigkeit: Süße Brotaufstriche müssen nicht mit Zucker vollgepackt sein. Die folgenden beiden Rezepte sind super einfach zuzubereiten und werden nur mit wenig Honig gesüßt, sie enthalten keinen raffinierten Zucker und sind dennoch sündhaft lecker. Ich empfehle dir, sie auf einer Scheibe Vollkornbrot zu genießen oder gleich dein eigenes Brot zu backen (siehe Rezept Seite 68). Butter braucht es nicht, schon gar nicht unter dem Schokoaufstrich. Die Marmelade eignet sich übrigens auch sehr gut als Topping für die Zucchini-Pfannkuchen auf Seite 114 oder zu einer Schale Joghurt.

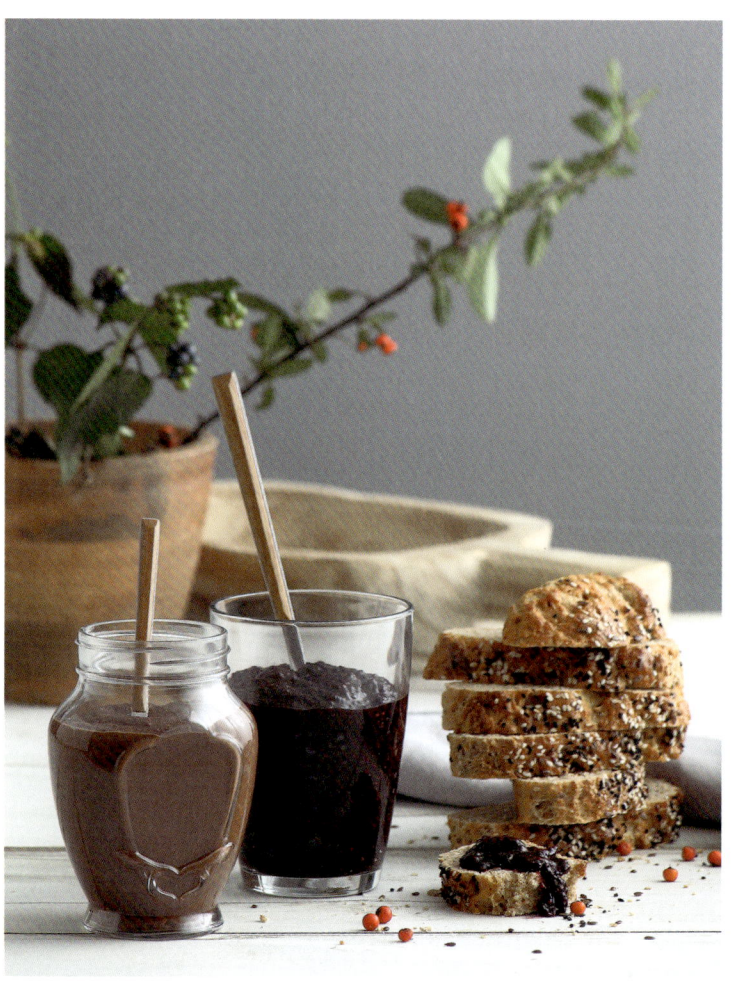

ERGIBT 1 EINMACHGLAS VON 500 ML

KIRSCH-CHIA-MARMELADE

2 Tassen entsteinte Kirschen

1 EL Zitronensaft

1 EL Blütenhonig

2 EL Chiasamen

ZUBEREITUNG

- Die Kirschen mit dem Stabmixer grob zerkleinern, dann in einem Topf zum Kochen bringen und ein paar Minuten köcheln lassen. Vom Herd nehmen und leicht abkühlen lassen.
- Den Zitronensaft, den Honig und die Chiasamen dazugeben, alles gut vermischen. Nach etwa 15 Minuten nochmals durchrühren.
- In das mit kochendem Wasser sterilisierte Einmachglas füllen und dieses gut verschließen. Im Kühlschrank gut 2 Wochen haltbar.

ERNÄHRUNGSFAKTEN

Kirschen enthalten Anthocyane, das sind sekundäre Pflanzenstoffe, die der Frucht die dunkelrote Farbe schenken und mit gesundheitlichen Vorteilen punkten: Sie wirken entzündungshemmend und antioxidativ, was die vorzeitige Alterung der Zellen verlangsamt, und sie stärken das Bindegewebe, was bei Cellulite und schlaffer Haut helfen kann. Durch die Kombination mit Chiasamen wird der in den Kirschen enthaltene Fruchtzucker weniger schnell aufgenommen und so ein rascher Anstieg des Blutzuckerspiegels verhindert.

ERGIBT 1 EINMACHGLAS VON 250 ML

SCHOKO-NUSS-AUFSTRICH

1 Tasse geröstete Haselnusskerne

2 EL Blütenhonig

2 EL ungesüßtes Kakaopulver

1 EL Kokosöl

½ Tasse Wasser

1 Prise Salz

ZUBEREITUNG

- Die Haselnüsse im Blitzhacker (Cutter) oder Mixer zu Nussbutter verarbeiten. Die restlichen Zutaten dazugeben und alles gut durchmischen.
- In ein Glas füllen und im Kühlschrank aufbewahren.

ERNÄHRUNGSFAKTEN

Beim Schoko-Aufstrich sind es die Haselnüsse, die uns viele Nährstoffe schenken. Sie enthalten gesunde Fettsäuren und sind reich an Vitamin E, das antioxidativ wirkt und dir eine schöne und jugendlich frische Haut schenkt. Das in Haselnüssen enthaltene Lezithin fördert außerdem die Gedächtnisleistung und die Konzentrationsfähigkeit. Kurzum: Der Aufstrich macht dich schön und intelligent!

Nährwerte für 1 EL (18 g)	Energie	Fett	Kohlenhydrate	Zucker	Eiweiß
Kirsch-Chia	104 kcal (435 kJ)	8,8 g	3,9 g	3,4 g	1,9 g
Schoko-Nuss	19 kcal (79 kJ)	0,3 g	0,3 g	3,2 g	0,4 g

Dream-Team: Avocado und Ei

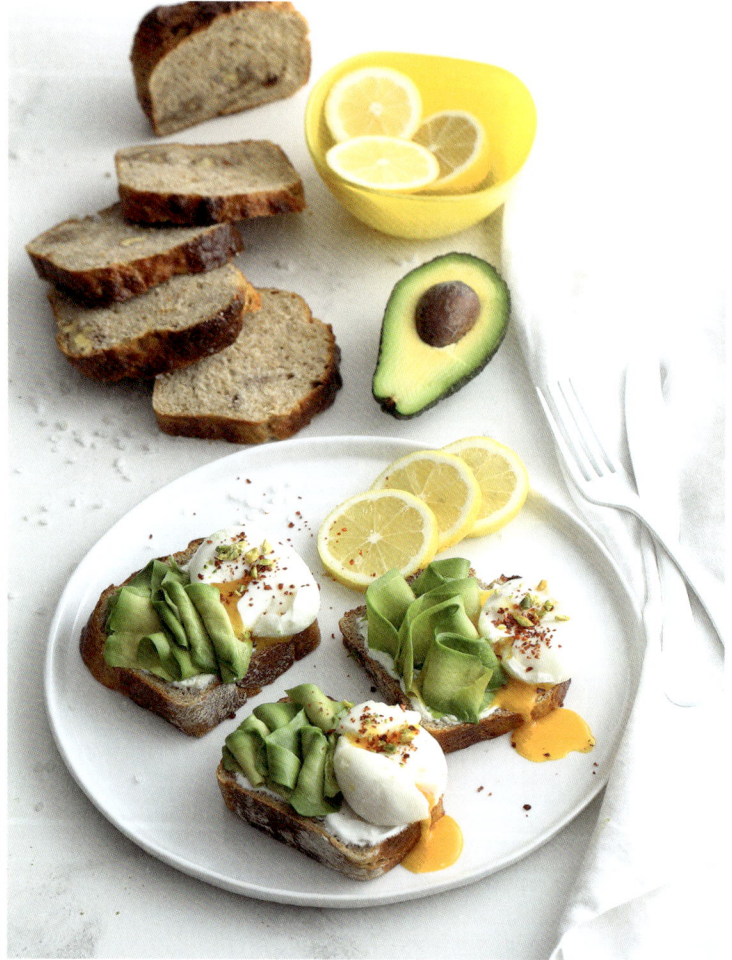

Bei Heißhunger gibt es nichts Einfacheres und Schnelleres als einen Avocado-Toast: das Fruchtfleisch einer halben Avocado auf eine Scheibe Brot drücken, mit Salz und Zitronensaft abschmecken, und schon ist das Essen fertig! Diese Version hier ist ein wenig aufwendiger, schmeckt dafür aber noch leckerer, denn Avocado und Ei sind schlichtweg die Hammer-Kombination. Im empfehle dazu unbedingt ein Stück Vollkornbrot; am besten backst du dein eigenes (siehe Rezept Seite 68) und frierst ein paar Scheiben davon für den späteren Gebrauch ein, sodass du sie bei Bedarf nur noch in den Toaster zu stecken brauchst.

ERGIBT 1 PORTION

1 EL Quark
Wasabipaste
1 große Scheibe Vollkornbrot
½ Tasse Rucola
½ kleine Avocado
¼ Zitrone, Saft
1 Prise Salz
1 Ei, pochiert (siehe rechts)
½ Tasse Sprossen nach Wahl
Chiliflocken

ZUBEREITUNG

- Den Quark mit wenig Wasabipaste vermischen und das Brot damit bestreichen. Die Rucolablätter darauf verteilen.
- Die halbe Avocado in Scheiben schneiden und auf den Rucola legen. Mit dem Zitronensaft und einer Prise Salz würzen.
- Das pochierte Ei vorsichtig darauflegen. Mit Sprossen nach Wahl sowie wenig Chiliflocken garnieren.

FÜR DAS POCHIERTE EI

- In einem Topf Wasser mit einem guten Schuss Essig (ca. 2 Esslöffel Essig pro Liter Wasser) bis knapp vor den Siedepunkt erhitzen (das Wasser darf nicht kochen!).
- Das Ei in eine Schale aufschlagen und vorsichtig in das siedende Wasser gleiten lassen.
- Das Eiweiß seitlich mit zwei Kochlöffeln zusammenschieben, um eine möglichst schöne runde Form zu erreichen.
- Das Ei 3–5 Minuten (je nach gewünschter Konsistenz) garen, dann mit einer Kelle vorsichtig herausnehmen und auf ein paar Lagen Küchenpapier legen.

ERNÄHRUNGSFAKTEN

Die Avocado ist ein Champion, was die enthaltenen Nährstoffe angeht: Sie ist vollgepackt mit Mineralstoffen und Vitaminen. Wie das Ei ist auch die Avocado eines der wenigen vegetarischen Lebensmittel, die dich mit Vitamin D versorgen – dies macht den Verzehr der Frucht in der Winterzeit besonders wertvoll. Avocado enthält außerdem Ballaststoffe, Antioxidantien sowie eine Menge gesunder ungesättigter Fettsäuren, die dir langfristig Energie liefern und die Frucht trotz ihres hohen Fettgehalts nicht zum Dickmacher machen, ganz im Gegenteil: Das Sättigungsgefühl hält lange an, sodass das Risiko für Heißhungerattacken sinkt und du langfristig damit sogar eher abnimmst.
Vollkornbrot liefert langkettige Kohlenhydrate und macht dieses Frühstück in jeder Hinsicht zu einer ausgewogenen, sättigenden und vor allem leckeren Mahlzeit.

Nährwerte pro Portion	Energie	Fett	Kohlenhydrate	Zucker	Eiweiß
	310 kcal (1295 kJ)	19 g	18 g	3 g	14 g

Grüne Frittata mit Ricotta

Ich habe am Morgen oft Lust auf Eier, vor allem am Wochenende, wenn ich ein bisschen später aufstehe. Wenn du Zeit hast, solltest du unbedingt diese leckere Frittata ausprobieren; sie ist vollgepackt mit frischen aromatischen Kräutern, und dank des Ricottas ist sie luftig leicht. Ein wahres Luxusfrühstück oder der perfekte Brunch nach einem anstrengenden Training!

ERGIBT 1 PORTION

1 Tasse Spinat
1 Bund Petersilie
½ Bund Dill
4–5 Pfefferminzblätter
3 Eier
3 EL Ricotta
Salz, Pfeffer aus der Mühle
1 TL Olivenöl, nach Bedarf
Avocadoscheiben, nach Belieben

ZUBEREITUNG

• Den Spinat und die Kräuter grob hacken. Die Eier in einer Schüssel verquirlen. Den Ricotta mit einer Gabel zerkleinern und unter die Eier ziehen. Den Spinat und die Kräuter beifügen. Mit Salz und frisch gemahlenem Pfeffer würzen.

• Das Olivenöl in einer Bratpfanne erwärmen, alternativ eine Pfanne mit Antihaftbeschichtung verwenden, dann ist kein Öl notwendig. Die Eiermischung in die heiße Bratpfanne gießen und ein paar Minuten beidseitig zu einer goldbraunen Frittata braten.

• Auf einem Teller anrichten und nach Belieben mit Avocadoscheiben füllen.

ERNÄHRUNGSFAKTEN

Eier feierten in den letzten Jahren ein Comeback auf der Liste der gesunden Lebensmittel. Wegen ihres hohen Cholesteringehalts waren sie lange verpönt, doch wie inzwischen etliche Studien beweisen konnten, führen Eier keineswegs zum Anstieg des Cholesterinspiegels. Je nach Grösse enthält ein Ei 6 bis 7 Gramm Eiweiß, das gleichmäßig auf Eiweiß und Eigelb verteilt ist, und zudem alle essenziellen Aminosäuren. Die fettlöslichen Vitamine A, E, K und D sind nur in wenigen anderen vegetarischen Lebensmitteln zu finden. Eier sind reich an Lezithin, das die Gehirnzellen und Nerven stärkt und vor Stress schützt. Ein Großteil dieser wertvollen Nährstoffe steckt übrigens im Eigelb, deshalb solltest du dieses unbedingt mitessen. Ein weiterer Vorteil: Eier halten dich bis zur nächsten Hauptmahlzeit problemlos satt.

Nährwerte pro Portion	Energie	Fett	Kohlenhydrate	Zucker	Eiweiß
	430 kcal (1795 kJ)	33 g	6.5 g	5.2 g	26 g

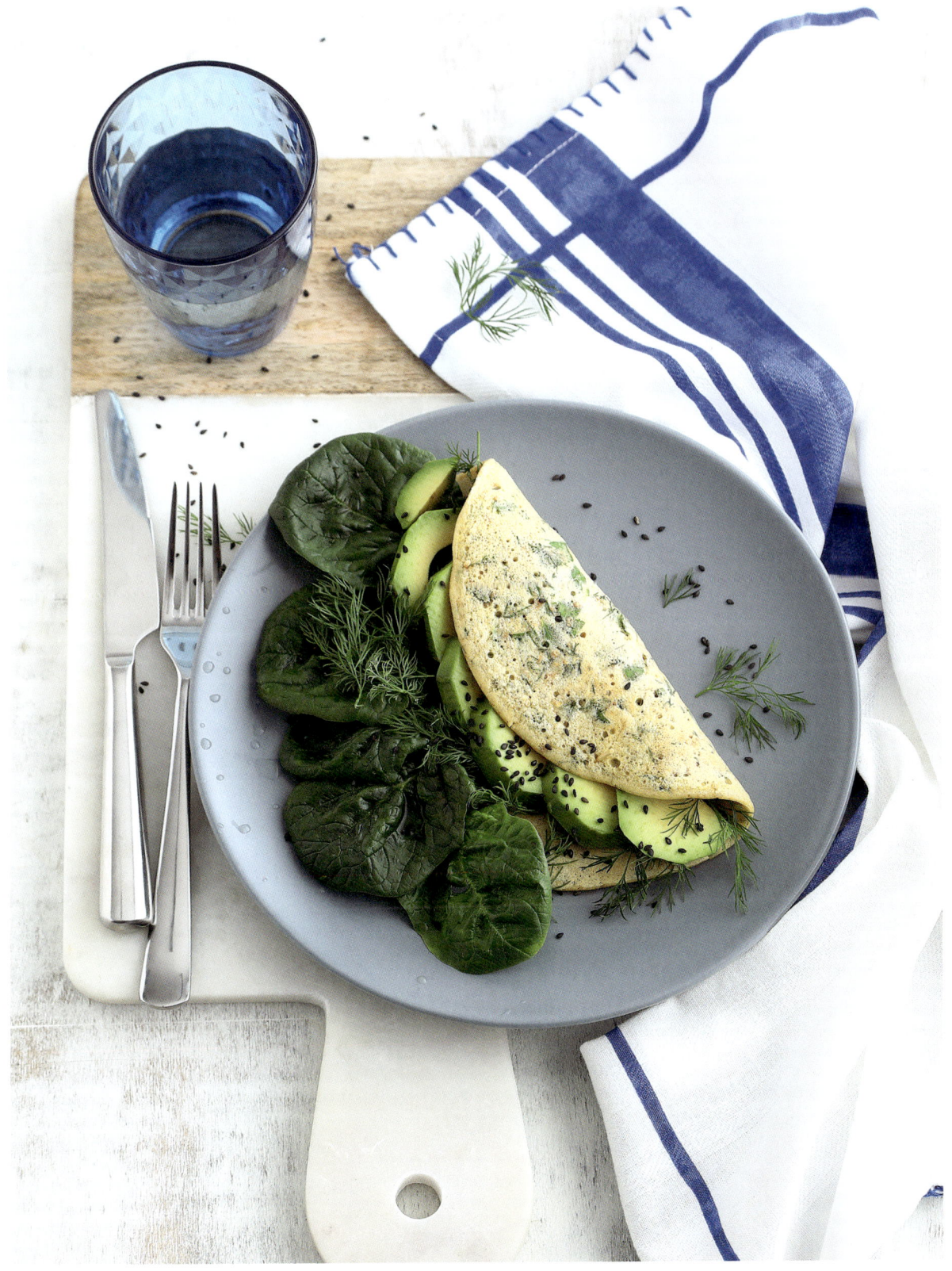

Mango-Lassi-Chia-Pudding

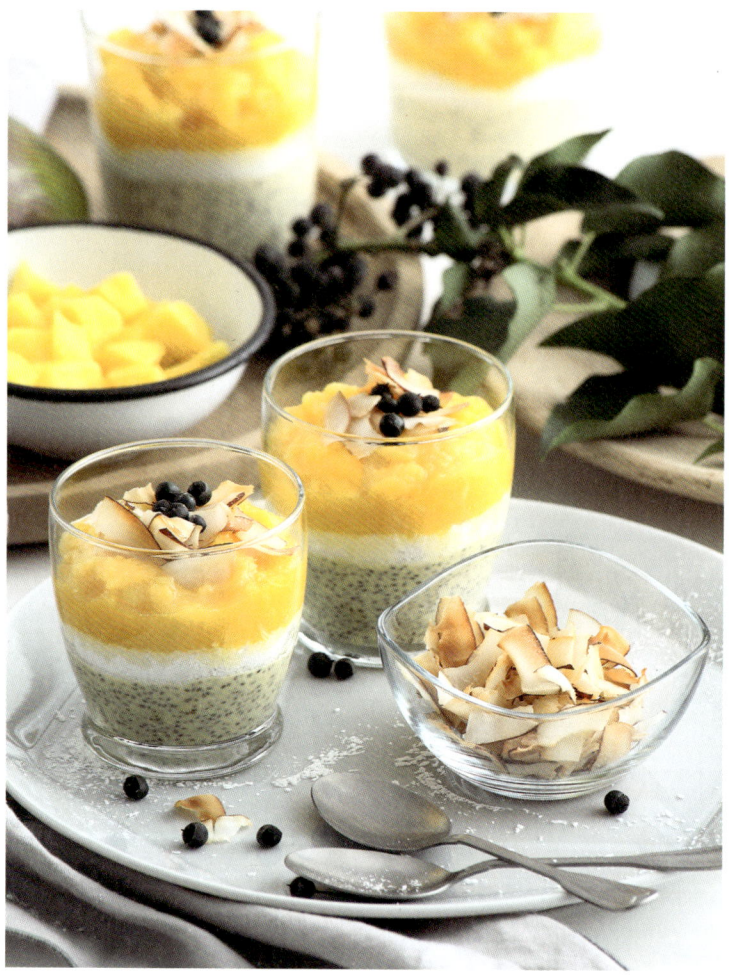

Ich liebe Mango-Lassi, weil es so cremig und fruchtig ist. Es ist eigentlich schon eher ein Dessert als ein Getränk. Diese Version mit Chia ist noch mal nahrhafter und eignet sich somit ausgezeichnet als exotisches Frühstück.

ERGIBT 1 PORTION

- 1 kleine Mango
- ½ Tasse Buttermilch
- ½ EL Limettensaft
- 3 EL Chiasamen
- 1 EL Kokos-Chips oder Kokosraspel
- 1 EL Cashewkerne

ZUBEREITUNG

- Die Mango schälen und in grobe Stücke schneiden, die Hälfte davon für die Dekoration zur Seite legen.
- Die Mangostücke, die Buttermilch und den Limettensaft im Mixer fein pürieren. In eine Schüssel geben und die Chiasamen darunterrühren.
- Nach 15 Minuten nochmals umrühren und dann zugedeckt im Kühlschrank über Nacht oder für mindestens 1 Stunde kalt stellen.
- Die restliche Mango mit einer Gabel zerdrücken. Das Mangomus über den Pudding geben, mit den Kokos-Chips oder -raspeln und den Cashewkernen garnieren.

ERNÄHRUNGSFAKTEN

Chia ist das Superfood par excellence und ist, weil geschmacksneutral, sehr vielseitig einsetzbar. Mit Chiasamen kann man backen, sie unter Smoothies mixen, Müsli damit anreichern oder leckeren Pudding zubereiten. Chiasamen liefern dem Körper fast alles, was er braucht. Sie bestehen zu 20 Prozent aus Proteinen, wobei alle Aminosäuren, selbst die, die der Körper nicht selbst herstellen kann, enthalten sind. Zudem enthalten Chiasamen im Gegensatz zu vielen Getreidesorten kein Gluten und eignen sich deshalb auch bei entsprechender Unverträglichkeit. Chiasamen sind kleine Antioxidantien-Kraftwerke: Sie besitzen die dreifache antioxidative Wirkung von Heidelbeeren, und die sind ja schon für ihre Anti-Aging-Wirkung bekannt. Antioxidantien schützen die Zellen vor freien Radikalen – das sind hochreaktive toxische Stoffe – sowie schädlichen Umwelteinflüssen und helfen dir somit, eine schöne und jugendliche Haut zu bewahren. Die Wundersamen wirken antibakteriell und antiallergisch, schützen die Leber, das Nerven- und das Verdauungssystem. Chia liefert auch Mineralien und Spurenelemente, so enthalten die Samen zum Beispiel fünfmal mehr Kalzium als Milch (!) und dreimal mehr Eisen als Spinat, außerdem liefern sie Zink, Mangan und Kupfer. Doch damit nicht genug, versorgt dich Chia auch mit essenziellen Fettsäuren. Es ist das pflanzliche Lebensmittel mit dem höchsten Anteil an Omega-3-Fettsäuren (achtmal mehr Omega-3-Fettsäuren als in Lachs). Zudem enthält Chia über 30 Prozent Ballaststoffe, ein deutlich höherer Anteil als bei den üblichen Getreidearten wie Weizen, Hafer, Mais oder Reis.

Nährwerte pro Portion	Energie	Fett	Kohlenhydrate	Zucker	Eiweiß
	411 kcal (1712 kJ)	25 g	28 g	24 g	12 g

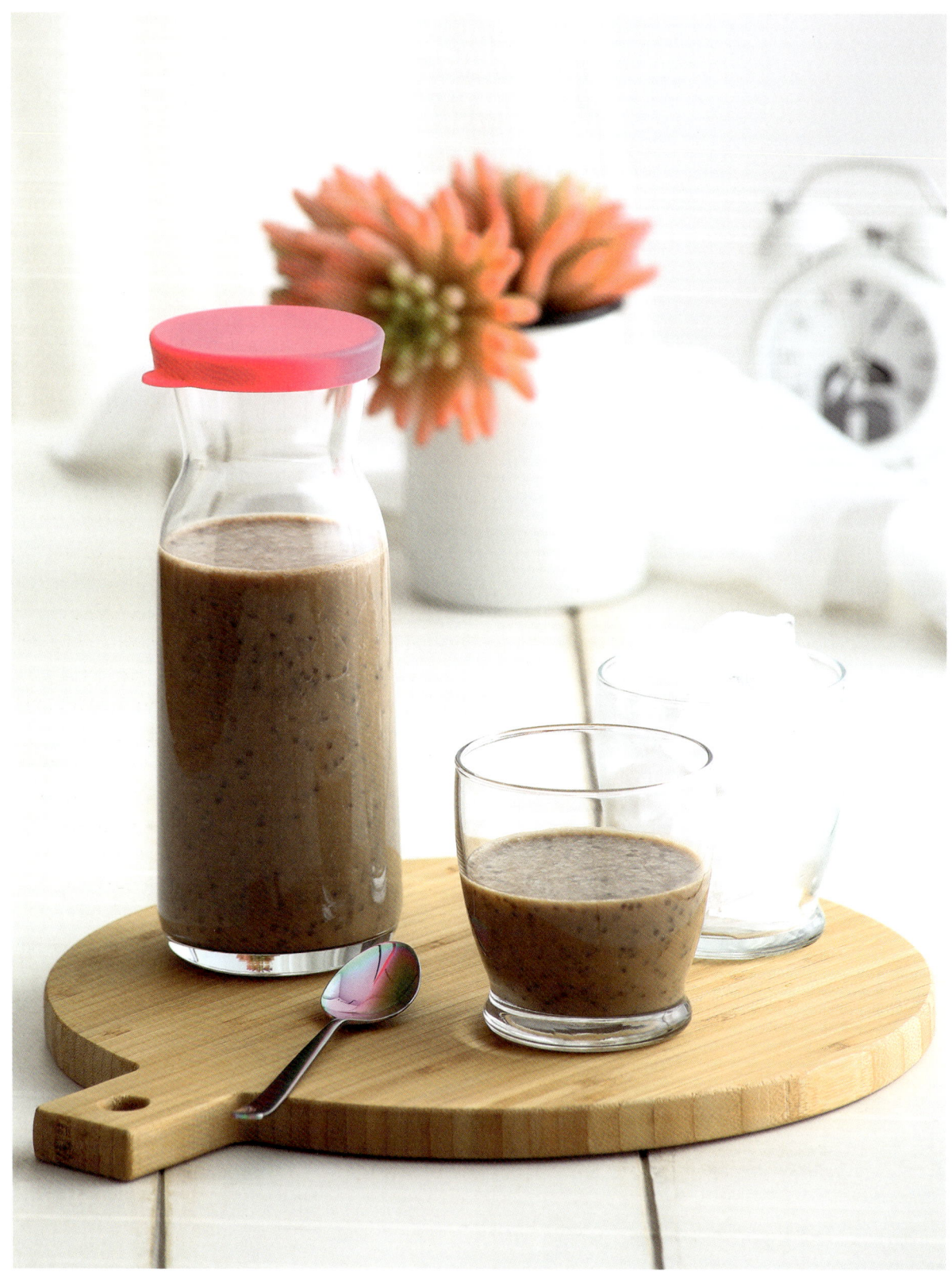

Boot Camp: Chia Coffee

Nicht immer hat man früh morgens gleich Lust oder Zeit für ein ausladendes Frühstück.
Wenn du für eine Sitzung oder ein frühes Training einen Energieschub brauchst,
ist dieses Kaffeegetränk gerade richtig für dich.

ERGIBT 1 GROSSES GLAS

½ Tasse Filterkaffee
(idealerweise etwas abgekühlt)
1 Banane
1 Tasse Milch oder Mandelmilch
¼ TL Vanillemark
4–5 Eiswürfel
2 EL Chiasamen

ZUBEREITUNG

- Alle Zutaten außer den Chiasamen im Mixer fein pürieren und den Coffee in einen verschließbaren Trinkbehälter oder ein großes Glas gießen.
- Die Chiasamen dazugeben und gut mischen, dann die Samen etwa 20 Minuten quellen lassen.
- Das Glas einmal kräftig schütteln beziehungsweise den Inhalt gut durchrühren und den Chia Coffee eiskalt genießen.

ERNÄHRUNGSFAKTEN

Die Kombination von Kaffee und Chia ist ganz besonders gelungen, weil hier gleich zwei Muntermacher zusammenkommen. Koffein hilft bekanntlich, wach zu werden, und fördert die Konzentration. Doch wie Studien zeigen, kann Kaffee viel mehr als nur das: Kaffee beziehungsweise Koffein stimuliert die Produktion des Hormons Noradrenalin, das die Sinne schärft und dir extra Power gibt. Trinkst du eine halbe Stunde vor dem Training eine Tasse Kaffee, wirst du dich voller Energie fühlen und die Übungen als weniger anstrengend empfinden, auch deine Ausdauer wird sich womöglich verbessern. Koffein kurbelt außerdem den Stoffwechsel an und unterstützt die Fettverbrennung – laut einer spanischen Studie haben trainierte Sportler, die vor dem Training Kaffee getrunken haben, sogar drei Stunden danach noch 15 Prozent mehr Kalorien verbrannt. Koffein soll auch Muskelschmerzen lindern sowie den altersbedingten Verlust der Muskelkraft vermindern und dadurch das Risiko von Verletzungen reduzieren. Auch Chia ist bei Sportlern beliebt, denn die Samen machen satt, ohne das Verdauungssystem zu belasten. Sie enthalten alle nötigen Makround Mikronährstoffe: langkettige Kohlenhydrate, Proteine, essenzielle Fettsäuren, Vitamine und Mineralien.

Nährwerte für 1 Glas	Energie	Fett	Kohlenhydrate	Zucker	Eiweiß
	253 kcal (1059 kJ)	14 g	19 g	15 g	8 g

Miss Pink Vitamin Smoothie

Meistens muss es am Morgen schnell gehen. Wer nicht auf seinen Haferbrei verzichten will, kann ihn einfach mitnehmen und unterwegs als Smoothie trinken.

ERGIBT 1 PORTION

1 Banane
½ Tasse Haferflocken
1 EL Sonnenblumenkerne
1 Dattel, entsteint
1 Tasse tiefgekühlte oder frische Himbeeren
1 Tasse Mandelmilch
1 TL Zitronensaft

ZUBEREITUNG

• Alle Zutaten im Mixer fein pürieren.
  In einen verschließbaren Trinkbehälter füllen, fertig!

ERNÄHRUNGSFAKTEN

Dieser Haferbrei ist nicht nur lecker und schnell zubereitet, sondern auch eine komplette Mahlzeit, die den Körper mit allem versorgt, was er für einen anspruchsvollen Vormittag braucht.
Hafer ist ein richtiges Powergetreide und liefert dem Körper langkettige Kohlenhydrate, die nur langsam abgebaut werden und dich deshalb über eine lange Zeitspanne mit Energie versorgen. Der hohe Anteil an Ballaststoffen in Haferflocken sowie das wertvolle Beta-Glucan halten nicht nur lange satt, sondern senken auch den Choles-terinspiegel und schützen die Schleimhaut des Verdauungstraktes, deshalb ist dieses Frühstück ideal, wenn du nach einer Party morgens mit gereiztem Magen aufwachst. Haferflocken versorgen dich großzügig mit glutenfreien Proteinen (13 Gramm pro 100 Gramm), Mineralstoffen (besonders Magnesium, Phosphor, Eisen und Zink) und wertvollen Vitaminen – Hafer hat sogar von allen Getreiden den höchsten Gehalt an Vitamin B1 und B6.
Himbeeren liefern pflanzliches Eisen und Vitamin C (80 Gramm Himbeeren enthalten 20 Prozent des Tagesbedarfs an Vitamin C), in der Kombination wird die Eisenresorption um das Zwei- bis Dreifache gesteigert. Himbeeren enthalten außerdem die Vitamine A und B, viel Kalzium und sekundäre Pflanzenstoffe. Die intensiv rote Farbe verdanken sie den Anthocyanen, einem sekundären Pflanzenstoff, der eine antioxidative Wirkung hat.
Sonnenblumenkerne liefern eine extra Portion Proteine und wertvolle Fettsäuren.

Nährwerte pro Portion	Energie	Fett	Kohlenhydrate	Zucker	Eiweiß
	467 kcal (1956 kJ)	17 g	57 g	26 g	14 g

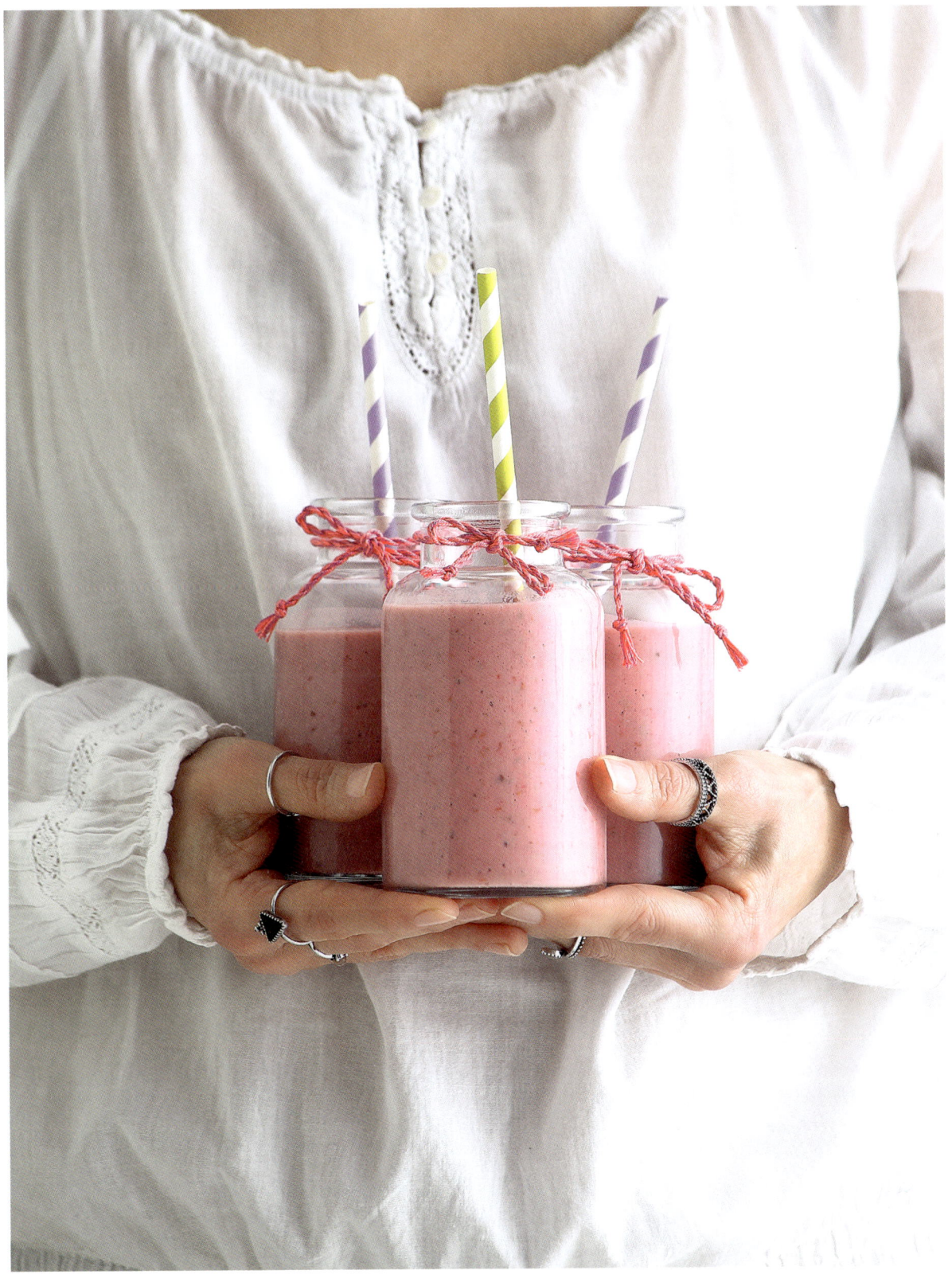

Joghurtbrot
für die schlanke Linie

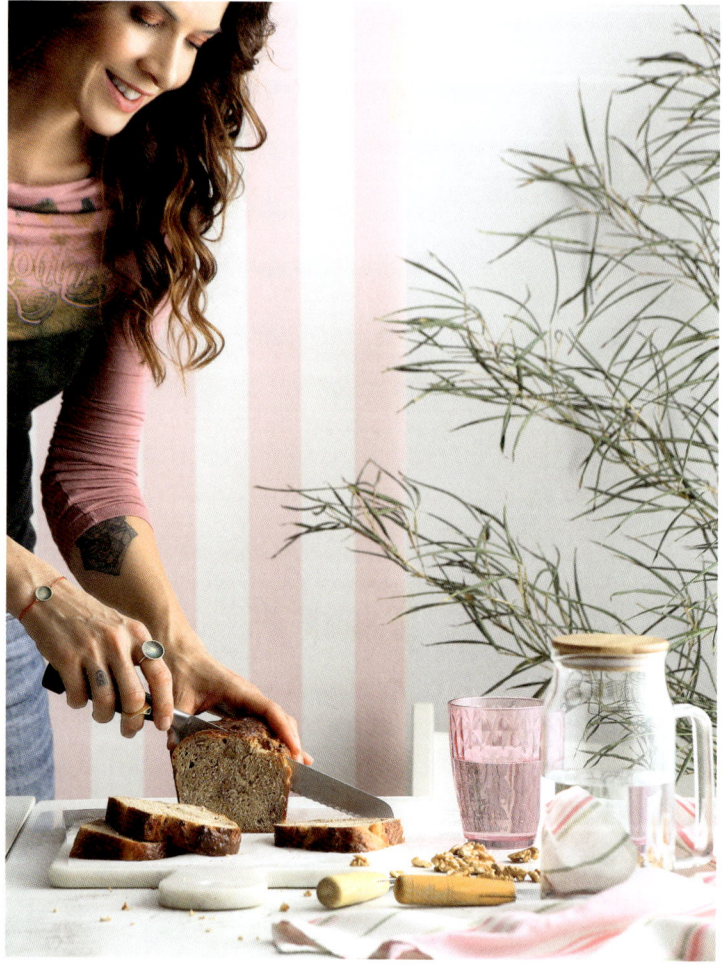

Das Brot in diesem Rezept wird aus Vollkornmehl hergestellt und hält dank der langkettigen Kohlenhydrate über lange Zeit satt. Der Joghurt sorgt für Feuchtigkeit und Protein, die Walnüsse für gute Fette und extra Geschmack. Von diesem Brot kannst du dir mit gutem Gewissen eine Scheibe abschneiden, denn du hast die Gewissheit, dass es keinen versteckten Zucker enthält, wie er in gekauften Brotwaren häufig als dunkler Sirup, zum Beispiel Melasse, zum Einsatz kommt, um es schmackhafter zu machen und ihm dank der dunkleren Farbe den Anschein von Vollkorn zu geben.

FRÜHSTÜCK

ERGIBT 1 LAIB

1 frischer Hefewürfel
   oder 1 Beutel Trockenhefe
¼ Tasse lauwarmes Wasser
4 ½ Tassen Vollkornweizenmehl
2 Tassen Naturjoghurt
½ Tasse Walnusskerne
1 TL Salz
1 Eigelb

ZUBEREITUNG

- Die Hefe mit dem lauwarmen Wasser vermischen und darin auflösen. Mehl, Joghurt, Walnüsse und das Salz zugeben und alles von Hand oder mit der Küchenmaschine zu einem Teig verkneten. In einer Schüssel zugedeckt 2 Stunden aufgehen lassen.
- In der Zwischenzeit den Backofen auf 200 Grad vorheizen. Aus dem Teig einen Brotlaib formen und mit dem Eigelb bepinseln. Das Brot im vorgeheizten Ofen etwa 45 Minuten backen.

ERNÄHRUNGSFAKTEN

Während hinsichtlich der Kalorien zwischen einem Weißbrot und einem Vollkornbrot kaum ein Unterschied besteht, gibt es doch eine frappierende Differenz: Weißbrot enthält im Vergleich zu Vollkornbrot nur ungefähr ein Drittel der Mineralstoffe, Vitamine und Ballaststoffe. Der Grund ist ganz einfach: Um feines Weizenmehl herzustellen, wird nur der innere Kern, der sogenannte Mehlkörper, verwendet, der vor allem Stärke enthält. Um Vollkornmehl zu gewinnen, werden hingegen auch die Randschichten und der Keimling des Getreidekorns verarbeitet. Der Keimling enthält viele B-Vitamine sowie Mineralstoffe wie Magnesium, Eisen, Selen und Zink, die Schale des Korns liefert wertvolle Ballaststoffe und langkettige Kohlenhydrate. Diese werden nur langsam verdaut und bringen deshalb den Blutzuckerspiegel nicht aus dem Gleichgewicht, wie es das ausgemahlene Weizenmehl tut; deshalb hält dich Vollkornbrot viel länger satt.

Nährwerte für 1 Scheibe à 40 g	Energie	Fett	Kohlenhydrate	Zucker	Eiweiß
	117 kcal (492 kJ)	2,8 g	18 g	1,5 g	5,2 g

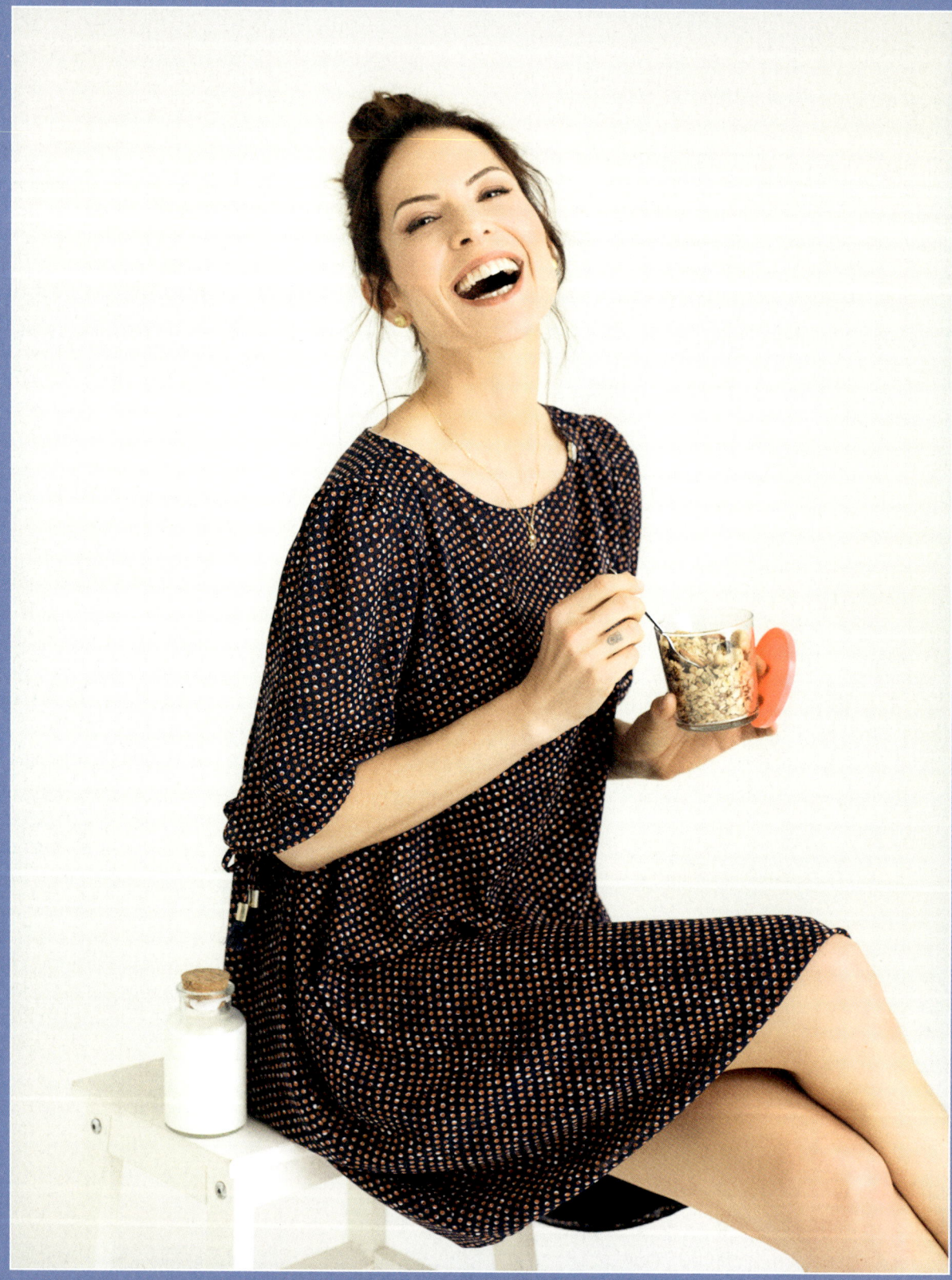

Zum Mitnehmen

Linsensalat
mit Pistazien-Pesto

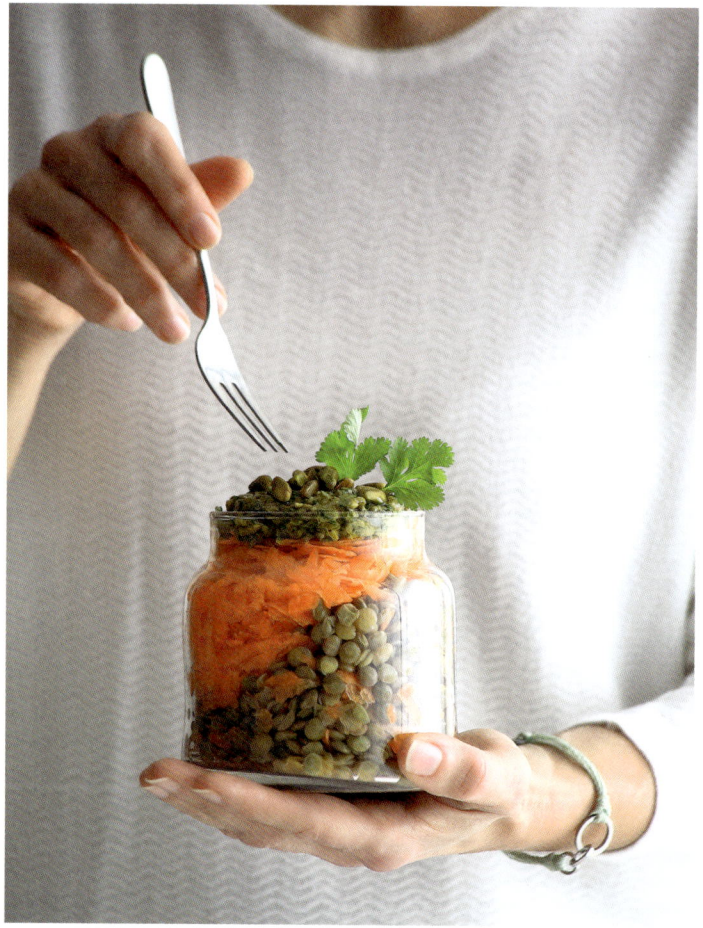

Linsen sind gute und günstige Proteinlieferanten und tolle Sattmacher, nur darfst du nicht vergessen, sie am Vorabend einzuweichen, denn das verkürzt die Kochzeit erheblich. Ich schlage vor, gleich die doppelte Menge zu kochen; so hast du für eine weitere Mahlzeit bereits eine Portion davon bereit oder kannst sie als Vorrat einfrieren. Du kannst diesen Salat warm oder kalt genießen, und falls du zu den Menschen gehörst, die Koriander nicht mögen, kannst du diesen durch Petersilie oder Basilikum ersetzen.

ERGIBT 1 PORTION

½ Tasse grüne oder braune Linsen
Salz
2 große Karotten
2 EL Zitronensaft
3 EL ungesalzene Pistazienkerne
½ Tasse frische Korianderblätter
2 EL Olivenöl
2 EL Wasser
Pfeffer aus der Mühle
1 Scheibe kerniges Knäckebrot
  (siehe Rezept »Kerniges Knäckebrot«,
  Seite 148)

ZUBEREITUNG

- Die Linsen in der doppelten Menge mäßig gesalzenen Wassers etwa 25 Minuten leise köcheln, bis das ganze Wasser aufgenommen ist. Danach abgedeckt 10 Minuten aufquellen lassen.
- Die Karotten grob raspeln und mit 1 Esslöffel Zitronensaft mischen.
- Für das Pesto die Pistazien mit Koriander, Olivenöl, 1 Esslöffel Zitronensaft und dem Wasser in einem Mixer grob pürieren, mit 1 großen Prise Salz und frisch gemahlenem Pfeffer abschmecken.
- Die Linsen gut mit den Karotten und dem Pesto vermischen. Mit einer Scheibe hausgemachtem Knäckebrot genießen.

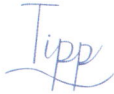

Du kannst die Linsen und das Pesto schon am Vorabend zubereiten und brauchst dann am folgenden Tag nur noch die Karotten zu raspeln und mit Linsen und Pesto zu vermischen. In einem Glas oder einer Tupperdose mitnehmen.

ERNÄHRUNGSFAKTEN

Linsen werden wegen ihres extrem tiefen glykämischen Index gerne von Leistungssportlern eingesetzt. Der glykämische Index gibt die Wirkung eines kohlenhydrathaltigen Lebensmittels auf den Blutzuckerspiegel an – je tiefer dieser Wert ist, desto weniger steigt der Blutzucker und desto lang anhaltender ist die Energieversorgung. Dieser Salat ist deshalb ideal für intensive, anspruchsvolle Tage.

Pistazien bestehen zu 20 Prozent aus Proteinen, gesunden Fetten, ungesättigten Fettsäuren sowie einer ganzen Ladung an Antioxidantien. Sie sind reich an Gamma-Tocopherol, einer Form von Vitamin E, die als Radikalenfänger wirkt.

Karotten liefern viele sekundäre Pflanzenstoffe der Gruppe der Carotinoide, darunter das Beta-Carotin, das im Körper zu Vitamin A umgewandelt wird, und die Xanthophylle, die entzündungshemmend wirken und das Immunsystem stärken.

Nährwerte pro Portion*	Energie	Fett	Kohlenhydrate	Zucker	Eiweiß
	596 kcal (2318 kJ)	36 g	58 g	10 g	27 g

* ohne Knäckebrot

Rainbow Bowl
in allen Farben

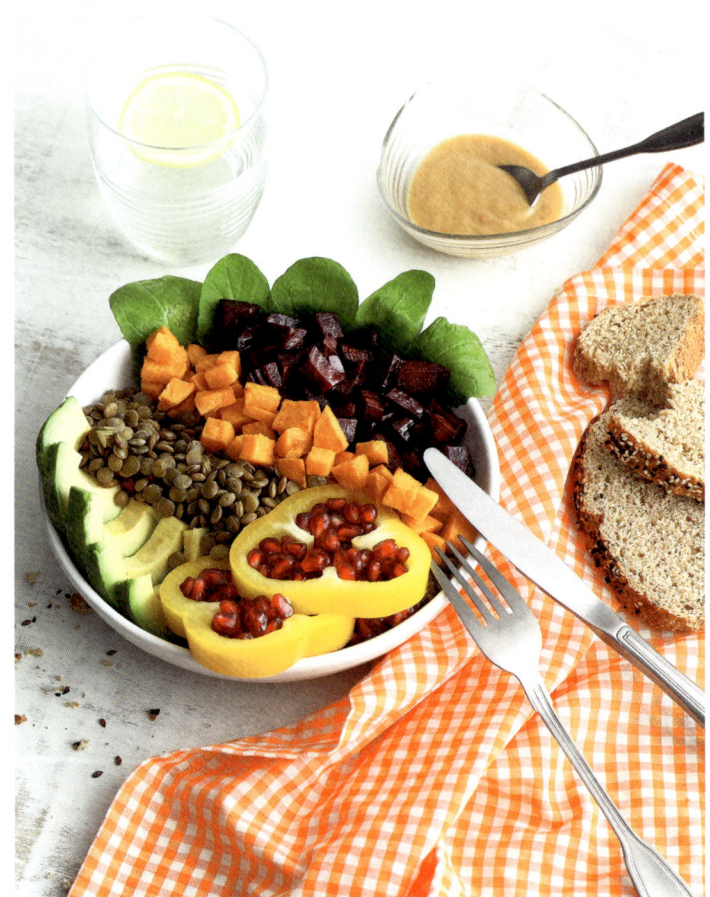

Eat the Rainbow! Diese Regenbogen-Bowls sind die neue Art Salat – schmackhaft und mit vibrierenden Farben, schenkt schon ihr bloßer Anblick Energie. Durch die Kombination von rohen und gekochten, knackigen und cremigen, salzigen und süßen Zutaten sind diese Bowls auch viel spannender als die üblichen Salate. Rainbow Bowls eignen sich perfekt als Mittagessen für unterwegs. Kauf dir eine schöne Tupperdose, und nimm deinen »Regenbogen« mit ins Büro – deine Kollegen werden garantiert neidisch werden.

ERGIBT 1 PORTION

1 kleine Süßkartoffel
1 kleine Rote Bete
1 TL Olivenöl
Salz
⅓ Tasse braune oder grüne Linsen
1 Tasse Rucola
¼ gelbe Paprikaschote
½ Avocado
1 EL Erdnussbutter
2 EL Naturjoghurt
1 EL Limettensaft
Pfeffer aus der Mühle
Currypulver
1 EL Granatapfelkerne
1 EL Kürbiskerne

ZUBEREITUNG

- Den Backofen auf 180 Grad vorheizen.
- Die Süßkartoffel und die Rote Bete in Würfel schneiden, die Rote-Bete-Würfel dabei etwas kleiner schneiden (1,5 × 1,5 cm), die Süßkartoffelstücke dürfen etwas größer sein. Die Würfel getrennt auf ein Backblech legen, mit dem Olivenöl bepinseln und etwas salzen. Im vorgeheizten Ofen backen. Nach 10 – 15 Minuten die Süßkartoffeln herausnehmen, die Rote-Bete-Würfel wenden und zurück in den Backofen stellen. Nach weiteren 15 Minuten herausnehmen und abkühlen lassen.
- Die Linsen gut abspülen und in mäßig gesalzenem Wasser 20 – 25 Minuten weich kochen, dann abtropfen lassen und kurz mit kaltem Wasser abspülen.
- Den Rucola grob zerkleinern, die Paprika entkernen und in Streifen schneiden. Die Avocadohälfte in Streifen schneiden.
- Die Erdnussbutter mit dem Joghurt und dem Limettensaft vermischen und mit Salz, Pfeffer und wenig Currypulver abschmecken.
- Linsen, Süßkartoffel- und Rote-Bete-Würfel, Rucola und Paprikastreifen in einer Schüssel anrichten. Die Avocadostreifen obendrauf legen und mit Granatapfel- und Kürbiskernen dekorieren. Als Letztes die Sauce darübergießen.

ERNÄHRUNGSFAKTEN

Die Farbe und das Aroma der Früchte, Gemüse, Hülsenfrüchte, Nüsse und Getreide stammt von den sekundären Pflanzenstoffen. Diese Substanzen werden ausschließlich von Pflanzen gebildet, einerseits als Schutz gegen Schädlinge und Krankheiten, andererseits zur Wachstumsregulierung. Im menschlichen Körper üben sie eine Schutzfunktion aus: Sie wirken entzündungshemmend, antimikrobiell, immunregulierend, antioxidativ und cholesterinsenkend. Wähle deine Gemüse, Früchte, Hülsenfrüchte und Kerne so, dass möglichst viele verschiedene Farben vertreten sind, damit du die ganze Palette an sekundären Pflanzenstoffen abdeckst. Wähle immer einen Proteinlieferanten (Linsen, Bohnen, Tofu, Eier, Nüsse, Käse), eine gute Kohlenhydratquelle (Vollkornreis, Quinoa, Amarant, Kartoffel, Süßkartoffel, Buchweizen) sowie gute Fette, die deinen Bedarf an essenziellen Fettsäuren abdecken (Nüsse, Kerne, Avocado, Eier).

Nährwerte pro Portion	Energie	Fett	Kohlenhydrate	Zucker	Eiweiß
	733 kcal (3067 kJ)	30 g	77 g	24 g	31 g

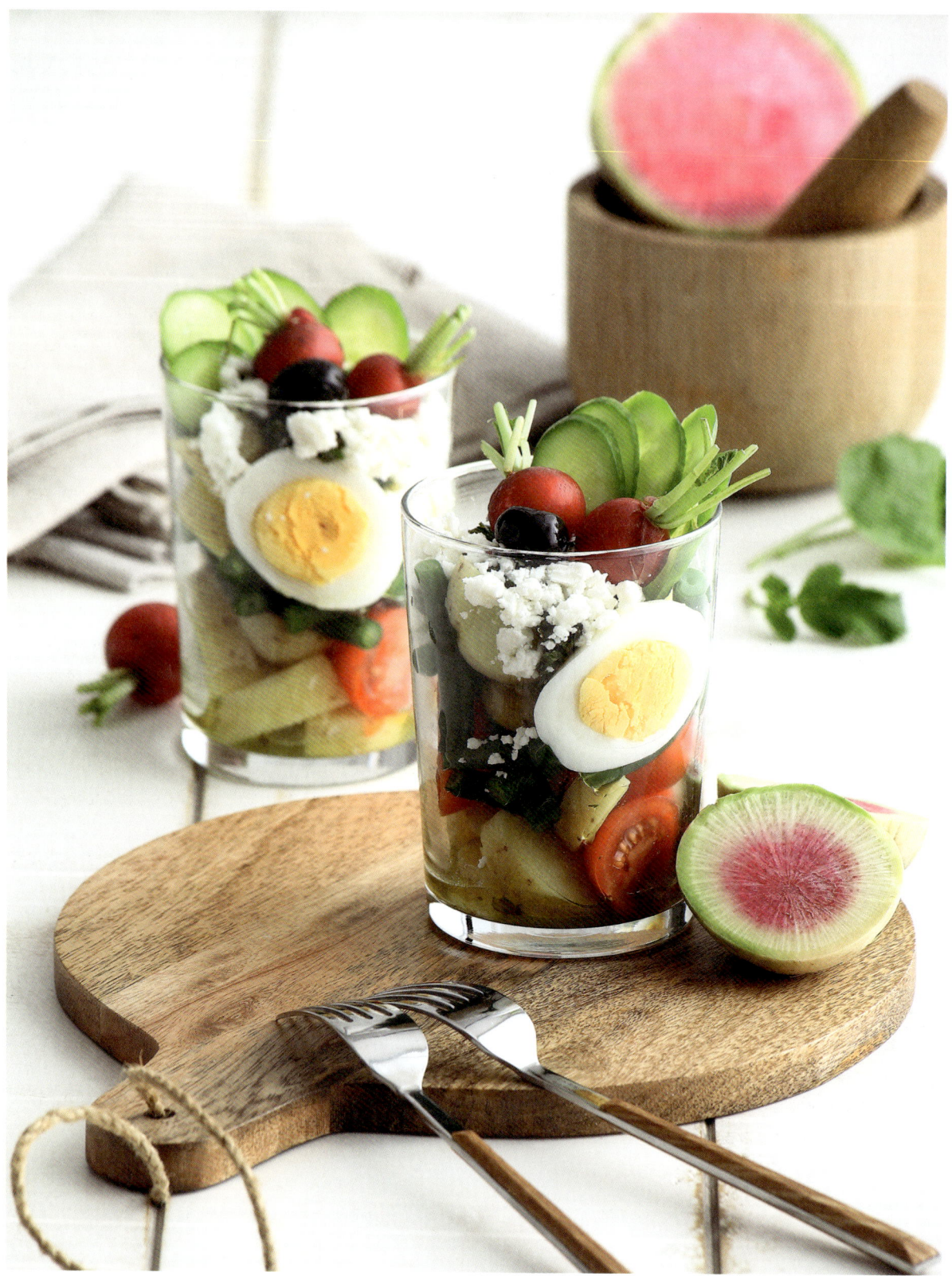

Ganz französisch: Salade Niçoise

Nicht nur in Südfrankreich, auch bei uns ist dieser französische Klassiker beliebt.
Diese Version verwendet Feta anstelle von Thunfisch oder Sardellen, ist aber ansonsten
so sommerlich, farbenfroh, aromatisch und sättigend wie das Original.

ERGIBT 1 PORTION

2 Tassen grüne Bohnen

3–4 mittelgroße Kartoffeln

Salz

1 Ei

5 Kirschtomaten

¼ Gurke

2 Radieschen

½ Bund Petersilie

10 Basilikumblätter

1 EL Olivenöl

1 EL weißer Balsamico- oder Weißweinessig

Pfeffer aus der Mühle

3 schwarze Oliven, entsteint

60 g Fetakäse

ZUBEREITUNG

- Die Bohnen und die Kartoffeln in einem Topf mit kochendem Salzwasser etwa 15 Minuten garen, danach abgießen und kurz mit kaltem Wasser abspülen. Die Kartoffeln in Scheiben schneiden.
- Das Ei je nach Härtegradwunsch 5–7 Minuten in kochendem Wasser garen, dann abgießen, schälen und halbieren.
- Die Kirschtomaten halbieren, die Gurke würfeln, die Radieschen in dünne Scheiben schneiden.

- Für die grüne Sauce die Petersilie und das Basilikum hacken, mit dem Öl und dem Essig vermischen. Mit Salz und Pfeffer abschmecken.
- Die Kartoffeln und die Bohnen auf einem Teller anrichten und mit Tomaten, Gurke, Ei, Radieschen und Oliven dekorieren. Die grüne Sauce darauf verteilen. Den Feta grob zerkleinern und darüberstreuen.

ERNÄHRUNGSFAKTEN

Grüne Bohnen bieten eine Vielzahl an Mineralstoffen, Vitaminen und Spurenelementen; erwähnenswert sind hier vor allem Kalium, Magnesium, Zink sowie Vitamin C und die B-Vitamine. Der hohe Ballaststoffgehalt hält den Blutzuckerspiegel stabil und sorgt für ein lang anhaltendes Sättigungsgefühl.

Kartoffeln sind sehr gute Sattmacher und als Salat zubereitet besonders wertvoll, weil sich durch das Erkalten die Stärke in den Kartoffeln in retrogradierte Stärke verwandelt, einen Ballaststoff, der auf die Darmflora eine wunderbar probiotische Wirkung ausübt.

Auch die anderen Gemüse liefern wertvolle Vitamine und Mineralstoffe, und mit dem Ei und dem Käse hast du zudem eine gehörige Portion Proteine auf dem Teller.

Nährwerte pro Portion	Energie	Fett	Kohlenhydrate	Zucker	Eiweiß
	625 kcal (2614 kJ)	35 g	44 g	17 g	28 g

Extra leicht:
Amarant-Taboulé

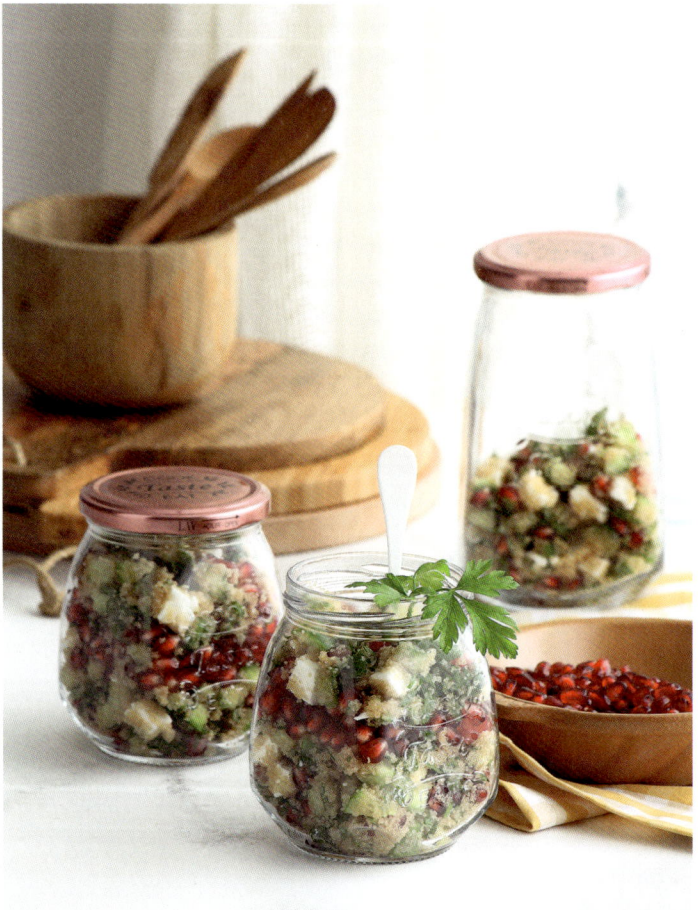

Amarant gibt es mittlerweile überall zu kaufen, bloß weiß niemand so recht, wie man ihn zubereitet. Amarant ist ein glutenfreies Pseudogetreide mit einem feinen, nussigen Geschmack. Ernährungsphysiologisch ist er sehr nahrhaft und eignet sich speziell für Sportler und Vegetarier. Anstelle von Amarant kannst du dieses Taboulé aber auch mit Bulgur oder Couscous aus Hartweizengrieß zubereiten.

ERGIBT 1 PORTION

½ Tasse Amarant
½ Granatapfel
⅓ Gurke
1 Tasse Petersilie
10 Pfefferminzblätter
70 g Fetakäse
1 EL Olivenöl
1 EL weißer Balsamicoessig
1 EL Zitronensaft
Salz, Pfeffer aus der Mühle
Kreuzkümmel

ZUBEREITUNG

- Den Amarant gründlich spülen und mit der gut doppelten Menge ungesalzenen Wassers ungefähr 25 Minuten bei kleinem Feuer kochen, bis das Wasser verkocht ist, danach 10 Minuten quellen lassen.
- Den Granatapfel aufschneiden und die Kerne herausbrechen, die Gurke in kleine Würfel schneiden. Die Petersilie und die Minze grob hacken. Den Feta in Würfel schneiden.
- Für die Vinaigrette das Olivenöl mit dem Balsamicoessig und dem Zitronensaft vermischen und mit den Gewürzen abschmecken.
- Die vorbereiteten Zutaten in eine Schüssel geben und die Vinaigrette darübergießen.

Tipp

Um Zeit zu sparen, kannst du den Amarant schon am Vorabend kochen und die Granatapfelkerne vorbereiten. So brauchst du am Morgen nur noch die restlichen Zutaten darunterzumischen. Dieses Taboulé eignet sich gut fürs Büro oder für die schnelle Verpflegung unterwegs.

ERNÄHRUNGSFAKTEN

Amarant gebührt in der Liga der supergesunden Getreide der gleiche Platz wie Quinoa, wobei beide Pflanzen botanisch gesehen Pseudogetreide sind. Amarant hat einen außerordentlich hohen Anteil an Eisen, Proteinen (16 Prozent), Magnesium sowie langkettigen Kohlenhydraten, was ihn für Vegetarier, aber auch für Sportler zu einem idealen Lebensmittel macht. Weil die Körner auch viele Ballaststoffe enthalten, ist dieser Salat sehr sättigend.

Petersilie, Gurke und Granatapfelkerne runden den Salat mit weiteren wertvollen Mikronährstoffen ab. Weil im Granatapfel zwanzig verschiedene Polyphenole stecken, die eine starke antioxidative Wirkung haben, gilt er als Superfrucht. Auch Petersilie ist sehr gesund, denn mit den Vitaminen A, B, C und E sowie dem entgiftenden Chlorophyll hat sie einen Detoxeffekt.

Nährwerte pro Portion	Energie	Fett	Kohlenhydrate	Zucker	Eiweiß
	749 kcal (3143 kJ)	37 g	78 g	23 g	29 g

Roter Quinoa-Salat
mit Walnüssen

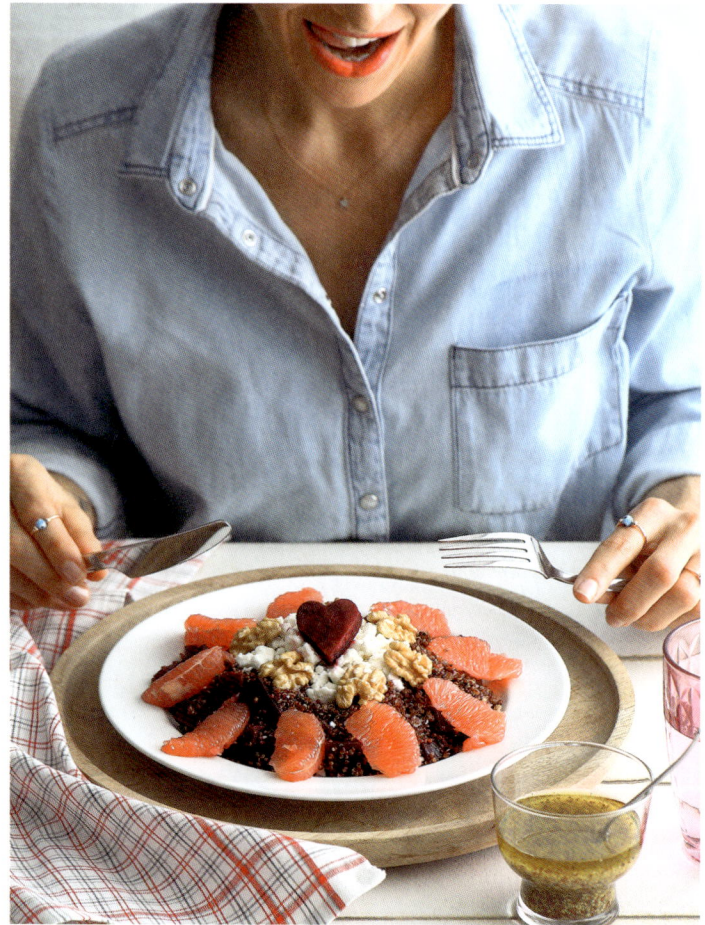

Ein wunderbar herbstlicher Salat, der nicht nur umwerfend schmeckt, sondern wegen der verschiedenen Rotnuancen auch wunderschön aussieht. Durch die Kombination mit einer süßen, aber leicht scharfen Vinaigrette wird dieser Salat richtig spannend. Da das rote Quinoa beim Kochen seine Form behält und nicht matschig wird, eignet es sich für die Zubereitung von Salaten besonders gut, aber selbstverständlich kannst du es auch durch die weiße oder schwarze Variante ersetzen.

ERGIBT 1 PORTION

1 kleine Rote Bete (ca. 150 g)

½ Tasse rotes Quinoa

Salz

1 Blutorange

50 g krümeliger Ziegenkäse

1 EL Olivenöl

1 EL Apfelessig

1 EL grobkörniger scharfer Senf

1 TL Honig

Pfeffer aus der Mühle

6 Walnusshälften, gehackt

ZUBEREITUNG

- Die Rote Bete im Ganzen und ungeschält in kochendem Wasser etwa 25 Minuten garen.
- Das Quinoa gut abspülen und mit der doppelten Menge leicht gesalzenen Wassers etwa 20 Minuten köcheln, bis das Wasser aufgebraucht ist.
- Die Orange schälen und filetieren, etwas austretenden Saft für die Vinaigrette aufheben. Den Käse mit den Händen zerkrümeln.
- Für die Vinaigrette Öl, Essig, 1 Esslöffel Blutorangensaft, Senf und Honig vermischen und mit Salz und Pfeffer abschmecken.
- Die Rote Bete in Würfel schneiden und mit dem Quinoa und den Orangenfilets vermischen. Die Vinaigrette darunterziehen und den Käse mit den Nüssen obendrauf streuen.

ERNÄHRUNGSFAKTEN

Dieser Salat ist vollgepackt mit Superfoods! Das Pseudogetreide Quinoa ist glutenfrei, versorgt dich mit allen essenziellen Aminosäuren, ist reich an Ballaststoffen und liefert langfristig Energie. Auch in Bezug auf Mikronährstoffe ist Quinoa unschlagbar – es ist reich an pflanzlichem Eisen, Magnesium, Zink und Mangan und somit ideal, um Mineralstoffmängeln entgegenzuwirken. Die Rote Bete ist eine Kraftknolle und wie Quinoa reich an pflanzlichem Eisen, zudem auch an Folsäure und Vitaminen der B-Gruppe, Kalium sowie sekundären Pflanzenstoffen, die antioxidativ wirken. Außerdem weist sie einen hohen Gehalt an Nitrat auf, das die Zellregeneration anregt und dadurch Leistungsfähigkeit und Vitalität steigert.

Die Blutorange liefert die Hälfte der empfohlenen Tagesdosis an Vitamin C, das die Aufnahme des im Quinoa enthaltenen Eisens durch den Körper deutlich verbessert.

Und allein mit den Walnüssen in diesem Salat hast du bereits die Hälfte der empfohlenen Tagesdosis der essenziellen Omega-3-Fettsäure aufgenommen.

Nährwerte pro Portion	Energie	Fett	Kohlenhydrate	Zucker	Eiweiß
	788 kcal (3296 kJ)	37 g	80 g	26 g	28 g

Nudelsalat mit Edamame

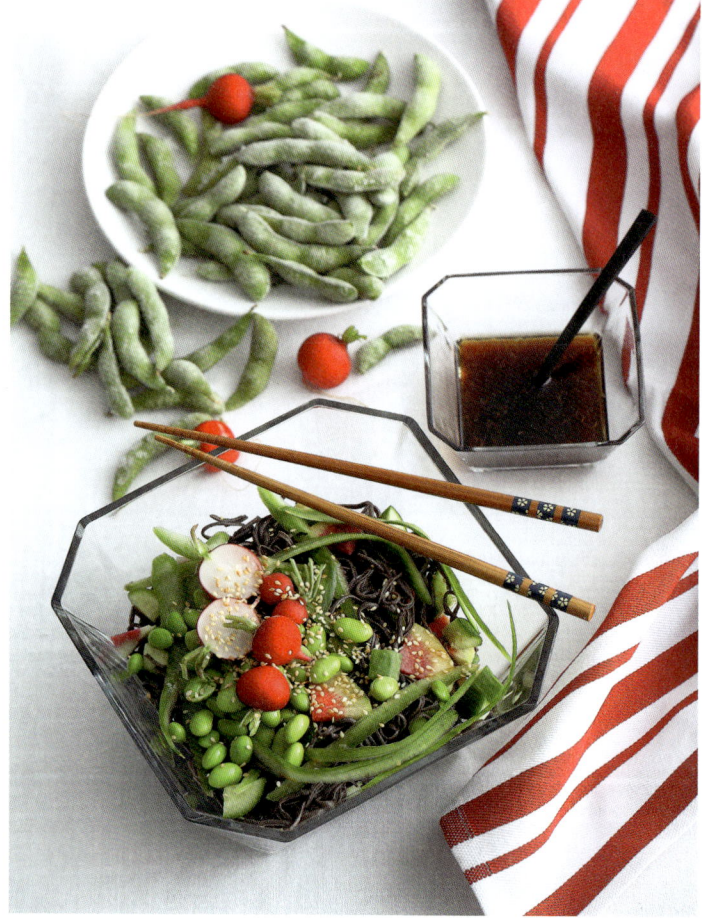

Früher gab es nur Nudeln aus Weizen- oder aus Reismehl, inzwischen sind aber ganz viele Varianten zu finden, die viel spannender und gesünder sind. Es gibt Pasta aus Linsen, verschiedenen Bohnensorten oder Buchweizenmehl. Einerseits enthalten diese Teigwaren mehr Ballaststoffe und Mineralstoffe, andererseits liefern sie auch deutlich mehr Protein. Dieses Rezept habe ich mit Teigwaren aus schwarzen Bohnen gemacht, die nicht nur eine tolle Farbe haben und gut schmecken, sondern auch über eine perfekte Konsistenz und Elastizität verfügen.

ERGIBT 1 PORTION

80 g Schwarze-Bohnen-Nudeln
  oder ersatzweise Vollkorn- oder Dinkelnudeln
Salz
⅔ Tasse tiefgekühlte, geschälte Edamame,
  aufgetaut
⅓ Gurke
4 Radieschen
1 EL Sesamöl oder Olivenöl
1 EL Tamari-Sojasauce
1 EL Reisessig oder ein anderer heller Essig
1 EL Limettensaft
2 TL geröstete Sesamsamen

ZUBEREITUNG

• Die Teigwaren gemäß Packungsanweisung
  kochen, das Kochwasser dabei nur wenig salzen.
  2–3 Minuten vor Ende der Kochzeit auch die
  Edamame zugeben. Danach abgießen und kurz
  mit kaltem Wasser abspülen.
• Die Gurke in Würfel, die Radieschen in dünne
  Scheiben schneiden.
• Für die Vinaigrette das Öl, die Sojasauce,
  den Essig und den Limettensaft miteinander
  verrühren.
• Die noch lauwarmen Teigwaren und die Edamame in einer Schüssel mit der Gurke und den
  Radieschen vermischen und die Vinaigrette
  dazugeben. Die Sesamsamen daraufstreuen.

ERNÄHRUNGSFAKTEN

Mit diesem Salat hast du deinen Proteinbedarf
locker abgedeckt, da brauchst du keinen Proteinshake mehr. Er versorgt dich außerdem großzügig mit pflanzlichem Eisen, das für Vegetarier
besonders wichtig ist. Das in den Teigwaren,
den Edamame und den Sesamsamen enthaltene
Eisen wird mit dem Vitamin C des Limettensafts
noch »geboostet«, weil es dein Körper dadurch
besser aufnehmen und verwerten kann.

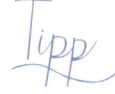

*Dieses Gericht ist superschnell gemacht
und deshalb ideal, wenn du es eilig hast.
Damit die Pasta nicht zu kalt ist, erwärme ich
diesen Salat kurz in der Mikrowelle, bis er
lauwarm ist, oder nehme ihn eine halbe
Stunde vor dem Essen aus dem Kühlschrank.
Falls du keine Bohnenteigwaren finden
kannst, bereitest du das Gericht mit Vollkorn-
oder Dinkelnudeln zu und verwendest dafür
eine größere Menge an Edamame,
auch diese Bohnen liefern gutes Protein.*

Nährwerte pro Portion	Energie	Fett	Kohlenhydrate	Zucker	Eiweiß
	553 kcal (2307 kJ)	22 g	23 g	15 g	53 g

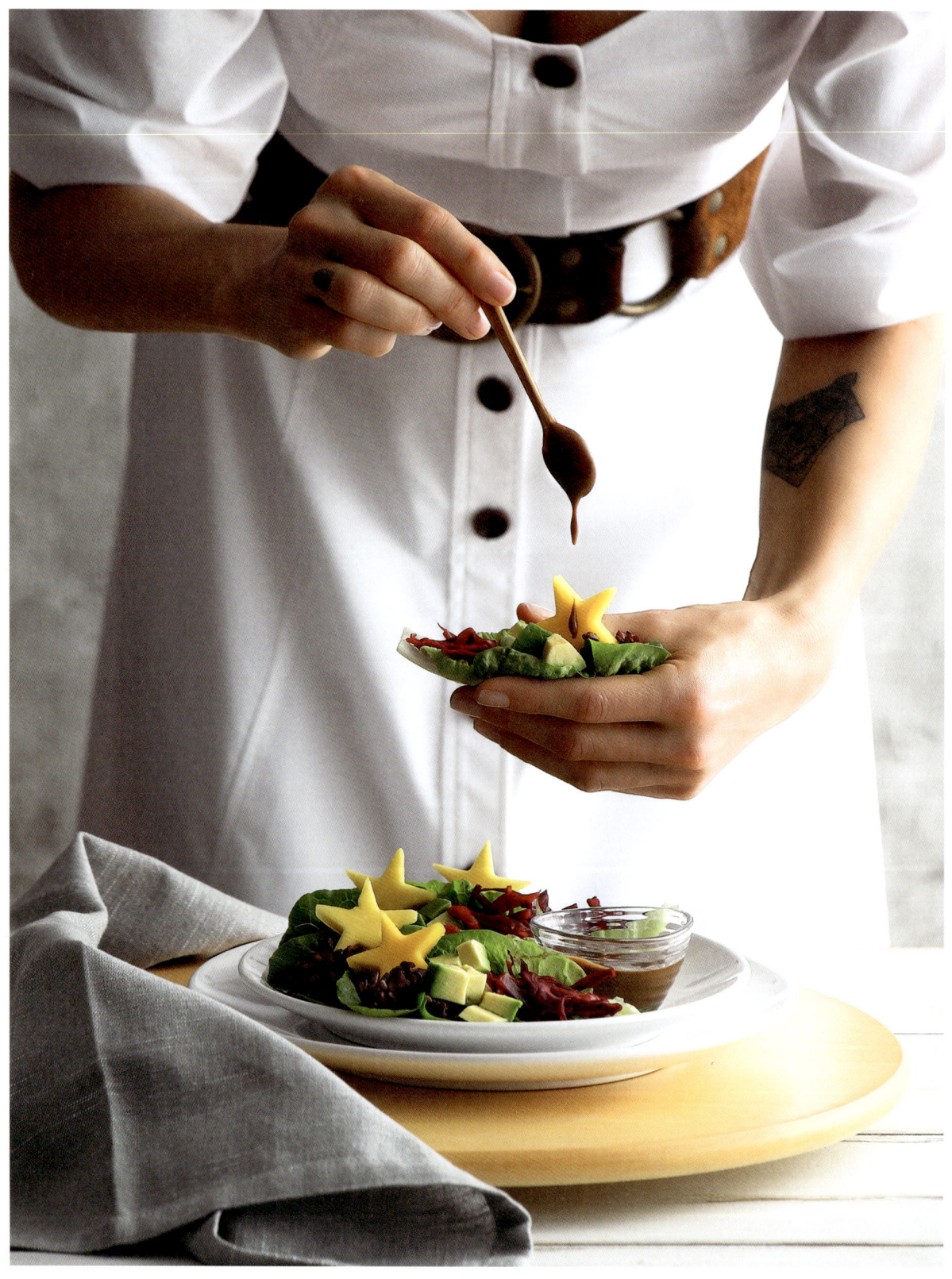

Tacos mit Tahini-Sauce

Diese bunten Tacos schmecken nicht nur gut, das Essen wird auch zum Erlebnis, denn du darfst mit den Händen essen und die Tacos in der Sauce schwenken. Variiere das rohe Gemüse je nach Saison, Lust und Laune. Ziel ist, dass du einen möglichst bunten Teller hast.

Ergibt ca. 6 Tacos
(Je nach Größe der Salatblätter)

½ Tasse Rotkohl
ca. 4 EL Zitronensaft
2 TL Granatapfelessig
1 Prise Salz
⅓ Tasse schwarzer Reis
1–2 cm frischer Ingwer
2 EL Tahini (Sesamsauce)
2 TL Sojasauce
½ TL Honig
½ Avocado
½ Mango
6 Blätter Romanasalat

ZUBEREITUNG

- Den Rotkohl in sehr feine Streifen schneiden. Mit 2 Esslöffeln Zitronensaft, dem Granatapfelessig und dem Salz in eine Schüssel geben und mindestens 4 Stunden oder über Nacht im Kühlschrank stehen lassen.
- Den Reis abspülen und gemäß Packungsanweisung zubereiten.
- Für die Sauce den Ingwer ganz klein hacken und mit Tahini, Sojasauce, 2 Esslöffeln Zitronensaft und dem Honig verrühren.

- Die Avocado und die Mango in Streifen schneiden. Die Avocado eventuell mit etwas Zitronensaft beträufeln.
- Die Salatblätter mit den Zutaten füllen: zuerst den Reis, danach den eingelegten Rotkohl und zuletzt die Avocado- und Mangostreifen. Leicht zusammendrücken, sodass sich die Blätter schließen lassen.
- Die Tacos auf einen hübschen Servierteller legen und die Sauce in einer kleinen Schüssel danebenstellen.

ERNÄHRUNGSFAKTEN

Vegetarische Tacos sind eine tolle Art, viel rohes Gemüse zu essen, ohne sich dessen bewusst zu sein. Ungekochtes Gemüse hat den Vorteil, dass die Nährstoffe intakt bleiben, da das Gemüse nicht erhitzt wird und du so die volle Ladung an Vitaminen, Mineralstoffen und sekundären Pflanzenstoffen aufnimmst. Je bunter und vielfältiger die Farben der Gemüsesorten, desto breiter ist das Spektrum an Mikronährstoffen. Mit dem Dip kommen wertvolle Fette dazu, die auch die Aufnahme der fettlöslichen Vitamine begünstigen. Tahini wird aus Sesamsamen gewonnen und ist außerordentlich reich an ungesättigten Omega-3- und Omega-6-Fettsäuren.

Nährwerte pro Portion	Energie	Fett	Kohlenhydrate	Zucker	Eiweiß
	611 kcal (2546 kJ)	27 g	28 g	19 g	16 g

Spinatquiche mit Fetakäse

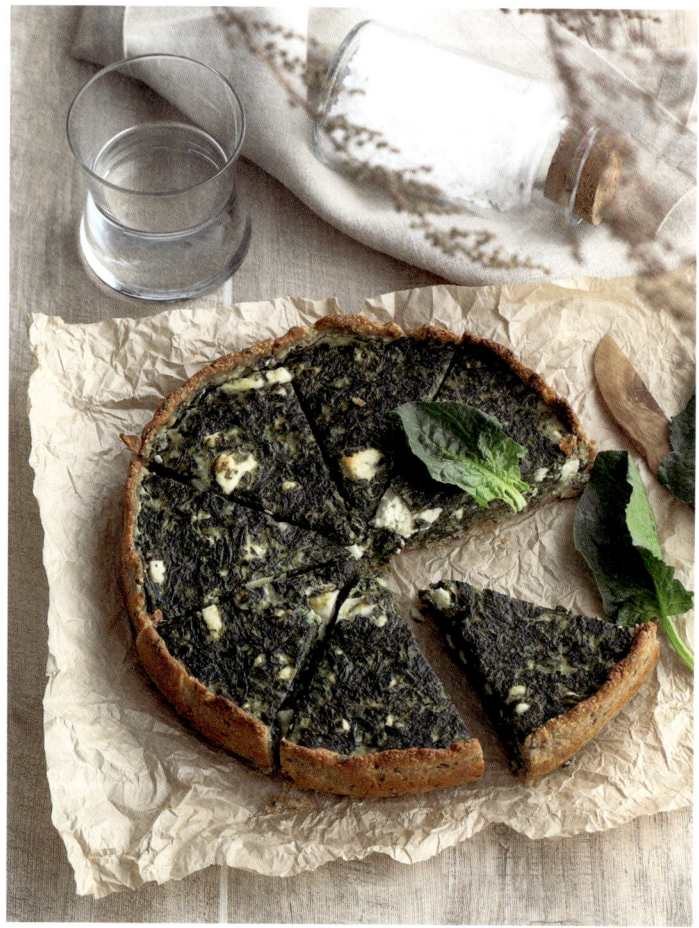

Wenn ich nicht weiß, was ich kochen soll, bereite ich einen Gemüsekuchen vor. Zusammen mit einem Salat serviert, haben alle in unserer Familie daran Freude. Ich mochte schon als Kind wahnsinnig gerne Spinat. Wenn meine Mutter mal außer Haus war, habe ich heimlich für mich Tiefkühlspinat gekocht. Auch meine Kinder lieben Spinat; man kann ihn aber auch einfach durch Zucchini ersetzen.

ERGIBT CA. 5 PORTIONEN

Für eine Kuchenform
   von 24 cm Durchmesser

FÜR DEN BODEN

   1 Tasse Cashewkerne
   2 EL Leinsamen
   1 Tasse Buchweizenmehl
   ½ TL Salz
   ⅓ Tasse Wasser

FÜR DIE FÜLLUNG

   1 Zwiebel
   1 EL Olivenöl
   750 g frischer Blattspinat
   2 Eier
   ⅓ Tasse Milch
   300 g Fetakäse
   Salz, schwarzer Pfeffer aus der Mühle

ZUBEREITUNG

- Für die Füllung die Zwiebel fein hacken und im
  Öl dünsten. Den Spinat klein schneiden, dazugeben und mitdünsten, bis er zusammenfällt.
  Das ausgetretene Wasser abgießen, den Spinat
  abkühlen lassen.
- Den Backofen auf 180 Grad vorheizen.
- Für den Teig die Cashewkerne und die Leinsamen
  im Mixer oder Cutter fein mahlen und in einer
  Schüssel mit dem Buchweizenmehl vermischen.
  Das Salz und das Wasser zufügen und alles zu
  einem Teig verkneten. Den Teig rund ausrollen,
  dann in die Form drücken und 10 Minuten im
  vorgeheizten Ofen vorbacken.

- Die Eier mit der Milch vermischen, den Feta
  zerbröckeln und alles zusammen zum Spinat
  geben und gründlich vermischen. Mit Salz
  und Pfeffer abschmecken.
- Die Kuchenform aus dem Ofen nehmen und
  die Füllung auf den Teigboden geben. Die
  Form in den Ofen zurückstellen und die Quiche
  30–35 Minuten backen.

ERNÄHRUNGSFAKTEN

Der Boden dieser feinen Quiche besteht zur
Hälfte aus Cashewkernen; das ist ein super Trick,
um einen Kuchenboden mit mehr Proteinen und
weniger Kohlenhydraten zu erhalten als in einem
normalen Teigboden. Cashewkerne enthalten
weniger Fett als andere Nüsse, sie bestehen hauptsächlich aus gesunden einfach und mehrfach
ungesättigten Fettsäuren, die viel wertvoller sind
als die gesättigten Fettsäuren von Butter.
Buchweizenmehl enthält deutlich mehr Faser-
und Mineralstoffe als normales weißes Mehl und
ist eine vollständige Proteinquelle, da alle essenziellen Aminosäuren darin enthalten sind.
Die großzügige Portion Spinat macht dich stark
wie Popeye; tatsächlich ist Spinat nicht nur
reich an Mineralstoffen und Vitaminen, sondern
auch an Nitrat. Dieses Salz soll einen positiven
Effekt auf die Leistungsfähigkeit der Muskulatur
haben.

Nährwerte pro Portion	Energie	Fett	Kohlenhydrate	Zucker	Eiweiß
	537 kcal (2239 kJ)	34 g	30 g	4 g	26 g

Erfrischender Bulgursalat

Mein Partner Kerem kann Bulgur normalerweise nicht ausstehen, aber dank diesem Salat hat er seine Meinung geändert. Der Bulgur lässt sich ganz bequem in ein Glas füllen und ist eine leckere Mahlzeit für's Büro oder die Schule.

ERGIBT 1 PORTION

¼ Tasse Bulgur

1 Frühlingszwiebel

½ Tasse frische glatte Petersilie

¼ Tasse frische Pfefferminzblätter

⅓ Gurke

60 g Fetakäse

½ frischer Maiskolben

1 kleine Feige

3 Trauben

3 Mandeln

½ TL Salz

2 EL Apfelessig

1 EL Olivenöl

Pfeffer aus der Mühle

ZUBEREITUNG

• Den Bulgur gut abspülen und in der doppelten Menge Wasser leise köcheln lassen, bis das Wasser aufgebraucht ist. Abkühlen lassen.

• In der Zwischenzeit die Frühlingszwiebel, die Petersilie und die Pfefferminzblätter fein hacken, die Gurke und den Käse würfeln.

• Den Maiskolben in reichlich Wasser 10 Minuten kochen, danach herausnehmen und die Körner abtrennen.

• Die vorbereiteten Zutaten in einer Schüssel vermischen und mit den Früchten und den Mandeln dekorieren.

• Für die Sauce das Salz mit dem Essig und dem Öl vermischen und über den Salat geben, mit frisch gemahlenem Pfeffer abschmecken.

ERNÄHRUNGSFAKTEN

Bulgur besteht wie Teigwaren oder Couscous aus Hartweizengrieß, aber im Unterschied zu diesen wird das Weizenkorn für die Herstellung von Bulgur sehr schonend behandelt. Beim sogenannten Parboiled-Verfahren bleiben sämtliche Nährstoffe erhalten. Bulgur liefert deshalb viele Ballaststoffe, Mineralstoffe und Vitamine, Magnesium, pflanzliches Eisen, Kalzium, Phos-phor sowie Vitamine der B-Gruppe, Vitamin E und K. Bulgur ist fettarm und kann seine Wirkung in diesem Rezept voll entfalten.

Die Petersilie verhilft mit ihrem Vitamin C zu einer besseren Aufnahme des Eisens. Das Vitamin K sorgt zusammen mit Kalzium, Magnesium und den B-Vitaminen für starke, stabile Knochen und schützt so gegen Osteoporose.

Nährwerte pro Portion	Energie	Fett	Kohlenhydrate	Zucker	Eiweiß
	562 kcal (2355 kJ)	27 g	54 g	18 g	21 g

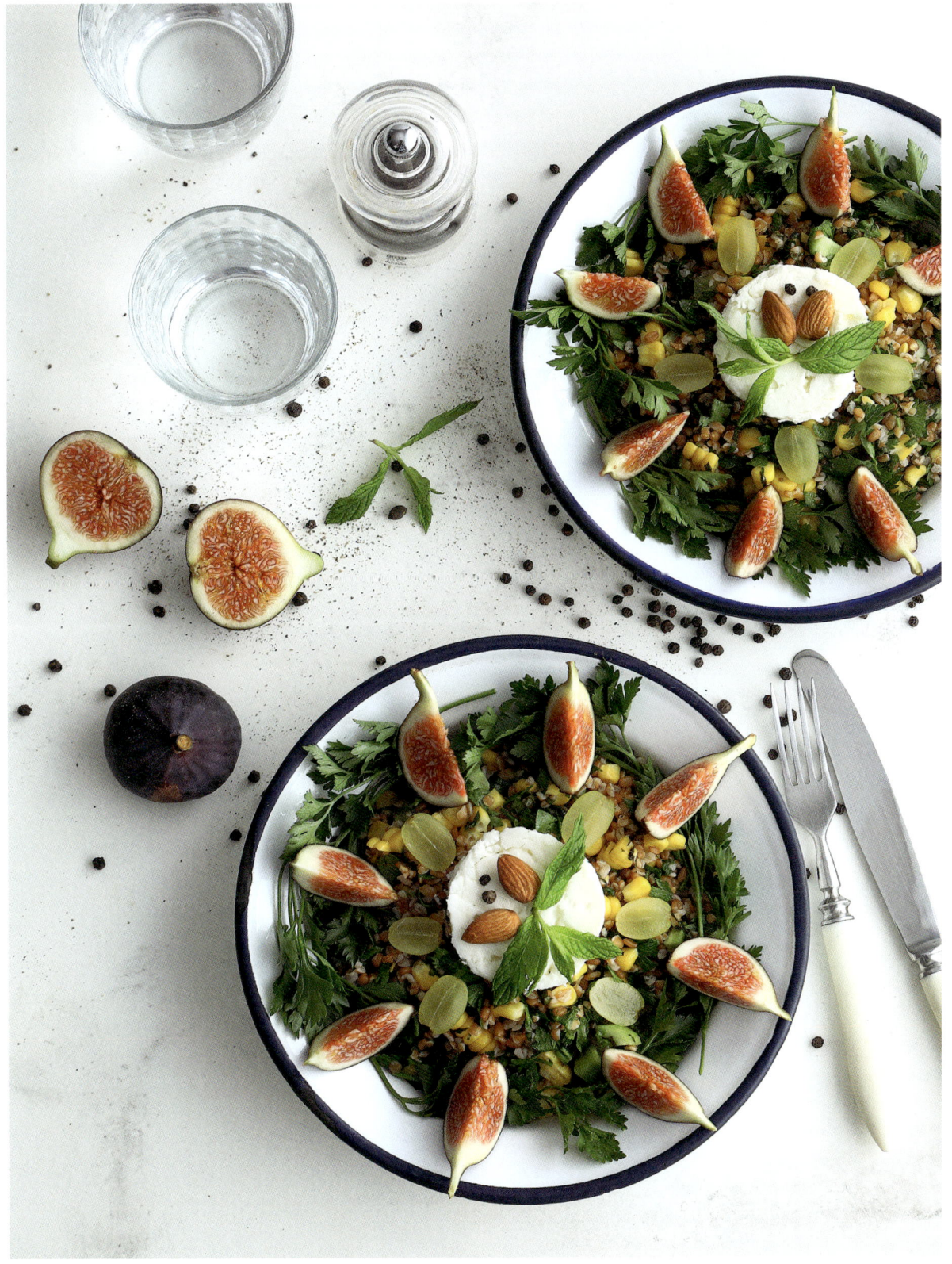

Asiatische Suppe im Glas

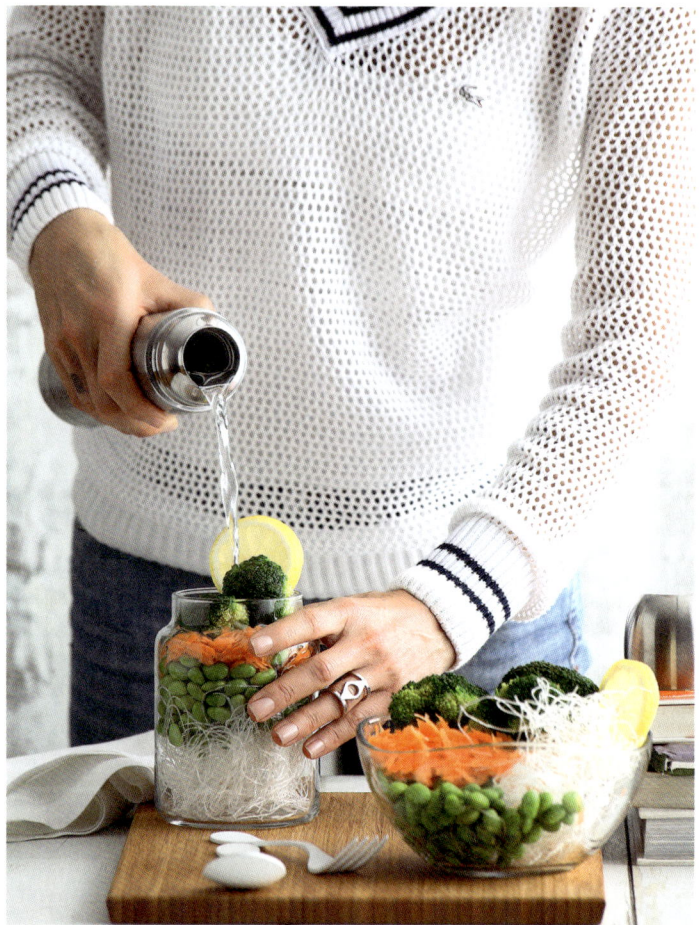

Diese asiatische Nudelsuppe ist im Nu zubereitet und optimal für kühle, winterliche Tage. Am besten hast du immer eine Packung Nudeln im Schrank und einen Beutel Edamame in der Tiefkühltruhe, dann brauchst du nämlich nur noch ein bisschen Gemüse und frischen Ingwer, und schon hast du alles, was es für diese exotische Suppe braucht. Die meisten Glasnudeln werden aus Mungobohnen, Erbsen oder Sojabohnen hergestellt. Wenn du keine Glasnudeln findest, kannst du auch Reis- oder Eiernudeln verwenden.

ERGIBT 1 PORTION

1 große Karotte

½ Brokkoli

2 cm frischer Ingwer

1 TL Sesamöl oder Olivenöl

1 EL Tamari-Sojasauce

½ Zitrone, Saft

½ Würfel Gemüsebrühe

1 Handvoll dünne Glasnudeln

⅔ Tasse tiefgekühlte, geschälte Edamame, aufgetaut

1 TL schwarze Sesamsamen

2 Tassen kochendes Wasser

ZUBEREITUNG

- Die Karotte und den Brokkoli grob raspeln.
- Den Ingwer schälen und fein reiben oder in kleine Würfel schneiden und mit Öl, Sojasauce, Zitronensaft und dem zerbröckelten Brühwürfel gut vermischen.
- Zuerst die Glasnudeln, dann den Brokkoli, die Karotte, die Edamamebohnen und den Sesam in ein großes Glas (mindestens 750 ml) geben. Die Sauce darübergießen. Das Glas gut verschließen.
- Kurz vor dem Verzehr das kochende Wasser in das Glas gießen, kurz verrühren und das Glas verschlossen 5 Minuten stehen lassen. Direkt aus dem Glas oder einem Suppenteller genießen.

ERNÄHRUNGSFAKTEN

Edamame, die grüne Sojabohne aus Japan, ist nicht nur ein toller Proteinlieferant, sondern auch eine gute Quelle für Eisen, Magnesium und Kalzium. Sie enthält viele Vitamine und sekundäre Pflanzenstoffe mit Anti-Aging-Wirkung. Die Karotte bringt eine zusätzliche Ladung an sekundären Pflanzenstoffen, nämlich die Carotinoide, die für ihre knallorange Farbe verantwortlich sind und vor oxidativem Stress schützen. Brokkoli ist womöglich das gesündeste Gemüse überhaupt; er strotzt von Ballaststoffen, Vitamin C, Eisen, Kalzium und Magnesium. Und zudem ist er auch reich an sekundären Pflanzenstoffen, von denen Sulforaphan wohl der interessanteste ist, weil es gemäß neuesten Studien verschiedenen Krebsarten nicht nur vorbeugen, sondern diese auch bekämpfen kann. Sulforaphan ist übrigens auch in Blumenkohl enthalten. Sportler laufen besonders Gefahr, unter oxidativem Stress zu leiden, und benötigen daher umso mehr eine Ernährung mit Lebensmitteln, die vor freien Radikalen schützt. Dieses simple und schnelle Gericht ist ideal dafür!

Nährwerte pro Portion	Energie	Fett	Kohlenhydrate	Zucker	Eiweiß
	453 kcal (1898 kJ)	13 g	60 g	13 g	19 g

Bunte Sommerrollen

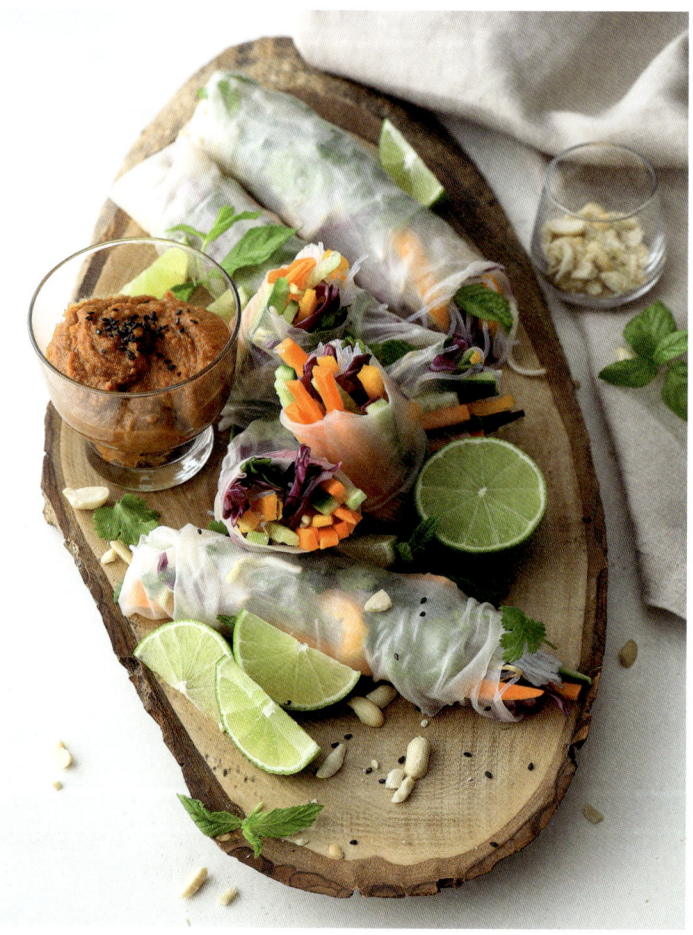

Beim Anblick eines so farbenfrohen Tellers wird dir gleich warm ums Herz.
Die Rollen sind wegen des vielen rohen Gemüses sehr gesund und dank der Reisnudeln
auch sättigend. Die süß-saure und leicht scharfe Sauce macht diese Rollen
besonders interessant.

ERGIBT 1 PORTION (2 ROLLEN)

FÜR DIE SAUCE

2 EL Erdnüsse

1 EL Sojasauce

1 TL Sriracha (scharfe Chilisauce)

2 Datteln, entsteint

½ Limette, Saft

1 EL Wasser

FÜR DIE SOMMERROLLEN

20 g Reisnudeln

25 g Rotkohl

½ Karotte

¼ Gurke

⅕ gelbe Paprikaschote

wenig frische Korianderblätter

wenig frische Pfefferminzblätter

wenig frische Basilikumblätter

2 Reisblätter (22 cm Durchmesser)

20 g Mungobohnensprossen

ZUBEREITUNG

• Die Reisnudeln nach Anleitung kochen. Das Gemüse in feine Streifen schneiden, die Kräuter grob hacken. Die Reisblätter 1 Minute in warmes Wasser legen beziehungsweise gemäß Packungsanleitung zubereiten. Ich empfehle, die Reisblätter nacheinander ins Wasser zu tunken, damit sie nicht zusammenkleben. Zum Trocknen auf ein sauberes Küchentuch legen und dann mit dem Gemüse, den Sprossen und den Kräutern füllen, die Ecken einschlagen und die Blätter aufrollen.

• Für die Sauce alle Zutaten in die Küchenmaschine füllen und fein pürieren.

• Die Rollen mit der Sauce servieren.

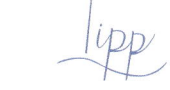

Ich habe das Sriracha in einem japanischen Laden gefunden, doch man kann es mittlerweile auch in jedem gut sortierten Supermarkt finden.

ERNÄHRUNGSFAKTEN

Mit diesem leichten Mittagessen deckst du dich mit Vitaminen, Mineralstoffen und einer vollen Ladung sekundärer Pflanzenstoffe ein. Sekundäre Pflanzenstoffe stecken, wie der Name schon sagt, nur in Pflanzen, also Früchten, Gemüse, Hülsenfrüchten, Getreide und Nüssen. Die Wichtigkeit der sekundären Pflanzenstoffe kann nicht genug betont werden, denn sie schützen den Körper vor Alterung und Erkrankungen. In diesem Gericht sorgen Carotinoide und Kräuter für eine entzündungshemmende und das Immunsystem schützende Wirkung. Die Polyphenole des Rotkohls schützen den Herzkreislauf vor Erkrankungen und schädlichen Bakterien, die Phytoöstrogene der Mungobohnensprossen verbessern die Funktion der Blutgefäße, und die Monoterpene der frischen Kräuter senken den Cholesterinspiegel. Wie du siehst – du isst dich sprichwörtlich gesund.

Nährwerte pro Portion (2 Rollen)	Energie	Fett	Kohlenhydrate	Zucker	Eiweiß
	353 kcal (1481 kJ)	9,6 g	50 g	19 g	12 g

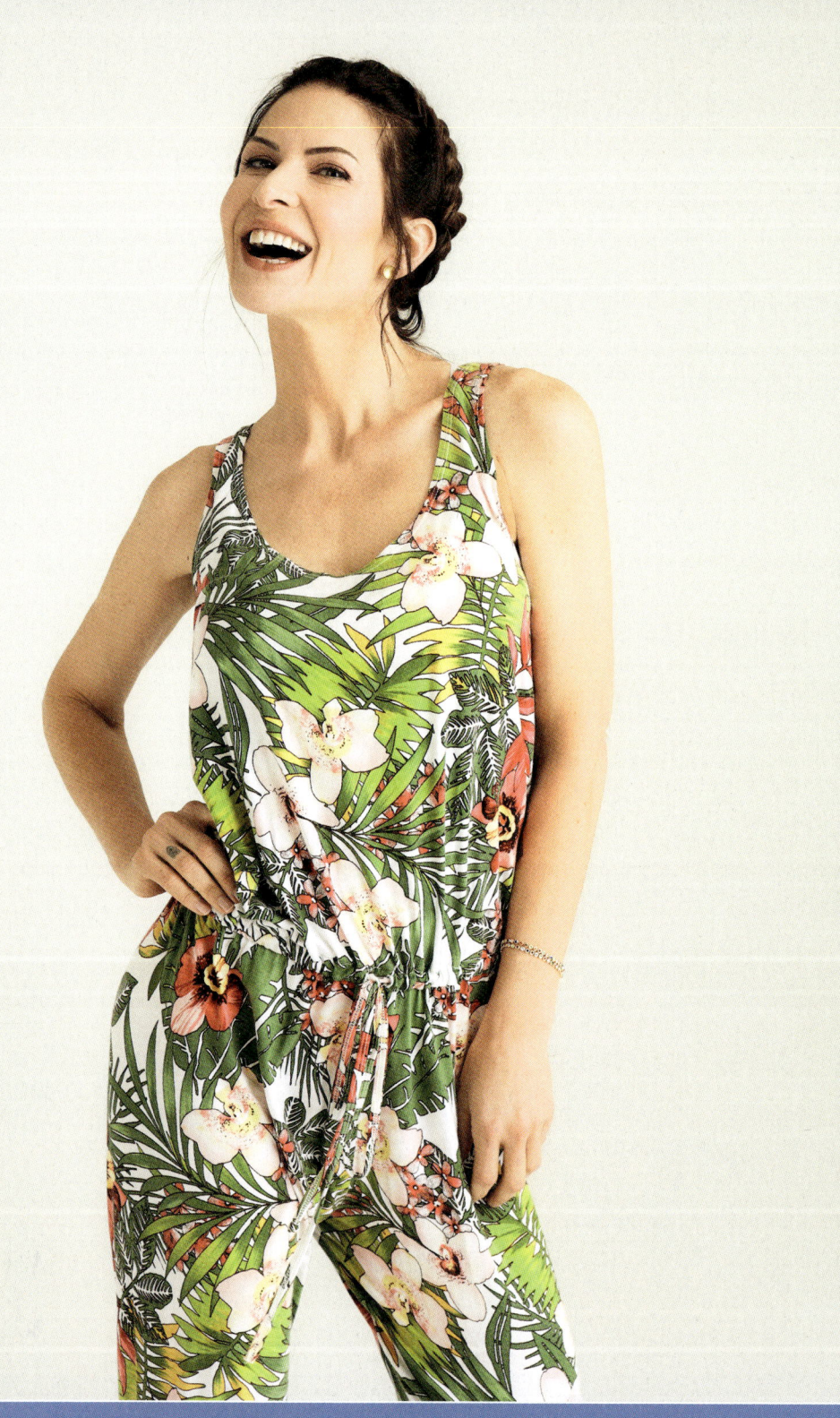

Für Gemütlichkeit zuhause

Vegetarische Hamburger

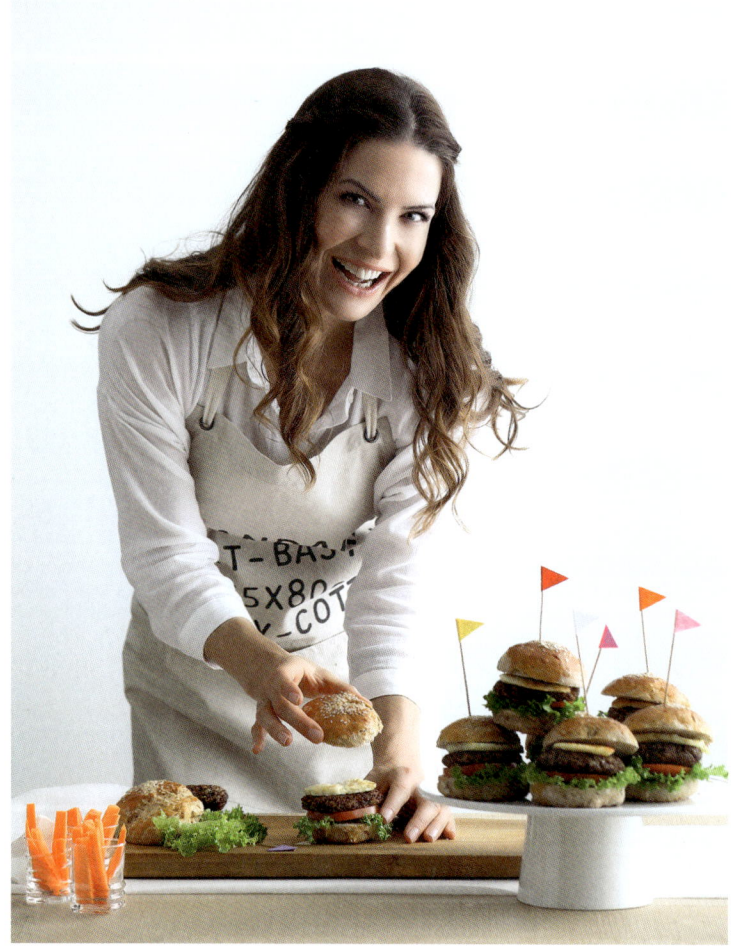

Diese Patties aus rotem Quinoa (du kannst selbstverständlich auch weißes verwenden) und Blumenkohl bieten eine tolle Alternative, wenn du einen Hamburger mal ohne Fleisch genießen willst. Sie schmecken herrlich und eignen sich auch sehr gut als Beilage zu einem Salat oder als Fingerfood mit einem feinen Dip. Dann solltest du sie allerdings etwas kleiner zubereiten.

ERGIBT 4 PORTIONEN

FÜR DIE PATTIES

⅓ Tasse rotes Quinoa

100 g Blumenkohl

2 TL Olivenöl

4 EL geriebener Parmesan

2 EL gemahlene Mandeln

1 Ei

Salz, Pfeffer aus der Mühle

FÜR DIE HAMBURGERBRÖTCHEN

½ frischer Hefewürfel
  oder ½ Beutel Trockenhefe

4 EL lauwarmes Wasser

2 ½ Tassen Vollkornweizenmehl

1 Tasse Naturjoghurt

½ TL Salz

1 Eigelb

½ EL Sesamsamen

ZUBEREITUNG

• Für die Brötchen die Hefe im lauwarmen Wasser auflösen, dann mit Mehl, Joghurt und Salz zu einem homogenen Teig kneten. 2 Stunden zugedeckt aufgehen lassen.

• Den Backofen auf 200 Grad vorheizen.

• Aus dem Teig vier Brötchen formen, diese mit dem Eigelb bestreichen und mit den Sesamsamen bestreuen. Im vorgeheizten Ofen etwa 20 Minuten backen.

• Für die Patties das Quinoa gut abspülen und in der doppelten Menge Wasser 15 Minuten kochen. Den Blumenkohl auf einer Gemüse-reibe grob reiben, mit dem noch warmen Quinoa vermischen und etwas ziehen lassen.

• Olivenöl, Parmesan, Mandeln und Ei zu der Quinoa-Blumenkohl-Mischung geben, mit Salz und Pfeffer abschmecken und etwa 20 Minuten stehen lassen.

• Den Backofen auf 180 Grad herunterschalten. Aus dem Quinoa-Teig vier Plätzchen formen und auf ein mit Backpapier ausgelegtes Blech legen. Im Backofen 10 – 15 Minuten backen, umdrehen und weitere 10 Minuten fertig backen. Nach Wunsch die Patties noch kurz in wenig Olivenöl anbraten.

• Die Patties als Hamburger mit frischen Salatblättern, Tomaten und einer Scheibe gegrilltem Halloumi im Hamburgerbrötchen servieren.

ERNÄHRUNGSFAKTEN

Blumenkohl gehört wie Brokkoli, alle Kohlsorten sowie Rucola, Rettich, Radieschen, Senf, Meerrettich und Wasabi zu der Familie der Kreuzblütler. Was diese Gemüsefamilie so besonders macht, sind die in ihnen enthaltenen sekundären Pflanzenstoffe, die Senföle. Diese sind einerseits verantwortlich für den scharfen Geschmack und haben andererseits eine krebswidrige Wirkung. Sulforaphan ist wohl das bekannteste dieser Senföle, und davon gibt es in Blumenkohl und Brokkoli eine ganze Menge. Studien ergaben, dass Sulforaphan die Zellteilung der Krebszellen unterbindet und so effektiv zur Behandlung von Krebserkrankungen unterschiedlichster Art eingesetzt werden kann. Sulforaphan gibt es inzwischen auch als Nahrungsergänzungsmittel auf dem Markt.

Nährwerte	Energie	Fett	Kohlenhydrate	Zucker	Eiweiß
pro Patty	145 kcal (604 kJ)	8 g	9,9 g	0,7 g	7,3 g
pro Brötchen	258 kcal (1084 kJ)	9,6 g	33 g	2,9 g	10 g

Pasta mit Brokkoli

Ab und zu hast du einfach Lust auf einen Teller Nudeln, sei es, weil du körperlich sehr aktiv bist und dein Körper nach Kohlenhydraten verlangt, oder einfach, weil du sie wahnsinnig gerne magst. Vielleicht hast du schon einmal Pasta mit Brokkoli gegessen, aber was dieses Gericht so umwerfend macht, ist der Ingwer – ich bin regelrecht süchtig danach. Falls du Ingwer nicht magst, kannst du ihn durch Knoblauch und/oder Chili ersetzen.

ERGIBT 1 PORTION

Ca. 150 g Brokkoli
Salz
½ Zwiebel
2 cm frischer Ingwer
1 EL Olivenöl
80–100 g Buchweizen- oder Vollkornpasta
Pfeffer aus der Mühle

ZUBEREITUNG

- Den Brokkoli in grobe Stücke schneiden. Wenig salzen und etwa 5 Minuten in Dampf garen: Dafür nimmt man ein spezielles Metall- oder Silikonsieb, stellt es in einen Topf mit wenig kochendem Wasser und legt den Deckel auf. Das Wasser sollte dabei nicht in Kontakt mit dem Brokkoli kommen. Dadurch gehen weniger Mikronährstoffe im Wasser verloren. Alternativ kann man den Brokkoli kurz in kochendem Wasser blanchieren. Die Brokkoliröschen kleiner schneiden.
- Die Zwiebel hacken, den Ingwer schälen und in dünne Scheiben schneiden. Beides in einer Bratpfanne in dem Olivenöl anbraten. Den Brokkoli zugeben und 10 Minuten mitdünsten. Er sollte schön weich, jedoch nicht matschig werden. Bei Bedarf ein paar Löffel Kochwasser von der Pasta (siehe nächster Schritt) zugeben.
- Die Pasta gemäß Packungsanleitung garen.
- Den Brokkoli leicht mit einer Gabel oder einem Holzlöffel zerdrücken. Die Pasta abgießen und gut mit dem Brokkoli vermischen. Mit Salz und Pfeffer abschmecken.

ERNÄHRUNGSFAKTEN

Mit diesem Essen nimmst du eine große Portion Brokkoli zu dir, es handelt sich um eines der gesündesten Gemüse überhaupt. Brokkoli soll wirksam in der Vorbeugung und Bekämpfung von Krebs sein und kann zudem zahlreichen Mangelzuständen vorbeugen. In diesem Wintergemüse stecken Mineralstoffe und Vitamine, viel Vitamin A (in Form von Beta-Carotin), C, E und K, aber auch die Vitamine der B-Gruppe (inklusive Folsäure). Des Weiteren wartet Brokkoli mit Kalzium, Magnesium, Eisen, Zink und Kalium sowie den essenziellen Spurenelementen Chrom, Zink und Mangan auf.

Nährwerte pro Portion	Energie	Fett	Kohlenhydrate	Zucker	Eiweiß
	446 kcal (1845 kJ)	13 g	65 g	5,5 g	18 g

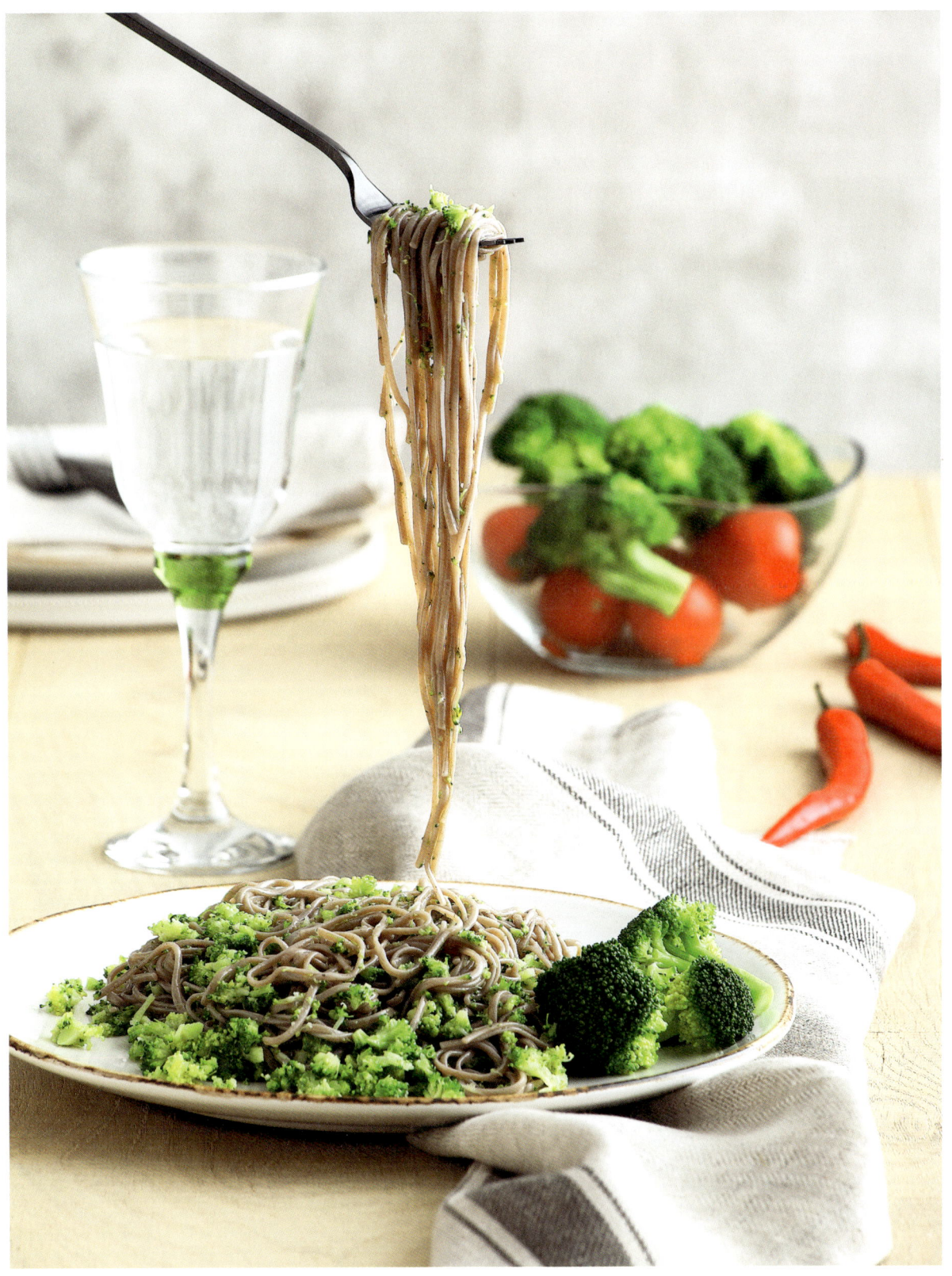

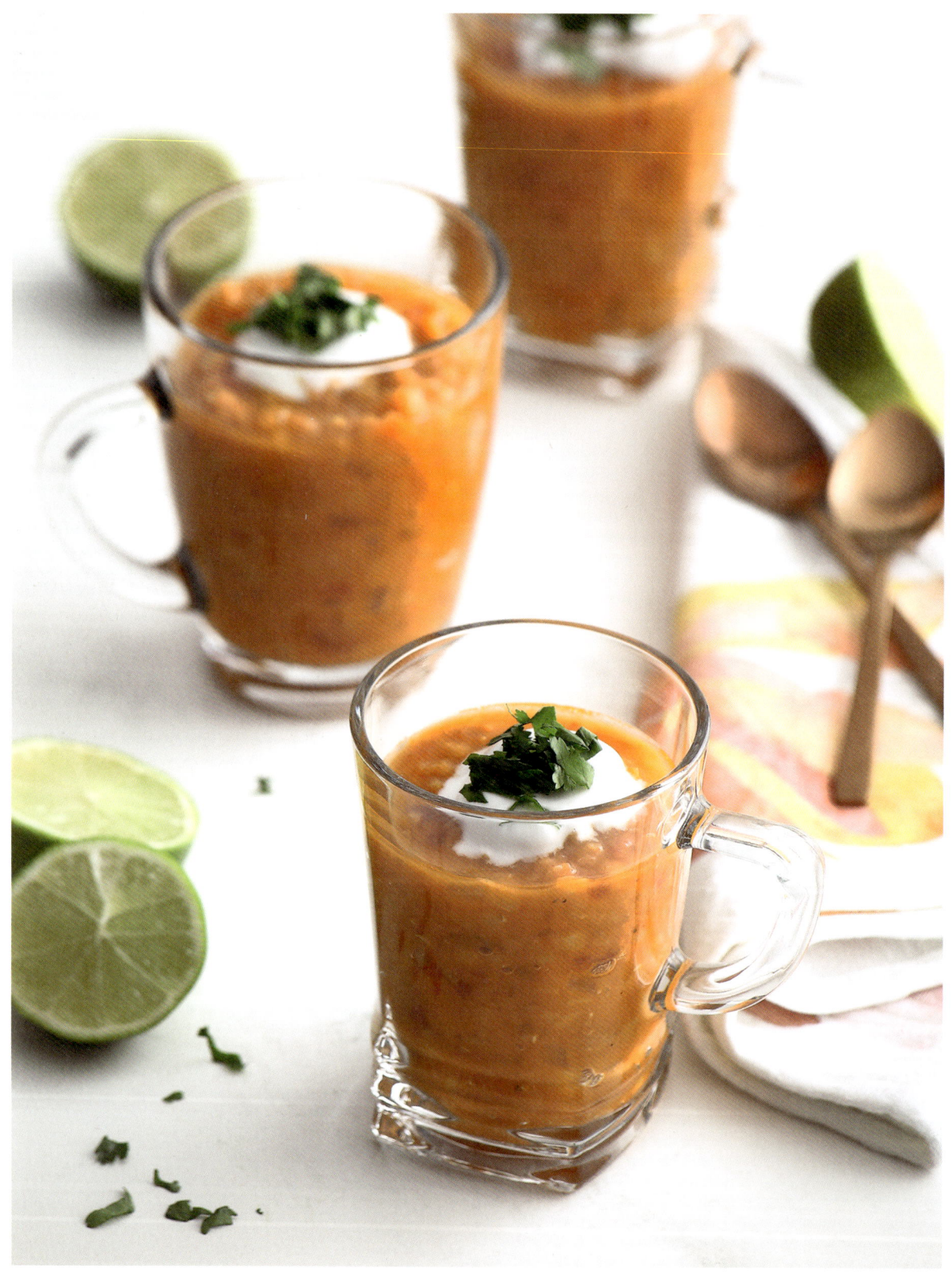

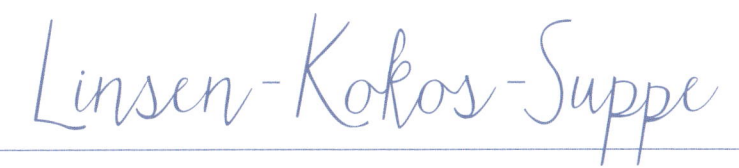

Linsen-Kokos-Suppe

Eine wärmende Suppe nach einem langen Arbeitstag lässt dich alle Sorgen vergessen und bringt wohlige Zufriedenheit. Die Zutaten für diese Mahlzeit hast du bestimmt alle zuhause vorrätig, und die Zubereitung ist auch ganz einfach. Ich empfehle dir, gleich mehr als eine Portion zu kochen, damit du noch etwas für einen der folgenden Tage übrig hast.

ERGIBT 1 PORTION

1 kleine Zwiebel
1 TL Olivenöl
½ Dose gehackte Tomaten
   oder 2–3 mittelgroße frische Tomaten,
   klein gehackt
1 Tasse Gemüsebouillon
½ Tasse geschälte rote Linsen
1 Prise Kreuzkümmel
½ Tasse Kokosmilch light
¼ Limette, Saft
frische Korianderblätter

ERNÄHRUNGSFAKTEN

Linsen bieten viel hochwertiges Protein, deshalb eignet sich dieses Gericht ideal für das Abendessen nach dem Sport. Der hohe Gehalt an Tryptophan, einer essenziellen Aminosäure, welche die Produktion des Schlafhormons Melatonin steuert, sorgt außerdem dafür, dass du nachts gut schläfst. Wer es gewohnt ist, Hülsenfrüchte zu essen, wird diese Suppe problemlos vertragen. Da rote Linsen keine Schale haben, sind sie sowieso bekömmlicher als andere Linsensorten, und das Würzen mit Kreuzkümmel mindert zusätzlich mögliche Blähungen. Falls das noch nicht reicht, kann man die Linsen auch über Nacht einweichen, das macht sie noch besser verträglich.

ZUBEREITUNG

- Die Zwiebel hacken und in einem Topf im Olivenöl andünsten. Die gehackten Tomaten zugeben und langsam köcheln lassen. Dann die Bouillon zufügen.
- Die Linsen abspülen und zusammen mit dem Kreuzkümmel dazugeben. Alles 20 Minuten bei mittlerer Flamme köcheln lassen.
- Die Kokosmilch daruntermischen. Mit dem Limettensaft abschmecken.
- Die Suppe in einer Schale servieren und mit einigen Korianderblättern garnieren.

Nährwerte pro Portion	Energie	Fett	Kohlenhydrate	Zucker	Eiweiß
	473 kcal (1964 kJ)	16 g	52 g	12 g	23 g

Misosuppe mit Palmkohl

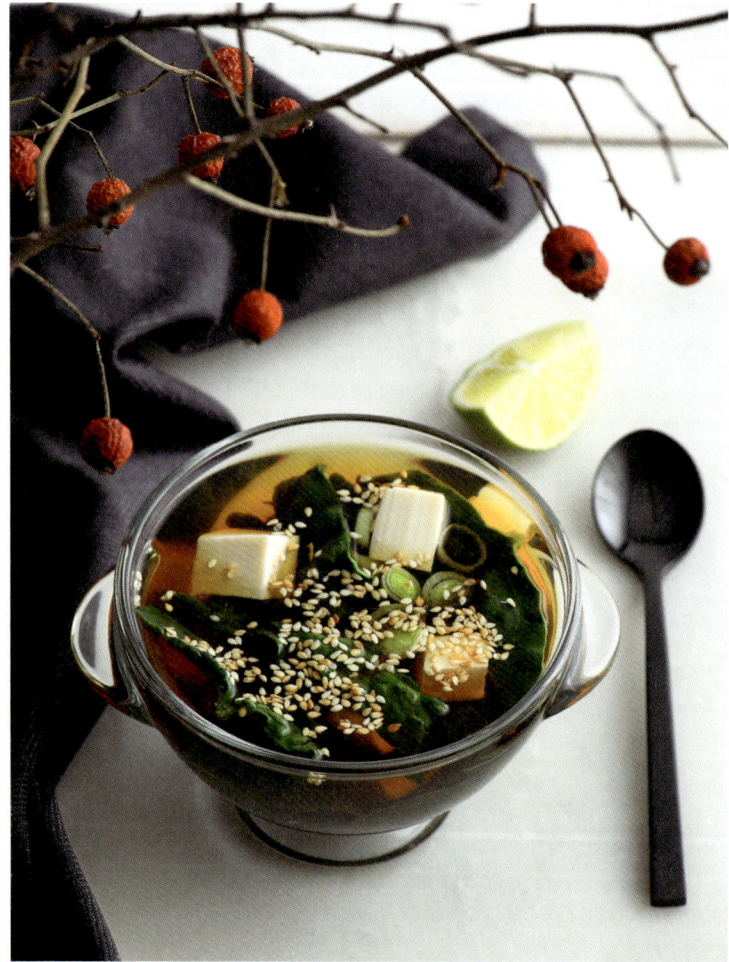

Misosuppe ist eine klare japanische Suppe auf der Basis von Miso, einer Würzpaste aus Sojabohnen, Reis oder Gerste. Die traditionelle Herstellung von Miso ist zeit- und arbeitsaufwendig. Nach dem Waschen, Einweichen, Dämpfen und Anfermentieren mit Koji reift die Mischung in Fässern aus Zedernholz mindestens ein Jahr, häufig auch deutlich länger. Miso aus traditioneller Herstellung bekommst du in guten asiatischen Läden oder im Reformhaus. Achte darauf, dass auf der Verpackung der japanischen Produkte »mutenka« oder »non-GMO« steht, ein Hinweis, dass das Miso aus gentechfreien Sojabohnen hergestellt wurde.

ERGIBT 1 PORTION

3–4 Blätter Palmkohl oder Grünkohl
(alternativ Spinat)
1 Frühlingszwiebel
2 Scheiben Seidentofu
1 TL Olivenöl
2 Tassen Gemüsebouillon
2 TL Misopaste
1 TL Limettensaft
1 TL schwarze Sesamsamen

ZUBEREITUNG

- Den untersten harten Teil der Palmkohlblätter wegschneiden und das verbleibende Gemüse in 4 cm lange Streifen schneiden. Die Frühlingszwiebel samt Grün hacken, den Seidentofu in Würfel schneiden.
- In einem Topf die Frühlingszwiebel im Olivenöl andünsten. Den Palmkohl zugeben und kurz andünsten, bis sich das Volumen reduziert hat. Die Gemüsebouillon sowie den Tofu zugeben und 10 Minuten köcheln, der Palmkohl sollte leicht knackig bleiben.
- Die Misopaste mit wenig warmem Wasser auflösen. Die Suppe mit dem Limettensaft und der Misopaste abschmecken, in einer Schale anrichten und mit den Sesamsamen garnieren.

ERNÄHRUNGSFAKTEN

Miso ist leicht verdaulich, wirkt wärmend und nach einem langen Arbeitstag entspannend. Diese Suppe hat eine schlaffördernde Wirkung und wird dich wie ein Baby schlafen lassen. Tofu ist reich an Tryptophan, einer essenziellen Aminosäure, die für die Bildung von Serotonin zuständig ist und dieses in Melatonin umwandelt. Melatonin ist das Hormon, das den Schlafrhythmus steuert. Durch den Verzehr von Lebensmitteln mit einem hohen Gehalt an Tryptophan, wie zum Beispiel Soja, Linsen, Eiern, Cashewkernen, Kakao, Haferflocken, Reis und Milchprodukten, wird die Schlafqualität verbessert und die Einschlafzeit verkürzt. Damit Tryptophan optimal wirken kann, braucht man Fett (insbesondere Omega-3-Fettsäuren), Magnesium, Kalzium sowie Vitamine der B-Gruppe, was durch die Zutaten in diesem Rezept gewährleistet ist. Falls du allein von der Suppe nicht satt wirst, empfehle ich dir dazu eventuelle Reste vom Vortag oder einen Salat.

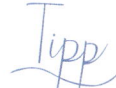

In Japan wird Misosuppe mit Algen zubereitet, in unserem Rezept verwenden wir Palmkohl, denn er ist aromatisch und bringt mehr Biss und Textur in die Suppe. Verträgst du keinen Kohl, kannst du ihn durch Spinatblätter ersetzen, die du nur ein paar Minuten direkt in der Bouillon garst. Die Misopaste kannst du notfalls durch Sojasauce ersetzen.

Nährwerte pro Portion	Energie	Fett	Kohlenhydrate	Zucker	Eiweiß
	256 kcal (1067 kJ)	15 g	9.6 g	5.8 g	20 g

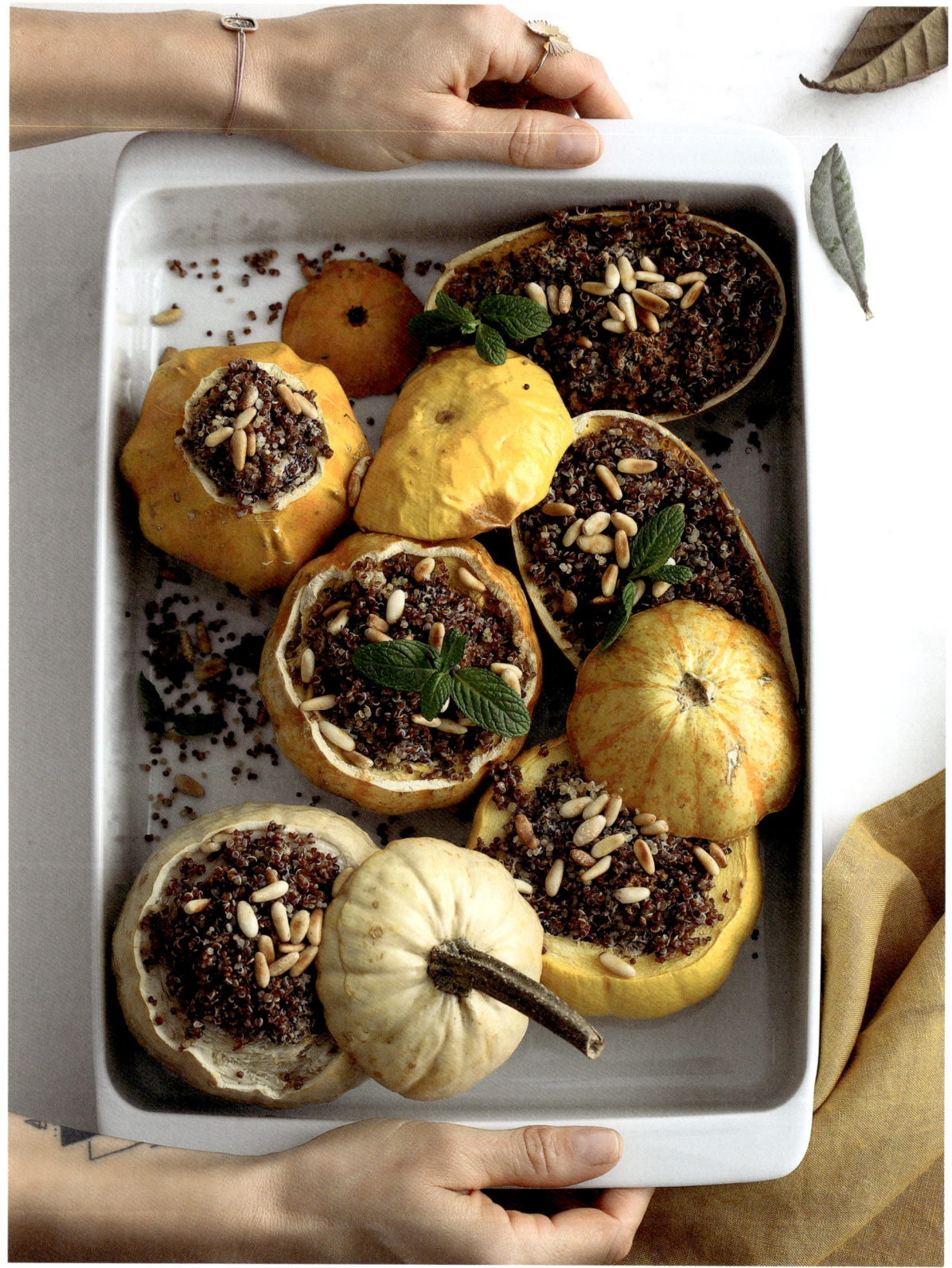

Gefüllter Kürbis

Kürbissuppe hast du bestimmt schon oft gekocht, jetzt ist es an der Zeit, mit Kürbis mal etwas anderes zu machen. Alle weiteren Zutaten kannst du übrigens beliebig austauschen: Wenn du Reis-, Bulgur- oder Linsenreste im Kühlschrank hast, kannst du das Quinoa damit ersetzen, und statt Ricotta kann man Fetakäse oder Parmesan verwenden. Wenn die Kürbissaison vorbei ist, kannst du auf die gleiche Art Paprika, Tomaten oder Zucchini füllen.

ERGIBT 1 PORTION

3 EL Quinoa nach Wahl

½ Butternusskürbis
    oder 1 kleiner Muskatkürbis

1 TL Olivenöl

Salz, Pfeffer aus der Mühle

3 EL Ricotta

1 EL Pinienkerne

½ unbehandelte Zitrone

ZUBEREITUNG

- Den Backofen auf 180 Grad vorheizen.
- Den Quinoa in einem Sieb kalt waschen und in der doppelten Menge Wasser 15 Minuten garen, danach 5 Minuten aufquellen lassen.
- Den Kürbis abwaschen, gut abtrocknen und gegebenenfalls halbieren. Die Kerne und Fäden in der Mitte entfernen. Mit dem Messer tiefe Ritze in das Fruchtfleisch schneiden. Mit dem Olivenöl bepinseln, mit Salz und Pfeffer würzen, danach im vorgeheizten Ofen etwa 20 Minuten backen.
- Das gekochte Quinoa mit dem Ricotta und den Pinienkernen vermischen, mit wenig Zitronen-schale (maximal ¼ Zitrone) und -saft sowie Salz und Pfeffer abschmecken.
- Das Kürbisfleisch mit einem Löffel heraus-schaben und unter die Quinoa-Käse-Mischung ziehen. Die Masse in die Kürbisschalen füllen und im Ofen weitere 10 Minuten backen.
- Mit einem grünen Salat auf einem Teller anrichten.

ERNÄHRUNGSFAKTEN

Nicht nur Kürbiskerne sind sehr gesund, auch das Fleisch des Kürbisses liefert eine ganze Ladung an gesunden Nährstoffen, die dich fit und schön machen. Die vibrierende Farbe gewinnt der Kürbis durch die sekundären Pflanzenstoffe der Caroti-noide, die antioxidativ und entzündungshemmend wirken und vor Herz-Kreislauf- und Augenerkran-kungen schützen. Das Beta- und das Alpha-Carotin verwandelt der Körper zu Vitamin A, das die Haut vor schädlichen Strahlen schützt und ihren Alte-rungsprozess verlangsamt. Kürbisfleisch enthält zudem reichlich Kieselsäure, die für schöne Nägel und gemeinsam mit dem Kalium für straffe und pralle Haut sorgt. Zudem ist Kürbis kalorienarm. Du kannst dich damit also ohne schlechtes Gewis-sen schön essen.

Nährwerte pro Portion	Energie	Fett	Kohlenhydrate	Zucker	Eiweiß
	434 kcal (1812 kJ)	23 g	42 g	12 g	17 g

Vegetarisches Chili

Diese vegetarische Variante des klassischen Chili con Carne ist sättigend, aromatisch und leicht scharf. Die Bohnen und Linsen decken deinen Proteinbedarf, und wenn du diesen Eintopf am Vortag vorbereitest, schmeckt er am nächsten Tag sogar noch besser.

ERGIBT 1 PORTION

⅓ Tasse getrocknete Kidneybohnen
   oder ½ Tasse gegarte Kidneybohnen
   aus der Dose
¼ Tasse Linsen
   (wenn möglich die schwarzen Belugalinsen)
1 kleine Zwiebel
1 EL Olivenöl
2–3 mittelgroße saftige Tomaten, klein gehackt,
   oder ½ Dose gehackte Tomaten
½ Tasse Gemüsebouillon
¼ TL ungesüßtes Kakaopulver
1 Prise Chilipulver
1 Prise Paprikapulver
1 Prise Kreuzkümmel
Salz, nach Belieben
1 EL Naturjoghurt
frische Korianderblätter

ZUBEREITUNG

- Getrocknete Kidneybohnen über Nacht einweichen, dann abgießen und im Dampfkochtopf weich kochen. Kidneybohnen aus der Dose einfach abgießen.
- Die Linsen gut abspülen und in der doppelten Menge Wasser rund 15 Minuten köcheln.

- Die Zwiebel hacken und in einem Topf im Olivenöl andünsten. Die gehackten Tomaten zugeben und kurz anbraten.
- Die Gemüsebouillon, den Kakao und die Gewürze zugeben und 20 Minuten auf kleinem Feuer köcheln lassen. Wenn die Linsen fertig sind (sie sollten nicht zu weich sein), zusammen mit den Kidneybohnen der Tomatensauce zugeben und 5–10 Minuten weiterkochen. Bei Bedarf und Wunsch salzen und zusätzlich würzen.
- Einen Esslöffel Naturjoghurt und den Koriander auf das Chili geben. Mit Vollkornreis oder einer Vollkorntortilla servieren.

ERNÄHRUNGSFAKTEN

Ganze 17 Gramm Protein liefert diese Mischung aus Linsen und Bohnen. Du kannst dich also problemlos auch ohne Fleisch mit genügend Eiweiß versorgen. Kidneybohnen enthalten reichlich Magnesium, das Muskelkrämpfen und Muskelkater vorbeugt. Es wirkt zudem beruhigend auf Muskeln und Nerven und verhilft dir zu einem ruhigen, erholsamen Schlaf. Mit solch einem herzhaften Abendessen aus langkettigen Kohlenhydraten und Proteinen läufst du auch weniger Gefahr, eine Zuckerkrise zu erleiden und dich vor dem Schrank mit den Süßigkeiten wiederzufinden.

Nährwerte pro Portion	Energie	Fett	Kohlenhydrate	Zucker	Eiweiß
	311 kcal (1307 kJ)	3,4 g	42 g	12 g	21 g

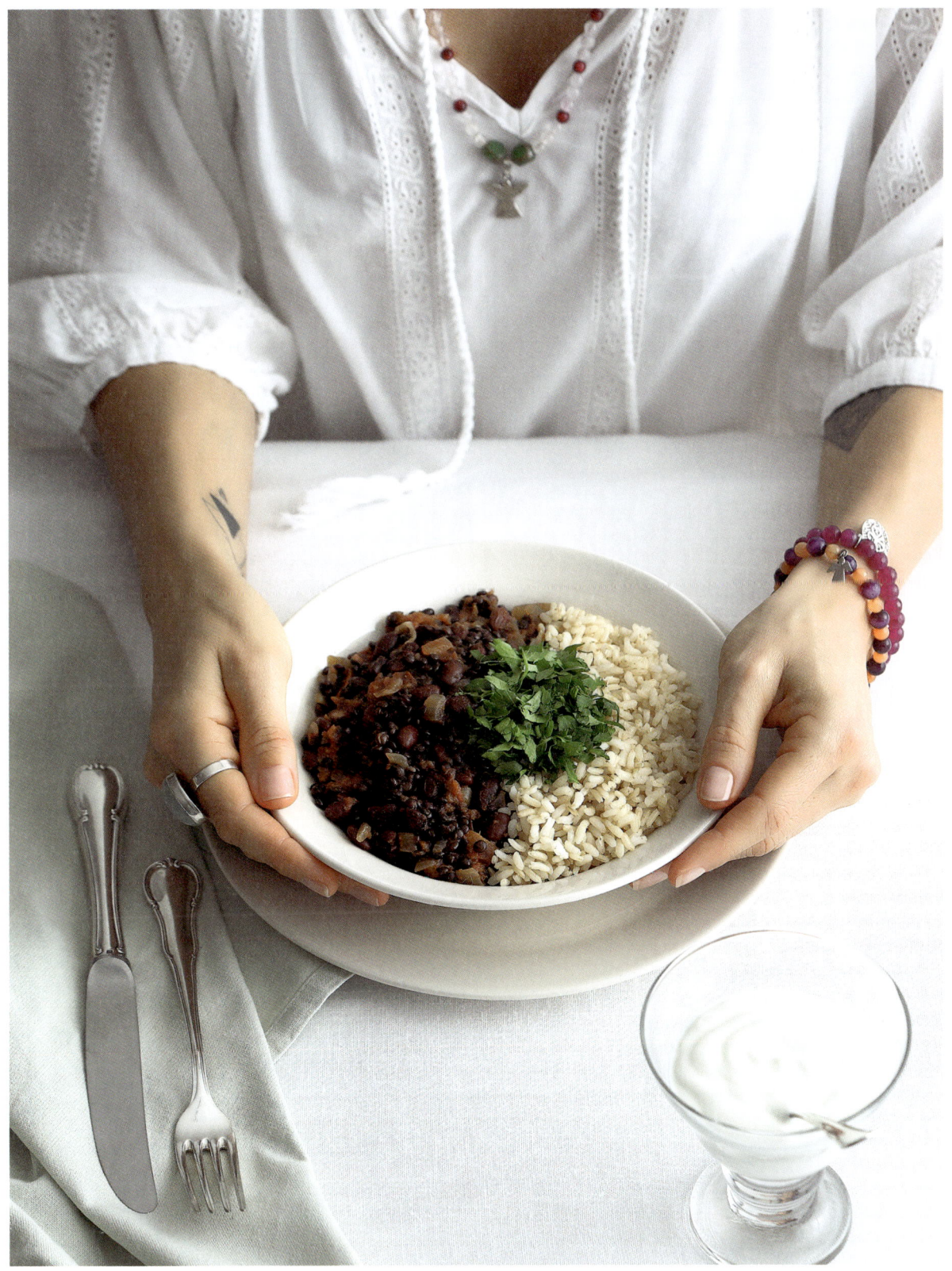

Indischer Garam-Masala-Eintopf

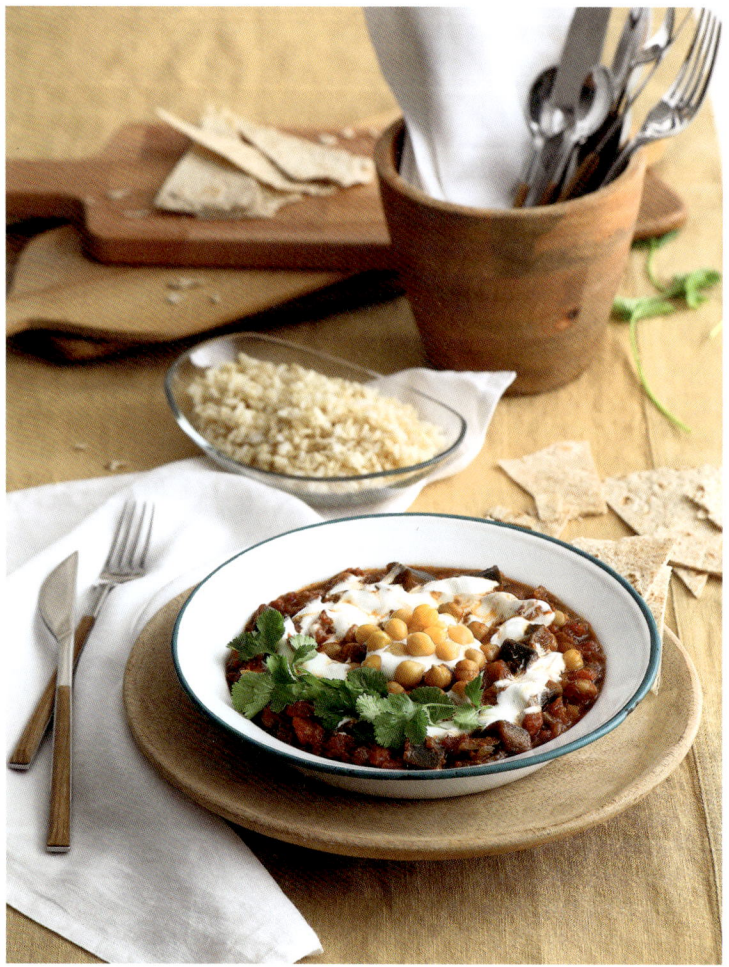

Kein anderes Land bietet eine so große Auswahl an pflanzlichen Gerichten wie Indien, und dieser Eintopf ist eine wahre Gaumenfreude. Die Zubereitung ist ganz einfach, du brauchst sprichwörtlich nur einen Topf, aber damit die Gewürze ihr volles Aroma entfalten können, musst du ein bisschen Zeit einrechnen.

ERGIBT 1 PORTION

⅓ Tasse getrocknete Kichererbsen

½ Aubergine

Salz

2 mittelgroße saftige Tomaten
   oder 1 kleine Dose gehackte Tomaten

½ Zwiebel

2 cm frischer Ingwer

1 TL Garam Masala

1 EL Olivenöl

1 TL Honig

1 Tasse Gemüsebouillon

½ Tasse Naturjoghurt

ZUBEREITUNG

- Die Kichererbsen über Nacht einweichen.
  Am nächsten Tag abgießen, abspülen und im
  Dampfkochtopf weich kochen. Es macht
  durchaus Sinn, mehr zu kochen, sodass man
  aus dem Rest noch einen Salat oder Hummus
  zubereiten kann.
- Die Aubergine in 2 cm große Würfel schneiden
  und mit Salz bestreuen, die Tomaten würfeln.
  Die Zwiebel klein hacken, den Ingwer schälen
  und fein hacken.
- In einem Topf die Zwiebel mit Ingwer und Garam
  Masala kurz im Olivenöl andünsten.
- Die Auberginenwürfel mit Küchenpapier abtup-
  fen, um die ausgetretene Flüssigkeit zu ent-
  fernen, danach in den Topf geben und einige
  Minuten mitbraten. Die gewürfelten Tomaten
  zugeben und auf kleinem Feuer kochen.
- Den Honig in der Gemüsebouillon auflösen und
  dem Eintopf zugeben, 20–25 Minuten weiter-

kochen. Dann die Kichererbsen beifügen, bei
Bedarf Wasser nachgießen und 10–15 Minuten
weiterköcheln.
- Den Joghurt zugeben und alles gut mischen.
  Bei Bedarf mit Salz oder mehr Garam Masala
  abschmecken.
- Mit Vollkornreis, Hirse oder einer Vollkorntortilla
  servieren.

ERNÄHRUNGSFAKTEN

Kichererbsen sollten häufig auf deinem Speiseplan
stehen, sie sind schlichtweg der Renner für Figur-
bewusste, Vegetarier und Veganer, denn sie sind
vollgepackt mit Faserstoffen, enthalten wenig
Fett, reichlich komplexe Kohlenhydrate, eine große
Portion hochwertiger Proteine, Folsäure, pflanzliches Eisen und die gleiche Menge an Kalzium wie
Milch. Doch damit nicht genug: Kichererbsen
enthalten Flavonoide als sekundäre Pflanzenstoffe;
das sind starke Antioxidantien, die vor oxidativem
Stress schützen und das Risiko für Herzerkrankungen mindern.

Sekundäre Pflanzenstoffe finden sich auch reichlich in Auberginen, die zu den Gemüsen mit der
höchsten antioxidativen Wirkung zählen. Auberginen sind entzündungshemmend, helfen bei
Arthritis und Gastritis, schützen das Herz und die
Blutgefäße und sollen sogar Krebs vorbeugen.
Zusammen mit den Carotinoiden der Tomaten
löffelst du mit dieser Schüssel also pure Gesundheit.

Nährwerte pro Portion	Energie	Fett	Kohlenhydrate	Zucker	Eiweiß
	475 kcal (1979 kJ)	20 g	48 g	25 g	18 g

Süßkartoffel aus dem Ofen

Bei diesem Gericht macht eigentlich der Ofen die ganze Arbeit. Während die Kartoffeln vor sich hin garen, kannst du in aller Ruhe duschen oder ein Bad nehmen. Selbstverständlich kannst du statt Süßkartoffeln auch normale Kartoffeln verwenden, doch der süßliche, leicht nussige Geschmack der Süßkartoffel passt in dieser Kombination etwas besser. Mit den Cashewkernen und dem Hüttenkäse hast du auch deinen Proteinbedarf abgedeckt.

ERGIBT 1 PORTION

1 Süßkartoffel
1 TL Olivenöl
Salz, Pfeffer aus der Mühle
1 Bund Petersilie
½ Tasse Hüttenkäse
8–10 Cashewkerne
3 EL Granatapfelkerne

ZUBEREITUNG

- Den Backofen auf 180 Grad vorheizen.
- Die Süßkartoffel waschen und gut abtrocknen. Halbieren und mit einem Messer tiefe Schnitte einritzen. Beide Hälften mit dem Olivenöl bepinseln und mit Salz und Pfeffer würzen. Im vorgeheizten Ofen etwa 30 Minuten backen, bis die Süßkartoffel weich, jedoch nicht zu mehlig ist.
- In der Zwischenzeit die Petersilie hacken und mit dem Hüttenkäse vermischen. Die Cashewkerne grob hacken.
- Die gebackene Kartoffel auf einen Teller legen, den Käse daraufstreichen und mit den Granatapfel- und Cashewkernen dekorieren.

ERNÄHRUNGSFAKTEN

Diese Kombination von süß-salzig und warm-kalt ist das perfekte Abendessen, denn es ist leicht und bekömmlich und dennoch sättigend, sodass du beim Fernsehen nicht plötzlich eine Heißhungerattacke erleidest. Süßkartoffeln machen dank ihrer komplexen Kohlenhydrate und Nahrungsfasern nicht nur satt, sondern sind wegen ihres tiefen glykämischen Index normalen Kartoffeln vorzuziehen, weil sie den Zucker langsamer an das Blut abgeben.

Cashewkerne liefern ungesättigte Fettsäuren und sind reich an Tryptophan und Magnesium, Hüttenkäse strotzt vor Kalzium und sorgt damit für gute Laune und ruhigen Schlaf, denn Kalzium ist ein natürliches Beruhigungsmittel.

Tipp

*Dieses Gericht passt super
zu einem grünen Salat.*

Nährwerte pro Portion	Energie	Fett	Kohlenhydrate	Zucker	Eiweiß
	483 kcal (2033 kJ)	17 g	67 g	21 g	18 g

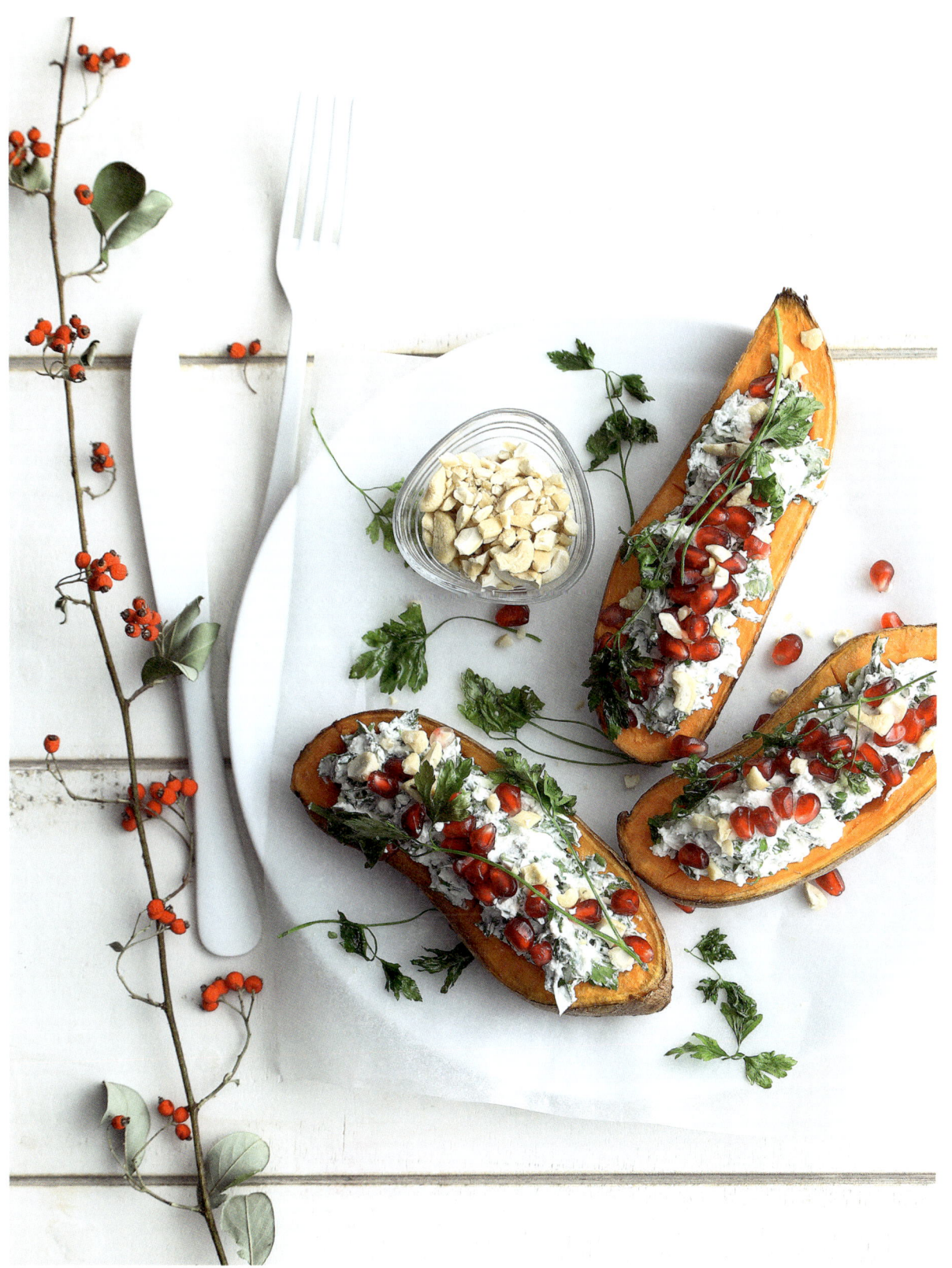

Ofengemüse

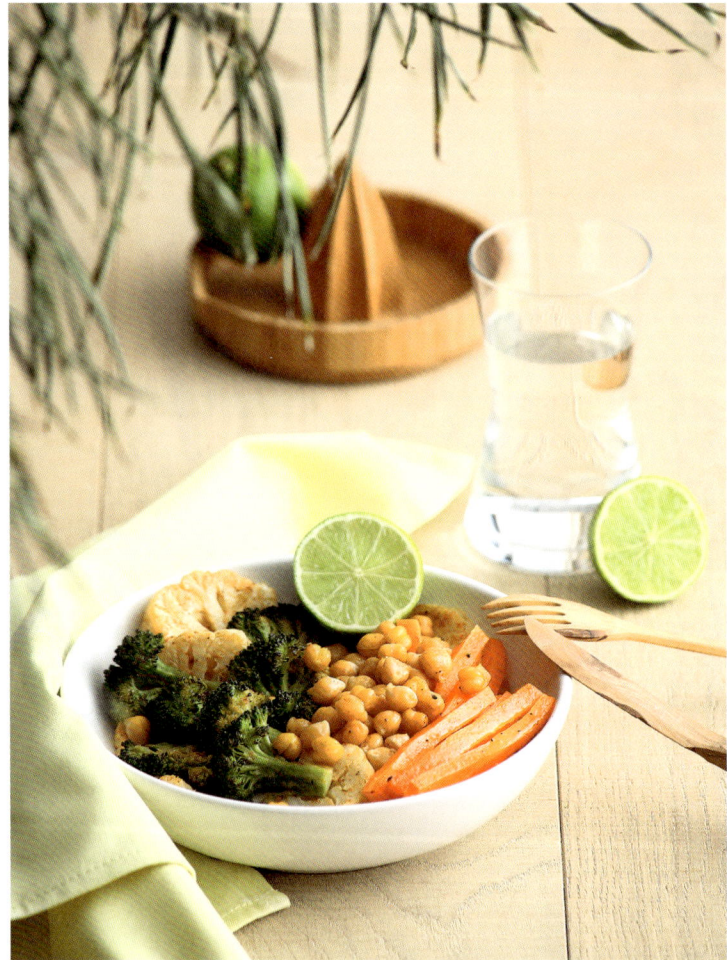

Dieses Gericht ist ganz einfach zuzubereiten und schmeckt doch so gut! Du brauchst
das Gemüse nur zu putzen und in Stücke zu schneiden, bevor du es mit der Gewürzmischung
bepinselst und in den Ofen schiebst. Schon nach 20 Minuten ist dein Abendessen fertig.
Bei der Gemüsewahl sind dir keine Grenzen gesetzt; Karotten, Kürbis, Sellerie, Schwarzkohl,
Rosenkohl und Zucchini sind nur einige Sorten, die sich prima eignen. Serviere das
Ofengemüse mit etwas Naturjoghurt und ein paar Blättern Rucola.

ERGIBT 1 PORTION

⅓ Tasse getrocknete Kichererbsen
   oder ½ Tasse gegarte Kichererbsen
   aus der Dose
⅓ Blumenkohl
150 g Saisongemüse nach Wahl
1 EL Olivenöl
¼ TL Kreuzkümmel
¼ TL Paprikapulver
Salz, Pfeffer aus der Mühle
Naturjoghurt zum Servieren

ZUBEREITUNG

• Getrocknete Kichererbsen über Nacht einweichen, dann abgießen und im Dampfkochtopf
  weich kochen. Kichererbsen aus der Dose
  einfach abgießen.
• Den Backofen auf 180 Grad vorheizen.
• Die Kichererbsen gut abtrocknen, den Blumenkohl in kleine Röschen schneiden. Das andere
  Gemüse je nach Lust und Gemüsetyp in Stäbchen, Würfel oder Scheiben schneiden.
• Das Gemüse auf einem mit Backpapier belegten
  Blech ausbreiten. Das Olivenöl mit den Gewürzen verrühren und das Gemüse damit bepinseln.
  Mit wenig Salz und Pfeffer bestreuen. Im vorgeheizten Ofen 10 Minuten backen, dann wenden
  und weitere etwa 10 Minuten fertig backen.
• Anrichten und mit Naturjoghurt servieren.

ERNÄHRUNGSFAKTEN

Mit einer einzigen Mahlzeit nimmst du eine Menge
Gemüse zu dir mit vielen Vitaminen, Mineralstoffen, sekundären Pflanzenstoffen und hochwertigen Ballaststoffen. Die Kichererbsen runden
die gesunde Mahlzeit noch mit wertvollen Proteinen ab. Blumenkohl ist im Vergleich zu anderen
Kohlarten sehr bekömmlich, auch für Menschen
mit empfindlicher Verdauung (deshalb wird er
auch für Babybrei verwendet). Tatsächlich wird
die Darmflora bei regelmäßigem Verzehr positiv beeinflusst, und dieser Effekt wird durch die
Kichererbsen und deren Ballaststoffe noch
verstärkt. Insbesondere der wasserlösliche Ballaststoff Inulin ist ein idealer Nährstoff für gute
Bakterien und wirkt somit probiotisch. Dass die
Gesundheit der Darmflora sich auf das Wohlbefinden und die Psyche auswirkt, konnte mittels
Untersuchungen belegt werden; mehrere Studien
weisen sogar auf einen direkten Zusammenhang
zwischen Depressionen und Ballaststoffmangel
hin. Also: Guten Appetit und gute Gesundheit!

Nährwerte pro Portion	Energie	Fett	Kohlenhydrate	Zucker	Eiweiß
	359 kcal (1492 kJ)	15 g	29 g	5,1 g	16 g

Zucchini-Pfannkuchen

Diese Zucchini-Pfannkuchen sind echt der Hammer. Zum einen sind sie sehr schnell zubereitet, zum anderen schmeckt die Kombination der milden Zucchini mit dem nussigen Buchweizenmehl fantastisch. Ein richtiges »Wohlfühl«-Abendessen, das dich nach einem anstrengenden Tag rundum glücklich macht. Das Schöne an diesem Rezept ist, dass du die Pfannkuchen abwechslungsweise würzig oder süß zubereiten kannst. Die süße Variante kannst du zum Beispiel mit etwas Apfelmus oder mit der Kirsch-Chia-Marmelade von Seite 56 servieren.

ERGIBT 1 PORTION (3 PFANNKUCHEN)

1 kleine Zucchini
¼ Tasse lauwarme Milch
3 EL Buchweizenmehl
¼ TL Backpulver
1 Ei
Salz, Pfeffer aus der Mühle
1–2 TL Olivenöl, bei Bedarf

ZUBEREITUNG

- Die Zucchini schälen und auf der Gemüsereibe grob raspeln.
- Die Milch in eine Schüssel geben und mit dem Buchweizenmehl und dem Backpulver verrühren. Erst das Ei, dann die geriebene Zucchini zugeben und mit Salz und Pfeffer abschmecken. Für die süße Variante nur eine Prise Salz und keinen Pfeffer verwenden. Den Teig 15 Minuten ruhen lassen.
- In einer kleinen Bratpfanne 1 Teelöffel Olivenöl erwärmen, alternativ eine Pfanne mit Antihaftbeschichtung verwenden, dann ist kein Öl notwendig. Jeweils ein Drittel der Teigmischung in die Pfanne geben und auf beiden Seiten zu goldbraunen Pfannkuchen ausbacken.
- Die Pfannkuchen auf einem Teller mit einem knackigen Salat oder mit der Kirsch-Chia-Marmelade anrichten.

ERNÄHRUNGSFAKTEN

Buchweizen ist wie Quinoa ein Pseudogetreide und somit glutenfrei, weshalb er auch bekömmlicher ist als Weizenmehl. Seine Zusammensetzung ist besonders wertvoll, da alle essenziellen Aminosäuren vertreten sind. Und die Kombination von Buchweizen und Ei macht dieses Gericht dank des hohen Lezithingehalts zur optimalen Gehirnnahrung. Als Baustein der Gehirn- und Nervenzellen unterstützt Lezithin nämlich das Nervensystem und die Hirnleistung. Lezithin ist zudem ein wichtiger Nährstoff für die Leberzellen, es hilft bei der Fettverdauung beziehungsweise dem Fettabbau.

Nährwerte pro Portion*	Energie	Fett	Kohlenhydrate	Zucker	Eiweiß
	311 kcal (1305 kJ)	16 g	27 g	5,9 g	15 g

* ohne Salat oder Marmelade

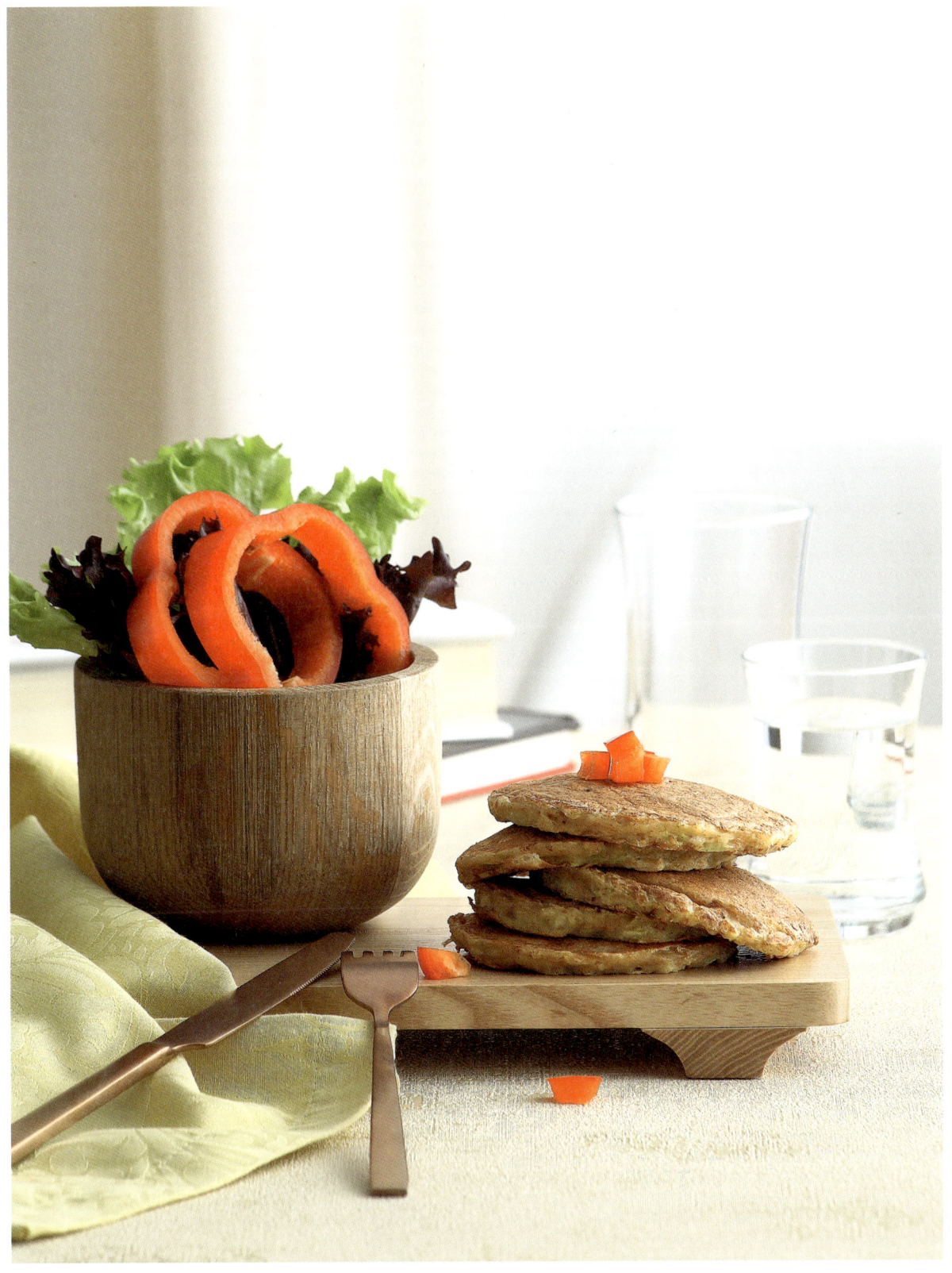

Kartoffelgratin mit Cashewcreme

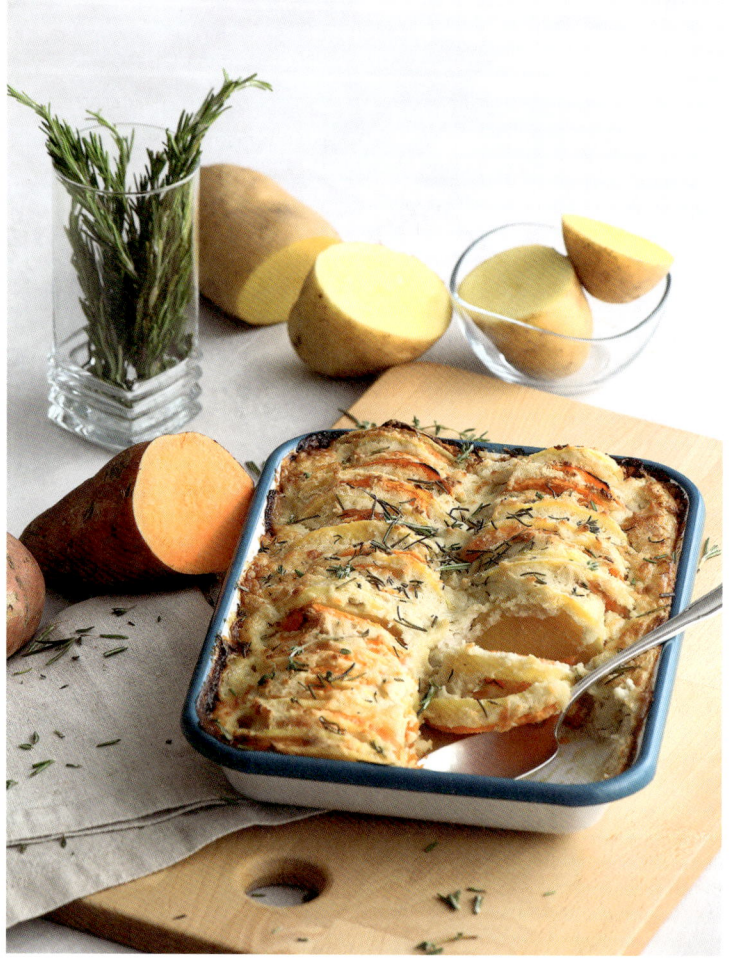

Ich liebe Abendessen aus dem Ofen. Es ist praktisch, weil ich nicht am Herd zu stehen brauche und das Gericht fertig ist, wenn ich in die Küche zurückkomme. Diese gesunde Variante des traditionellen Kartoffelgratins zeigt, dass Rahm (Sahne) sehr gut ersetzt werden kann.

Für eine große Auflaufform

1 Tasse Cashewkerne
2–3 mittelgroße Süßkartoffeln (ca. 400 g)
3–4 mittelgroße Kartoffeln (ca. 400 g)
1 Tasse Wasser
2 Knoblauchzehen
½ TL Salz
Pfeffer aus der Mühle
1 Tasse geriebener Parmesan
1 EL frisch gehackter Rosmarin
1 EL frisch gehackter Thymian

ZUBEREITUNG

- Die Cashewkerne am besten über Nacht, mindestens jedoch eine halbe Stunde, in Wasser einweichen, damit sie aufquellen.
- Den Backofen auf 180 Grad vorheizen.
- Die Süßkartoffeln und nach Belieben auch die Kartoffeln schälen und in dünne Scheiben schneiden; die Süßkartoffelscheiben dürfen etwas dicker sein, da sie schneller garen. In Reihen in eine Auflaufform legen, jeweils alternierend eine Scheibe Kartoffel und eine Scheibe Süßkartoffel.
- Das Einweichwasser der Cashewkerne abgießen. Die Nüsse kurz abspülen, dann in den Mixer geben, das Wasser, die Knoblauchzehen und das Salz hinzufügen und alles zu einer cremigen Sauce pürieren. Mit Pfeffer abschmecken.
- Die Hälfte des Parmesans zu der Sauce geben und zusammen mit den fein gehackten Kräutern über den Gratin geben. Obendrauf kommt noch der restliche geriebene Parmesan.
- Den Gratin im vorgeheizten Ofen 40–45 Minuten backen.

ERNÄHRUNGSFAKTEN

Kartoffeln mit Süßkartoffeln zu kombinieren, ist immer eine gute Wahl, auch weil sich Süßkartoffeln allein wegen ihrer Süße nicht so gut für herzhafte Gerichte eignen. Ernährungsphysiologisch ist der Gehalt an Makronährstoffen bei beiden Sorten sehr ähnlich, nur der Zuckergehalt ist bei der Süßkartoffel natürlich etwas höher. Die Kartoffel hat mehr Folsäure, die Süßkartoffel mehr Vitamin E, C und Beta-Carotin, das im Körper zu Vitamin A umgewandelt wird. Der größte Unterschied liegt jedoch im glykämischen Index, der angibt, wie schnell der Blutzucker nach dem Essen ansteigt: Bei Süßkartoffeln geschieht dies langsamer als bei Kartoffeln. Deshalb halten uns Süßkartoffeln auch länger satt.

Die Cashewcreme liefert im Vergleich zu einer klassischen Rahmsauce mehr Proteine und gesündere Fette, außerdem wertvolle Mineralstoffe wie Magnesium und Phosphor. Cashewkerne enthalten auch viel Tryptophan, eine Aminosäure, die das Einschlafen begünstigt.

Nährwerte pro Portion	Energie	Fett	Kohlenhydrate	Zucker	Eiweiß
	450 kcal (1882 kJ)	24 g	43 g	7,8 g	18 g

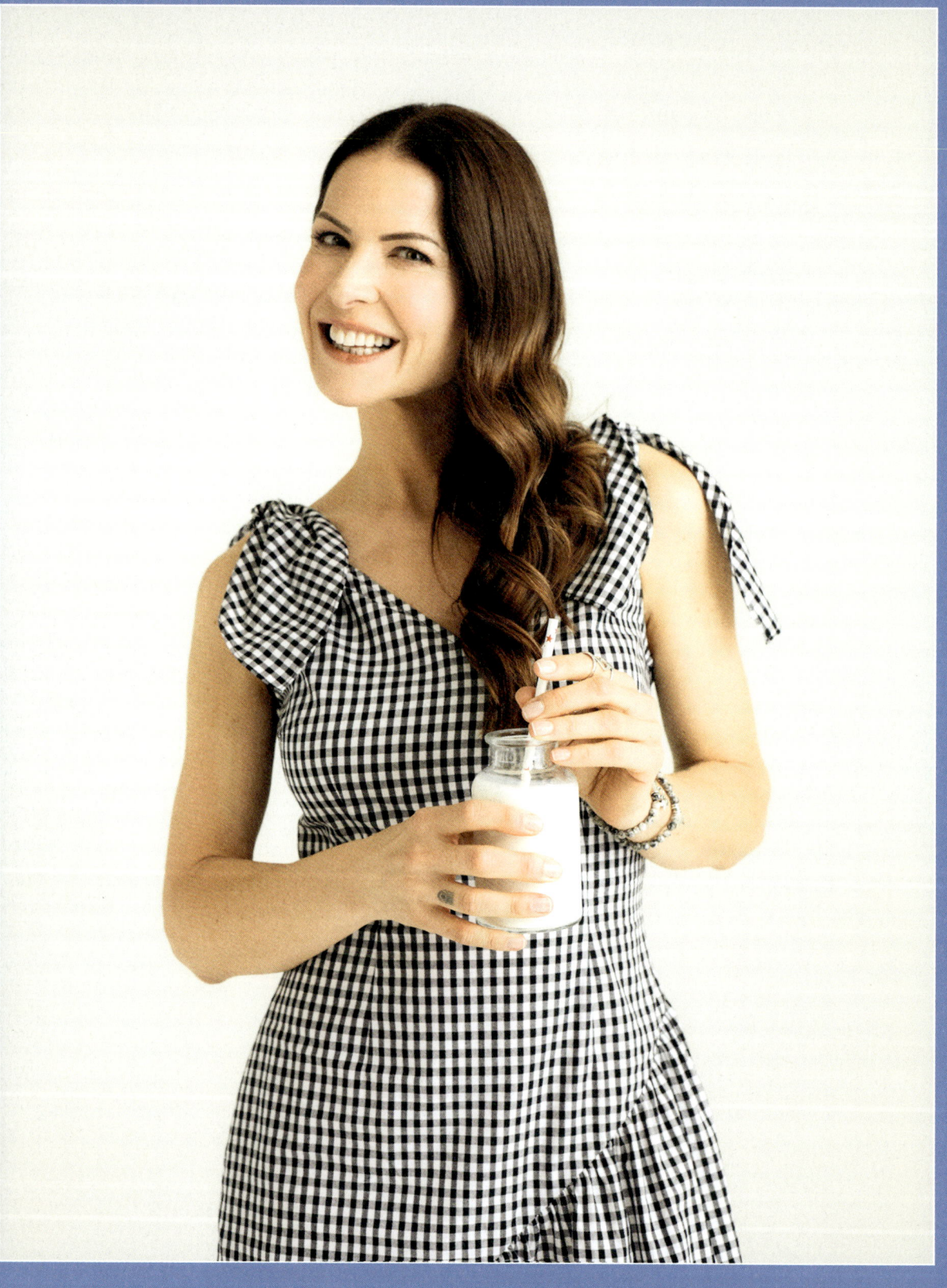

Ganz ohne raffinierten Zucker

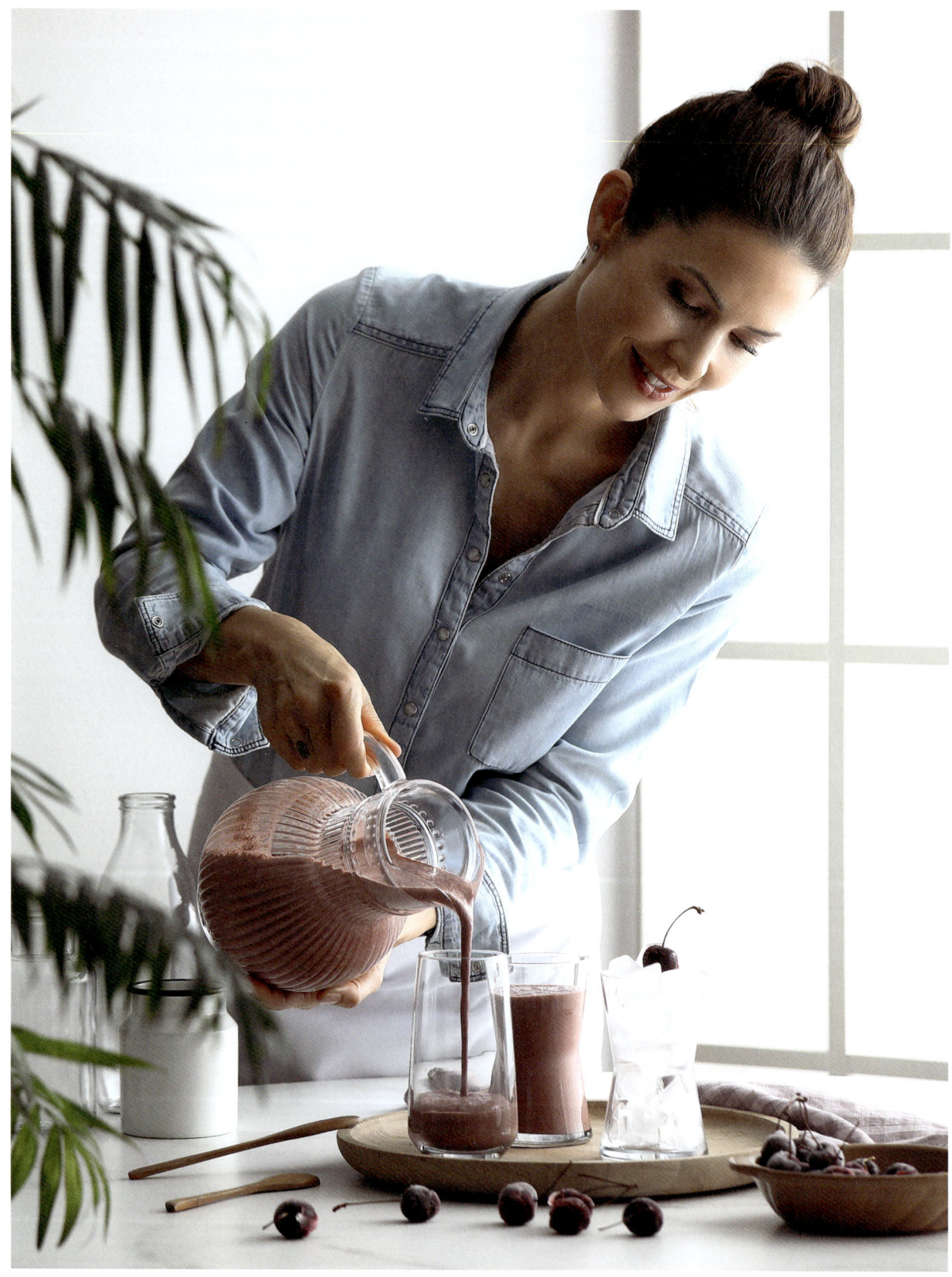

Schwarzwälder Smoothie

Die aromatischen, süßen und doch leicht säuerlichen Kirschen passen hervorragend zu dem herben Kakao und der nussigen Mandelmilch – dieser Smoothie ist schlichtweg ein Traum, besser als jeder Shake, den du jemals getrunken hast. Falls du statt tiefgekühlter frische Kirschen verwendest, kannst du ein paar Eiswürfel zugeben, damit der Smoothie schön eiskalt wird.

ERGIBT 2 GLÄSER

1 Banane
¾ Tasse tiefgekühlte oder frische schwarze Kirschen, entsteint
1 EL ungesüßtes Kakaopulver
1 Tasse Mandelmilch
1 Dattel, entsteint
1 TL Kakao-Nibs, nach Belieben

ZUBEREITUNG

• Die Banane in grobe Scheiben schneiden und mit allen restlichen Zutaten (außer den Kakao-Nibs) in einem Mixer fein pürieren. In ein Glas füllen. Nach Belieben die Kakao-Nibs für eine Extraportion Antioxidantien und mehr Biss über den Smoothie streuen. Eiskalt genießen.

ERNÄHRUNGSFAKTEN

Statt Zucker verleihen Kirschen und Datteln diesem Smoothie die Süße. Kirschen und Kakao liefern zudem eine Menge Antioxidantien, die dich jung und schön machen.
Verwende für dieses Rezept am besten Mandelmilch, da die Kuhmilch die antioxidative Wirkung der Kirschen und der dunklen Schokolade vermindern kann.

Nährwerte pro Glas	Energie	Fett	Kohlenhydrate	Zucker	Eiweiß
	142 kcal (595 kJ)	5.1 g	19 g	17 g	3.3 g

Saftiger Schokoladenkuchen

Mit diesem Rezept wirst du deine Gäste garantiert beeindrucken – sie werden nämlich nicht glauben können, dass du den Kuchen statt mit Mehl mit Bohnen zubereitet hast! Dank der Hülsenfrüchte wird der Kuchen feucht und zugleich kalorienarm.

ERGIBT CA. 10 PORTIONEN

Für eine Kuchenform
von 24 cm Durchmesser

Ca. 1 ½ Tassen getrocknete Kidneybohnen
2 Eier
3 EL Kokosöl
100 g Vollrohrzucker
1 EL Backpulver
¼ TL Salz
¼ TL Vanillemark
2 Tassen tiefgekühlte Himbeeren
½ Tasse ungesüßtes Kakaopulver

ZUBEREITUNG

- Die Bohnen über Nacht einweichen. Am nächsten Tag abgießen und in ausreichend Wasser, am besten im Dampfkochtopf, weich kochen.
- Den Backofen auf 200 Grad vorheizen.
- Die Bohnen im Mixer pürieren. Die Eier zufügen und weiterpürieren. Die restlichen Zutaten außer den Himbeeren und dem Kakaopulver dazugeben. Dann die noch gefrorenen Himbeeren vorsichtig darunterziehen.

- Die Kuchenform mit Backpapier auslegen und den Teig hineingeben. Den Kuchen im vorgeheizten Ofen etwa 1 Stunde backen.
- Den Kuchen abkühlen lassen und vor dem Servieren das Kakaopulver darübersieben. Der Kuchen schmeckt einen Tag später übrigens noch besser.

ERNÄHRUNGSFAKTEN

Da sich für diesen Kuchen alternative Süßmittel wie Datteln oder Bananen weniger gut eignen, möchte ich an dieser Stelle kurz auf die Unterschiede von Vollrohrzucker, Rohzucker und Rohrohrzucker eingehen. Ich empfehle dir, die ganz unraffinierten Varianten von Zuckerrüben- oder Zuckerrohrzucker zu kaufen, die noch alle ursprünglichen Mineralstoffe enthalten, also etwa Vollrohrzucker, Muscovado-Zucker oder Jacutinga-Zucker. Falls du die nicht bekommst, kannst du auf die Vorstufen von Haushaltszucker oder Rohrzucker zurückgreifen, also Rohzucker (oder brauner Zucker) und Rohrohrzucker. Bei diesen ist immerhin noch ein Bruchteil der ursprünglichen wertvollen Mineralstoffe enthalten, weshalb sie dem raffinierten weißen Zucker in jedem Fall vorzuziehen sind.

Nährwerte pro Stück	Energie	Fett	Kohlenhydrate	Zucker	Eiweiß
	173 kcal (719 kJ)	7,3 g	18 g	11 g	6,1 g

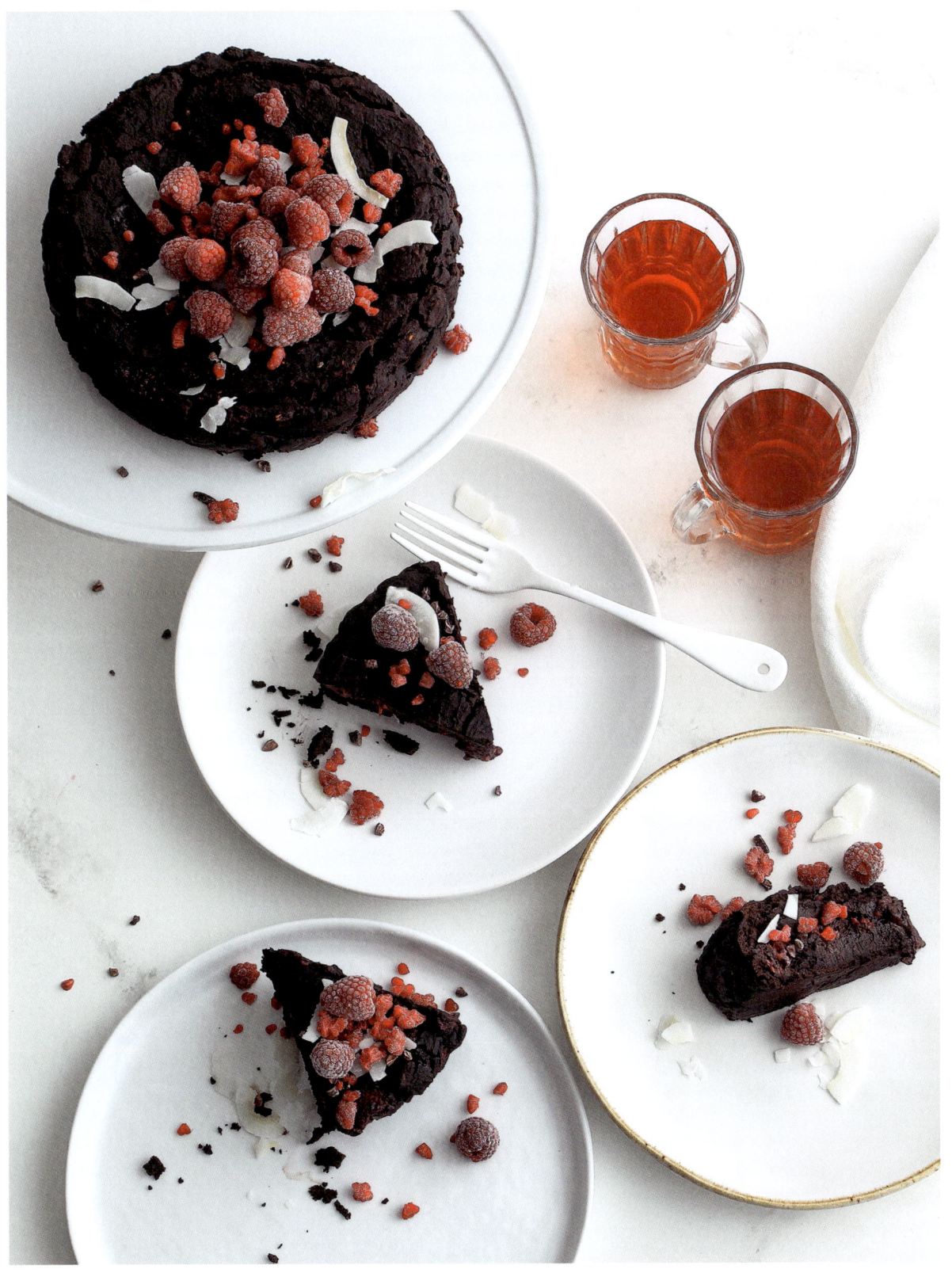

Hausgemachtes Semifreddo

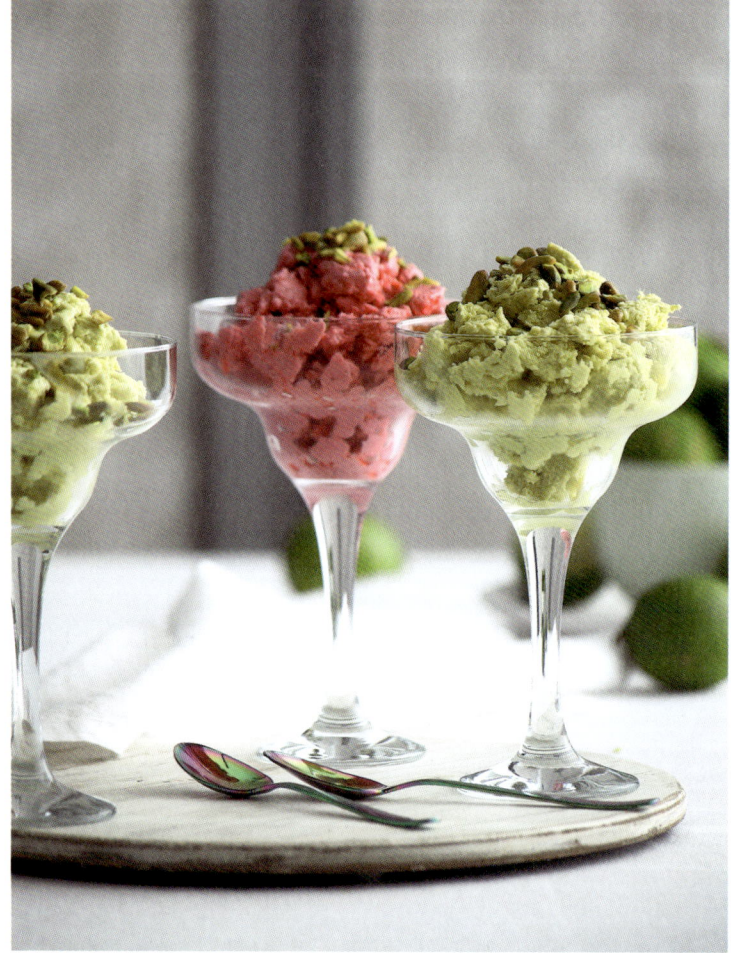

Das italienische »Semifreddo« bedeutet »halb kalt« und beschreibt die Konsistenz,
die zwischen gefrorenem Eis und einer Mousse liegt. Die hier vorgeschlagenen Semifreddo-
Varianten sind luftig, cremig und sehr erfrischend. Die Zutaten sind gesund und nahrhaft,
sodass du dieses Dessert auch als Snack in deinen Menüplan einbauen kannst.

ERGIBT JE 1 PORTION

FÜR DAS MANGO-SEMIFREDDO

¾ reife Mango

¼ Avocado

½ Tasse Skyr natur

1 TL Honig oder Agavendicksaft

1 Spritzer Limettensaft

Kokosraspel oder gehackte Pistazienkerne,
    nach Belieben

FÜR DAS HIMBEER-SEMIFREDDO

1 Tasse tiefgekühlte Himbeeren

½ Tasse Skyr natur

2 TL Honig oder Agavendicksaft

2 EL Mandelmilch

gehackte Pistazienkerne oder dunkle
    Schokoladenraspel, nach Belieben

ZUBEREITUNG

- Die Hälfte der Mango in Würfel schneiden und für einige Stunden oder über Nacht in einem kleinen Beutel im Tiefkühler einfrieren.
- Dann die gefrorenen Mangostücke, Avocado, Skyr, Honig oder Agavendicksaft und den Limettensaft in den Mixer geben und alles zu einer cremigen Masse mixen. Je nach Mixer und Kraft eventuell ein paar Löffel Wasser oder Milch zugeben, damit sich die Mango verarbeiten lässt.
- Das restliche Stück Mango in Scheiben schneiden und damit das Semifreddo garnieren. Nach Belieben wenig Kokosraspel oder gehackte Pistazien darüberstreuen.

ZUBEREITUNG

- Die Himbeeren mit Skyr, Honig oder Agavendicksaft und der Mandelmilch in den Mixer geben und alles zu einer cremigen Masse mixen.
- Das Semifreddo in einer Schale anrichten und je nach Lust und Laune mit gehackten Pistazien oder dunkler Schokolade garnieren.

ERNÄHRUNGSFAKTEN

Ich habe immer eine Packung gefrorene Himbeeren im Vorrat. Es ist oft besser, gefrorene Beeren zu kaufen als frische, die schon länger im Regal stehen und bereits einen Großteil der Nährwerte verloren haben.

Skyr ist ein isländisches Milchfrischprodukt auf Magerquarkbasis. Es ist bei Sportlern sehr beliebt, weil es fettarm und mit 11 g Protein pro 100 g reich an Eiweiß ist. Da für seine Herstellung Magermilch konzentriert wird, ist Skyr ein toller Lieferant von Kalzium, Magnesium und Kalium. Viele gute Gründe also, sich dieses Semifreddo zu gönnen.

Nährwerte pro Portion	Energie	Fett	Kohlenhydrate	Zucker	Eiweiß
Mango	190 kcal (797 kJ)	5,9 g	20 g	19 g	12 g
Himbeer	158 kcal (665 kJ)	1,6 g	20 g	18 g	13 g

Superfood-Florentiner

Es gibt nichts Vergnüglicheres, als mit Schokolade zu hantieren, denn allein schon der Geruch macht glücklich! In Kombination mit den ungesättigten Fettsäuren der Nüsse und den sekundären Pflanzenstoffen der getrockneten Beeren werden diese Taler zu regelrechten Superfood-Bomben.

ERGIBT CA. 20 TALER

100 g dunkle Schokolade
(mindestens 70 Prozent Kakaoanteil)
1 Handvoll Nüsse oder Kerne
(Mandeln, Haselnüsse, Pistazien,
Kürbiskerne, Sesam usw.)
1 Handvoll Trockenfrüchte
(Goji-Beeren, Aprikosen, Heidelbeeren,
Maulbeeren usw.)

ZUBEREITUNG

• Ein Blech mit Backpapier belegen. Die Schokolade in Stücke brechen und im Wasserbad oder in der Mikrowelle schmelzen. Mit einem Löffel oder Spritzbeutel etwa 20 Taler mit einem Durchmesser von rund 4 cm auf das Blech geben.

• Etwas abkühlen lassen, bis die Schokolade matt wird, jedoch noch nicht fest. Dann nach Lust und Laune mit Nüssen, Kernen und Trockenfrüchten verzieren.

• Wenn die Schokolade ganz fest geworden ist, die Taler in eine verschließbare Aluminiumschachtel legen.

ERNÄHRUNGSFAKTEN

Schokolade macht tatsächlich glücklich – das liegt an der Aminosäure Tryptophan, die im Kakao reichlich enthalten ist und die der Körper in das Glückshormon Serotonin umwandelt. Kakao bringt neben Glück auch einiges an Magnesium und Kalzium mit sich und wirkt dank seiner sekundären Pflanzenstoffe antioxidativ und entzündungshemmend. Bei der Wahl der Schokolade ist es wichtig, darauf zu achten, eine Sorte mit hohem Kakaoanteil zu wählen, weil dort mehr von der Kakaobohne und weniger Zucker drinsteckt.

Nährwerte pro Stück	Energie	Fett	Kohlenhydrate	Zucker	Eiweiß
	36 kcal (151 kJ)	2,8 g	1,7 g	1,2 g	0,6 g

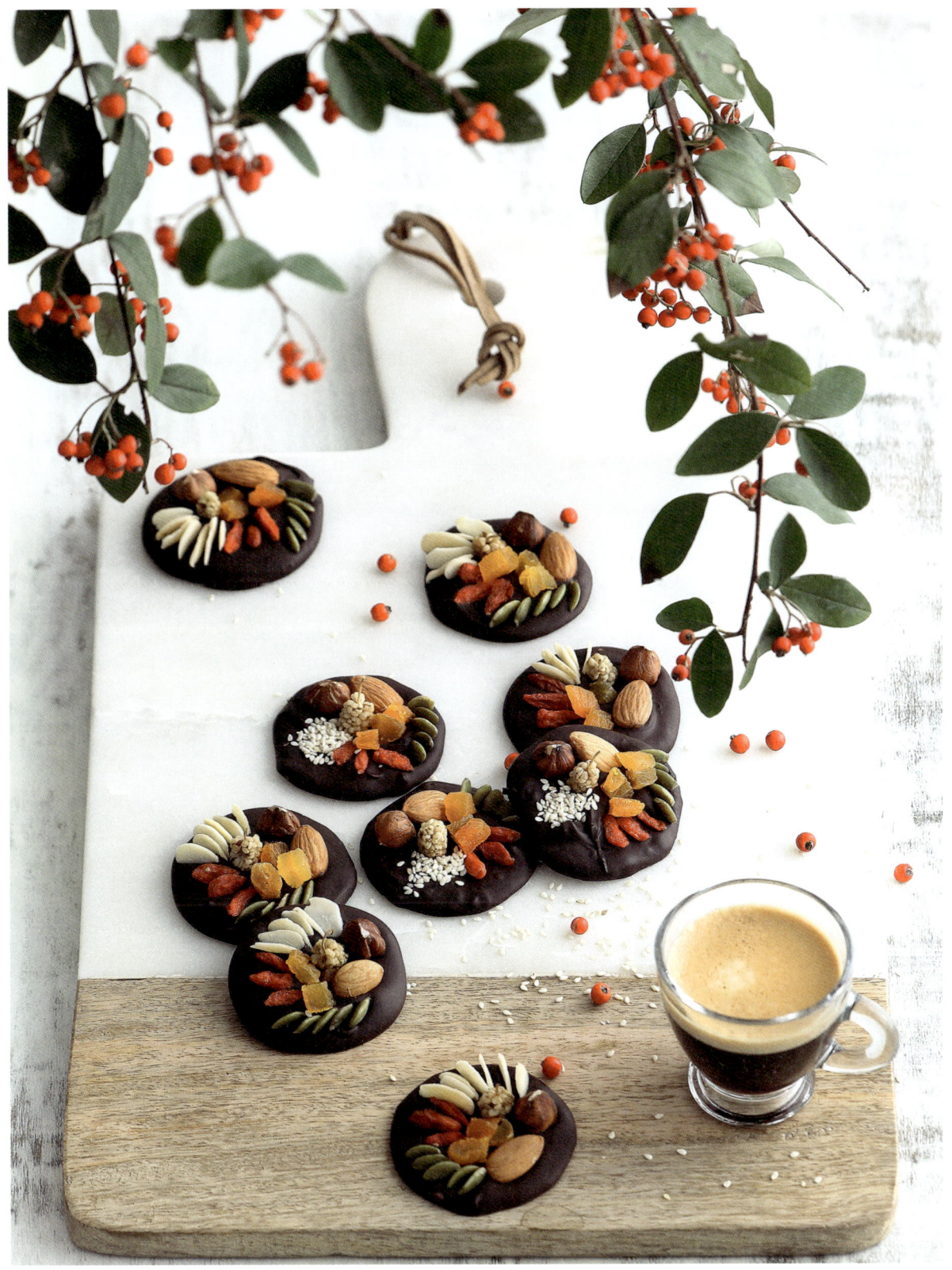

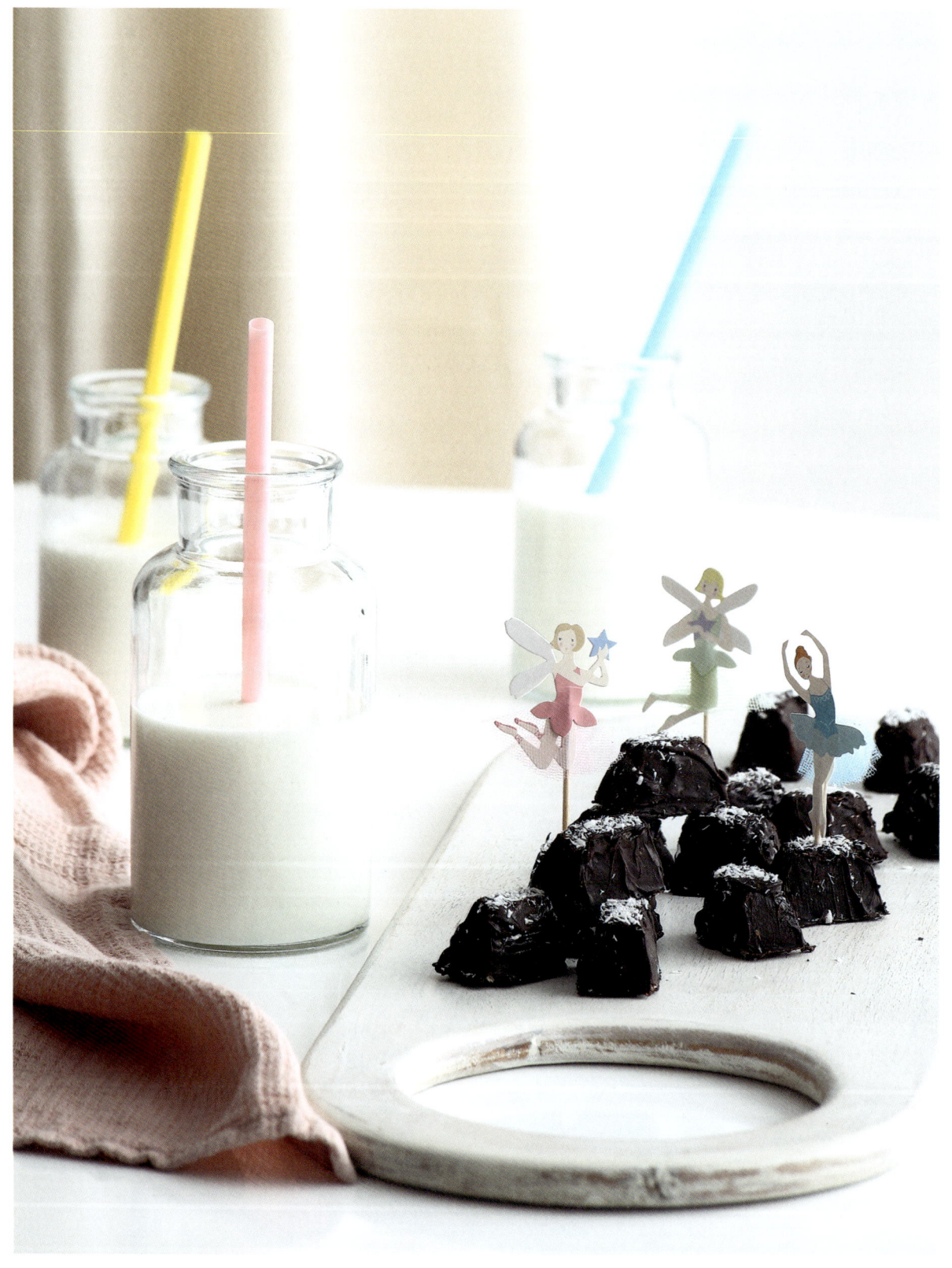

Kokoswürfel mit Schokoglasur

Wenn du den Geschmack von Kokosnuss liebst, aber wie ich niemals einen Industrie-Kokosriegel kaufen würdest, weil die zu viel Fett und Zucker enthalten, wirst du dich über diese gesunde Alternative freuen. Naschen ist ab sofort erlaubt!

ERGIBT CA. 10 STÜCK

1 Tasse Kokosraspel
5 EL Kokosmilch
1 EL Kokosöl
½ TL Vanillemark
1 EL Honig oder Agavendicksaft
1 Prise Salz
50 g dunkle Schokolade
 (mindestens 70 Prozent Kakaoanteil)

ZUBEREITUNG

- Alle Zutaten bis auf die Schokolade mit einem Löffel zu einer homogenen Masse verarbeiten und eine halbe Stunde stehen lassen.
- Die Masse auf einem Stück Backpapier mit einem Nudelholz zu einem Rechteck mit einer Breite von 7–8 cm, einer Länge von 20 cm und einer Dicke von 1,5 cm ausrollen. Alternativ kann man die Masse auch in Eiswürfelförmchen drücken. Mindestens 3 Stunden in den Tiefkühler stellen, bis die Masse hart geworden ist.
- Die Schokolade in Stücke brechen und im Wasserbad oder in der Mikrowelle schmelzen.
- Die Kokosmasse aus dem Tiefkühler nehmen und in Rechtecke schneiden bzw. aus der Eiswürfelform lösen; es sollte für zehn Stück reichen. Die Wüfel mit der geschmolzenen Schokolade bepinseln. Sobald die Schokolade getrocknet ist, umdrehen und auch noch die Kehrseite bepinseln.
- Die Würfel am besten im Kühlschrank aufbewahren, sie lassen sich aber auch tiefkühlen.

ERNÄHRUNGSFAKTEN

Kokosöl ist nicht so gesund, wie es von seinen Befürwortern versprochen wird, denn es enthält mehr gesättigte Fettsäuren (87 Gramm) als Butter (51 Gramm). Wenn du die Wahl zwischen Olivenöl und Kokosöl hast, ist Olivenöl klar die gesündere Option. Das heißt aber nicht, dass du keine Kokosprodukte essen darfst. Es ist ähnlich wie mit dem Obst: Weil bei uns Äpfel, aber keine Ananas wachsen, essen wir normalerweise Äpfel, aber zu einem speziellen Anlass oder zur Abwechslung gönnen wir uns natürlich ab und zu die exotische Frucht.

Nährwerte pro Stück	Energie	Fett	Kohlenhydrate	Zucker	Eiweiß
	136 kcal (562 kJ)	13 g	3.3 g	2,7 g	1,2 g

Heidelbeer-Cheesecake-Muffins

Eine Kreuzung zwischen Muffin und Cheesecake – besser kann es gar nicht werden!
Zum Süßen verwenden wir hier eine Banane und einen Esslöffel Honig. Im Gegensatz zu
Haushaltszucker, der aus Zuckerrüben gewonnen wird und aus reiner Saccharose
(einem aus Glukose und Fruktose zusammengesetzten Zweifachzucker) besteht, bringt
die Banane neben dem guten Geschmack auch noch wertvolle Nährstoffe mit sich.

ERGIBT 6 MUFFINS

½ Tasse tiefgekühlte oder frische Heidelbeeren
1 Ei
⅓ Tasse Halbfettquark
1 Banane
1 Tasse gemahlene Mandeln
1 EL Honig oder Agavendicksaft
½ TL Vanillemark
½ TL Backpulver
1 Prise Salz

ZUBEREITUNG

• Falls verwendet, die tiefgekühlten Heidelbeeren
aus dem Tiefkühler nehmen. Den Backofen auf
175 Grad vorheizen.

• Das Ei mit der Küchenmaschine schaumig
schlagen, dann den Quark dazugeben und verrühren. Die Banane mit einer Gabel zerdrücken
und ebenfalls beigeben. Gemahlene Mandeln,
Honig oder Agavendicksaft, Vanillemark, Backpulver und Salz daruntermischen.

• Den Teig in die Muffinförmchen verteilen. Die
Heidelbeeren auf die sechs Förmchen verteilen
und mit einer Gabel ein wenig in den Teig hinein-
drücken. Im vorgeheizten Ofen 20–25 Minuten
backen.

• Aus dem Ofen nehmen, abkühlen lassen und
in einer verschließbaren Tupperdose im Kühlschrank aufbewahren.

ERNÄHRUNGSFAKTEN

Honig enthält ebenso wie Haushaltszucker die
Saccharide Glukose und Fruktose, aber darüber
hinaus wertvolle Mineralstoffe, Spurenelemente,
Aminosäuren sowie sekundäre Pflanzenstoffe
mit antioxidativer und entzündungshemmender
Wirkung. Ein Tee oder ein Glas Milch mit Honig
wirkt Wunder gegen Erkältung und Husten. Ein Teil
dieser Inhaltsstoffe ist hitzeempfindlich und
geht bei längerem Erhitzen wie beim Backen verloren. Deshalb ist Honig zum Backen eigentlich
fast zu schade. Nur ein Löffel, um die Süße abzu-
runden, wie in diesem Rezept ist aber absolut in
Ordnung. Viel wichtiger ist die Wahl des Honigs:
Kaufe qualitativ hochwertigen und unbehandelten
Honig, am besten von einem Imker in der Nähe.
Bei regelmäßigem Konsum kann Honig nämlich
auch gegen Pollen desensibilisieren und ist damit
ein natürliches Heilmittel gegen Heuschnupfen.

Nährwerte pro Stück	Energie	Fett	Kohlenhydrate	Zucker	Eiweiß
	151 kcal (630 kJ)	9,8 g	8,1 g	6,7 g	6,2 g

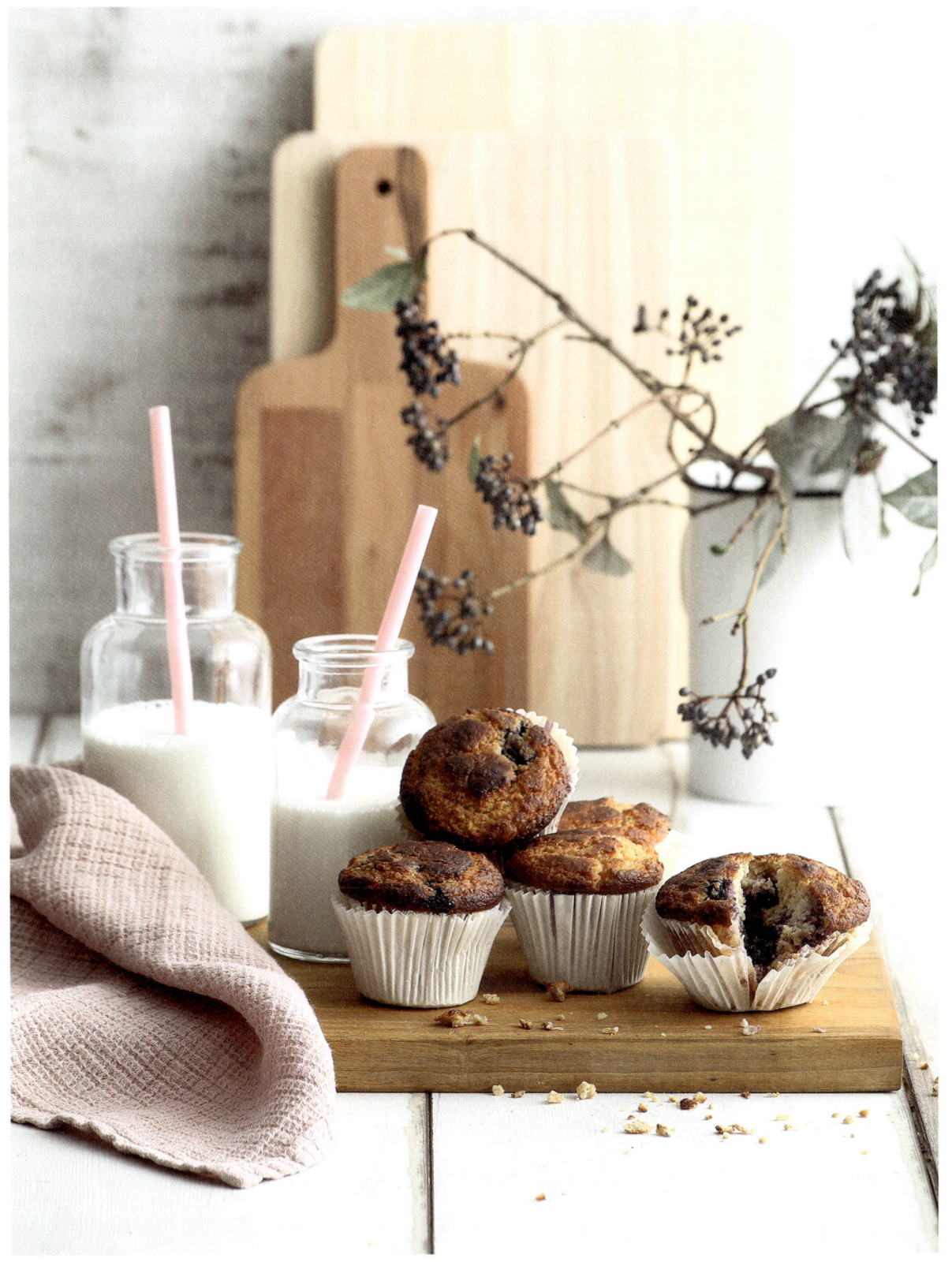

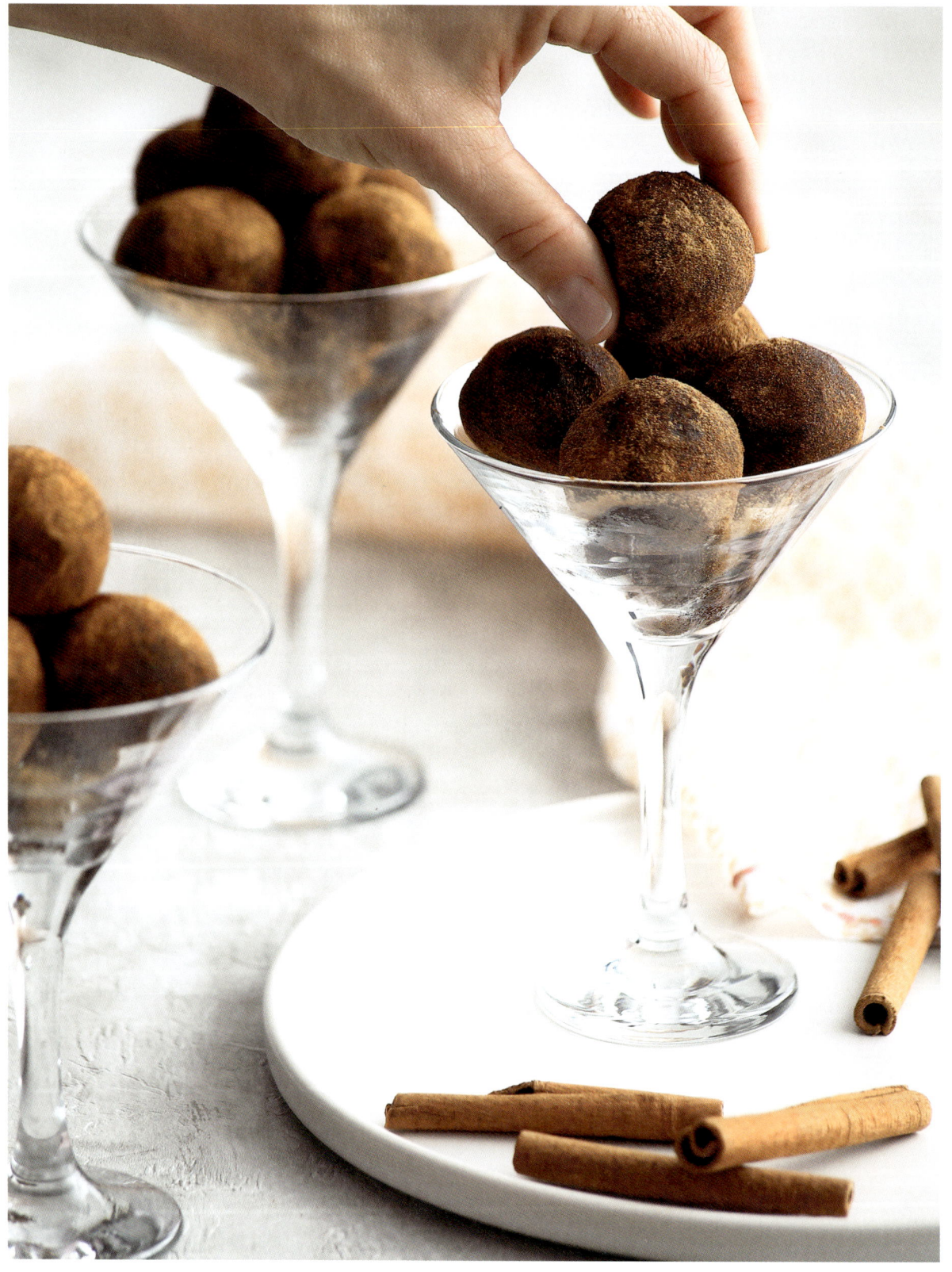

Gesunde Pralinen

Wer die Kombination von Haselnüssen und Schokolade mag, wird diese Schokokugeln lieben. Die Datteln verleihen den Pralinen einen angenehm süßen Geschmack, werten sie aber auch durch Vitamine, Mineralstoffe, Ballaststoffe und Antioxidantien auf. Die Haselnüsse liefern eine große Portion Eiweiß und machen diese Pralinen zu einer tollen Belohnung nach dem Training oder zwischendurch zu einer Tasse Tee oder Kaffee.

ERGIBT 10 PRALINEN

- ½ Tasse geröstete Haselnusskerne
- 4 Datteln, entsteint
- 1 EL ungesüßtes Kakaopulver
- 1 Prise Salz
- ¼ TL Vanillemark
- 1 TL Zimtpulver

ZUBEREITUNG

- Die Haselnüsse und die Datteln mit dem Cutter klein hacken. Dann mit dem Kakao, dem Salz und dem Vanillemark zu einem Teig kneten und diesen 1 Stunde kühl stellen.
- Aus dem Teig mit der Hand zehn Pralinen mit einem Durchmesser von 2–3 cm formen. Mit etwas Zimtpulver bestreuen. Die Pralinen lassen sich mehrere Tage in einem geschlossenen Behälter im Kühlschrank aufbewahren.

ERNÄHRUNGSFAKTEN

Datteln schmecken süß und aromatisch, ihre teigige und klebrige Konsistenz macht sie ideal zum Binden von Massen für Pralinen oder Energieriegel und zum Süßen von Getränken oder Backwaren. Und für den Fall, dass du mal keine Datteln zuhause hast, empfiehlt es sich, immer ein Flaschchen Dattelsirup im Schrank zu haben. Datteln enthalten Zucker in Form von Glukose und Fruktose, sind aber auch reich an Mineralstoffen und Ballaststoffen, die verdauungsfördernd wirken. Das in Datteln enthaltene Tryptophan ist die Aminosäure, die für das Wohlbefinden in deinem Körper verantwortlich ist, weil sie zum Glückshormon Serotonin umgewandelt wird.

Nährwerte pro Stück	Energie	Fett	Kohlenhydrate	Zucker	Eiweiß
	58 kcal (245 kJ)	4,5 g	2,9 g	2,6 g	1,2 g

Cupcakes mit Quark-Topping

Als Snack für unterwegs kannst du den Vanillequark weglassen und die saftigen Muffins in eine kleine Tüte packen. Für den Genuss zuhause, wenn Freundinnen oder Kinder zu Besuch kommen, solltest du aber unbedingt die Variante mit einer leichten Creme aus Vanillequark oder Frischkäse machen.

ERGIBT 6 MUFFINS

120 g Süßkartoffel (1 kleine oder ½ große)

3 Datteln, entsteint

50 ml Mandelmilch oder Kuhmilch

2 Eier

1 Tasse gemahlene Haselnüsse

½ TL Backpulver

1 TL Zimtpulver (am liebsten Ceylon)

½ Tasse Halbfettquark

1 ¼ TL Vanillemark

1 TL Honig oder Agavendicksaft

ZUBEREITUNG

- Den Backofen auf 175 Grad vorheizen.
- Die Süßkartoffel fein reiben. Die Datteln grob zerkleinern und mit der Milch im Mixer pürieren.
- Die Eier mit der Küchenmaschine schaumig schlagen. Pürierte Datteln, geriebene Süß-kartoffel, Haselnüsse, Backpulver und Zimt zugeben und alles gut mischen.
- Die Masse in die Muffinförmchen verteilen. Im vorgeheizten Ofen 25 – 30 Minuten backen.
- Aus dem Ofen nehmen und abkühlen lassen.
- Für das Topping den Quark mit dem Vanillemark und dem Honig oder Agavendicksaft mit einem

Schwingbesen von Hand schaumig schlagen. Die Creme mit einem Spritzbeutel auf den abgekühlten Muffins verteilen. Alternativ kann die Creme auch mit einem Löffel auf die Muffins geschaufelt oder in einer kleinen Schale dazu serviert werden.

ERNÄHRUNGSFAKTEN

Ernährungsphysiologisch gesehen, ist dieses Dessert unschlagbar: Die Süßkartoffel liefert lang-kettige Kohlenhydrate und Nahrungsfasern, die Haselnüsse Mineralstoffe und hochwertige Fette und der Quark zusammen mit den Eiern Proteine. Diese Muffins sind wirklich in jeder Hinsicht die perfekte Kombination.

Nährwerte pro Stück	Energie	Fett	Kohlenhydrate	Zucker	Eiweiß
	189 kcal (792 kJ)	13 g	9,9 g	6,1 g	6,8 g

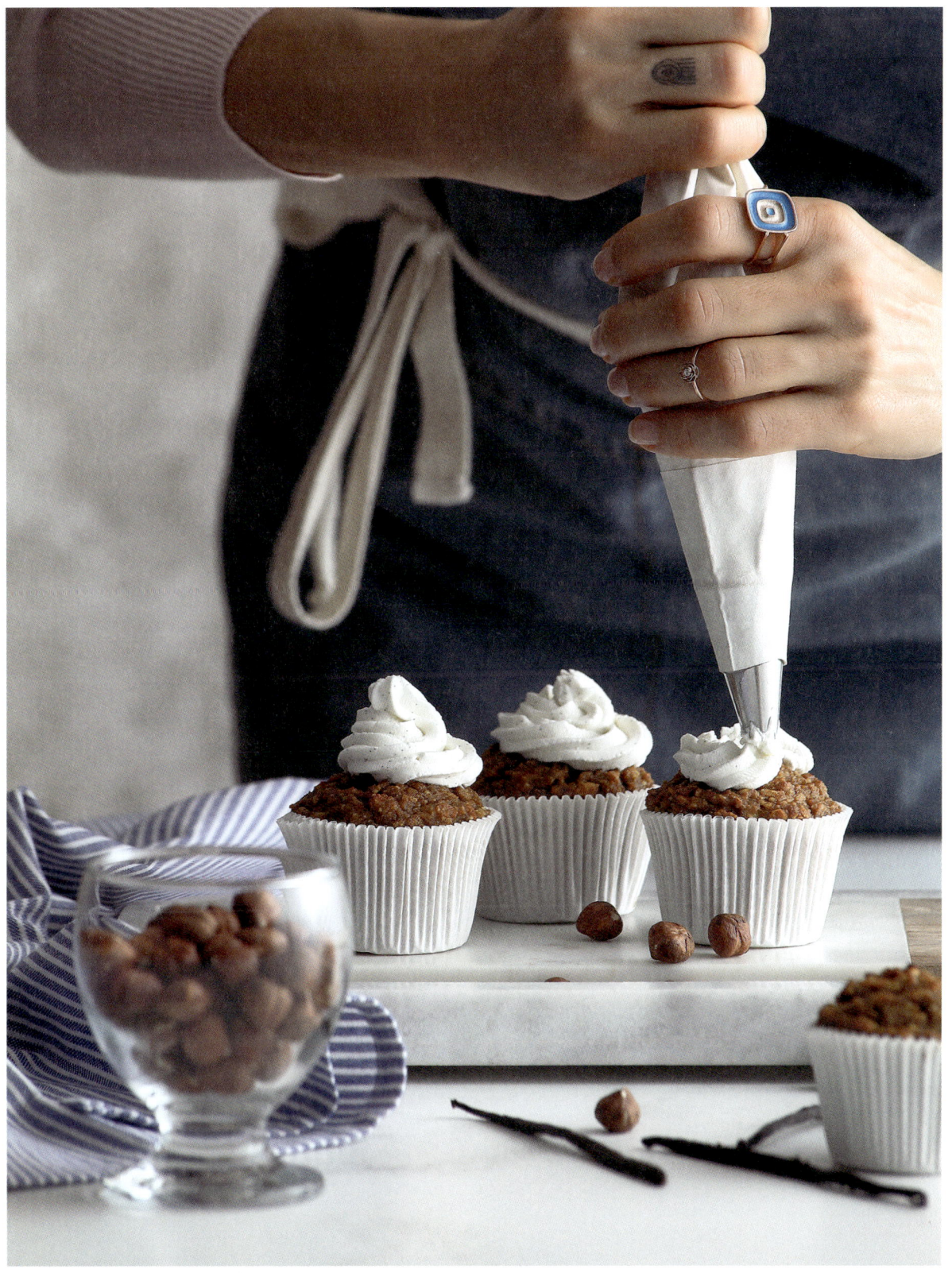

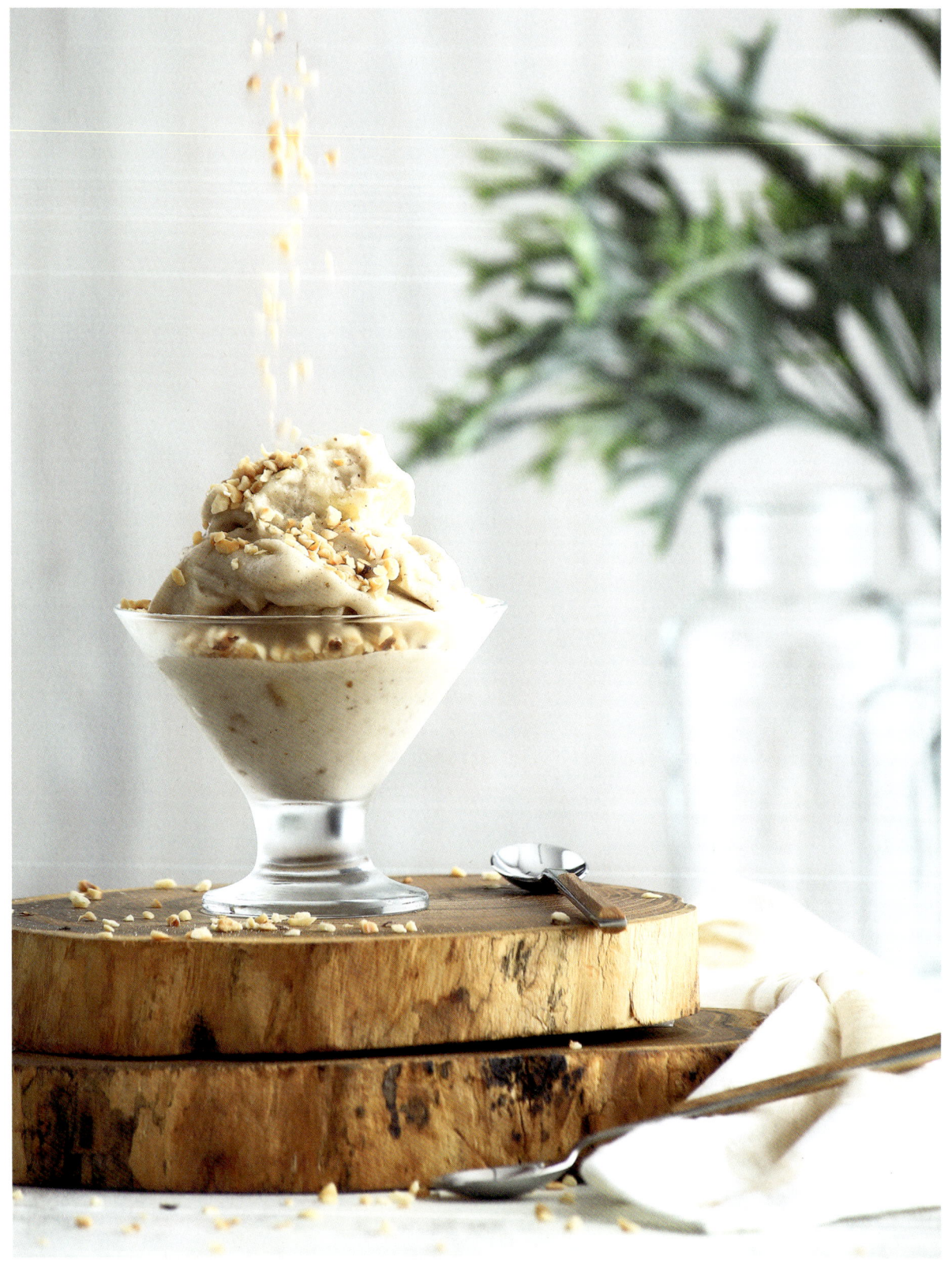

Nice-Cream mit Krokant

Wenn die Bananen langsam überreif und fleckig werden, schnell in Scheiben schneiden, flach ausgebreitet in einen Beutel füllen und in den Gefrierschrank geben. Für ein gesundes Eis brauchst du dann nämlich nur noch ein paar Löffel Flüssigkeit und ein Topping, und zum Beispiel mit tiefgefrorenen Himbeeren oder Kakao kannst du die Geschmackspalette erweitern. Für dieses Rezept habe ich die warmen Noten von Zimt und Vanille mit dem nussigen Geschmack der gerösteten Haselnüsse und dem karamelligen Aroma der Datteln kombiniert. Die Nice-Cream schmilzt sehr schnell und muss deshalb sofort genossen werden.

ERGIBT 1 PORTION

1 ½ Bananen
50 ml Mandelmilch oder Milch nach Wahl
½ TL Zimtpulver
1 Msp. Vanillemark
1 Dattel, entsteint
1 EL geröstete Haselnusskerne, gehackt

ZUBEREITUNG

- Die Bananen in Scheiben schneiden und in einem Gefrierbeutel im Tiefkühler mindestens 4 Stunden, am besten aber über Nacht, lagern.
- Die gefrorenen Bananen mit den restlichen Zutaten bis auf die Haselnüsse im Mixer zu einem homogenen cremigen Eis pürieren. Je nach Kraft des Mixers eventuell etwas mehr Flüssigkeit hinzufügen.
- Sofort in eine Schüssel füllen und die gerösteten Haselnüsse darüberstreuen.

ERNÄHRUNGSFAKTEN

Beim Kauf von Zimt solltest du auf die Sorte achten. Die beste Wahl ist der aromatische und etwas teurere Ceylon-Zimt. Cassia-Zimt enthält nämlich einen hohen Anteil an Cumarin, einem natürlichen Aromastoff, der in größeren Mengen Leberschäden verursachen kann.

Reife Bananen eignen sich nicht nur zum Süßen von Speisen, sie verleihen flüssigen Desserts auch eine schöne Cremigkeit. Wenn Bananen weich zu werden beginnen und sich auf der Haut Flecken bilden, bedeutet dies, dass sich die in der Frucht enthaltene Stärke in Zucker abgebaut hat. Wer braune Bananen nicht mehr essen mag, kann sie ideal für ein Eis wie dieses verwenden. Bloß nicht wegwerfen! Reife Bananen haben einen höheren Anteil an Antioxidantien als weniger reife Exemplare und sollen sogar eine krebshemmende Wirkung haben.

Nährwerte pro Portion	Energie	Fett	Kohlenhydrate	Zucker	Eiweiß
	208 kcal (878 kJ)	7 g	32 g	26 g	3,2 g

Pfirsich-Cheesecake

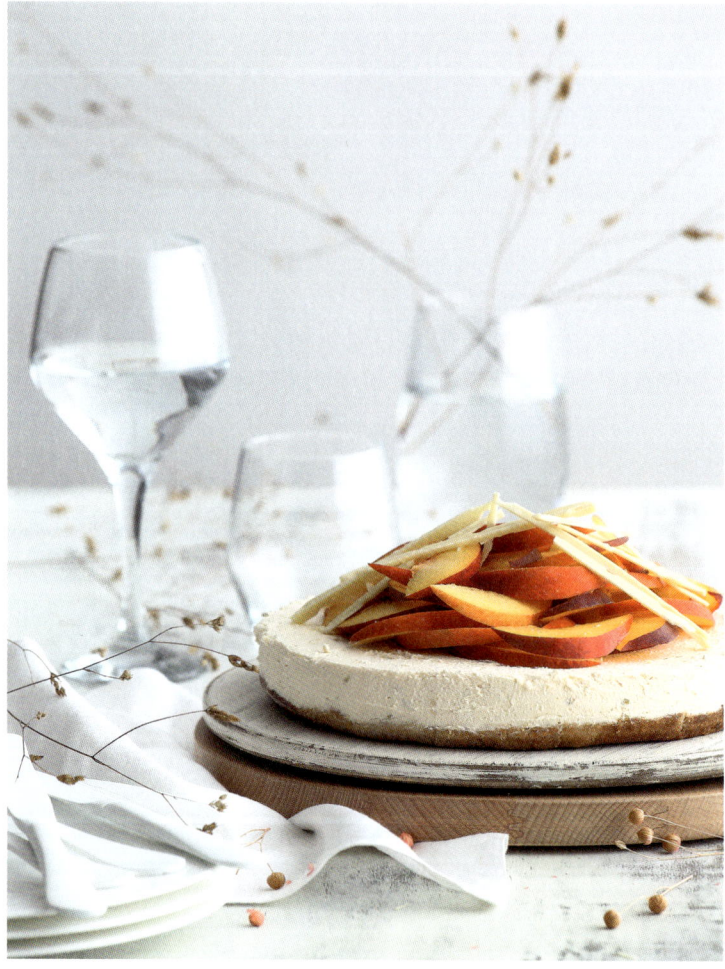

Wenn ich Gäste habe, ist Cheesecake immer die erste Idee, die mir für das Dessert durch den Kopf schießt. Käsekuchen schmeckt allen, und wenn die Gäste wissen, dass er erst noch sehr gesund ist, steht dem Erfolg nichts mehr im Weg. Du kannst ihn problemlos schon am Vorabend vorbereiten und brauchst dann vor dem Servieren nur noch die frischen Früchte darauf zu arrangieren.

ERGIBT CA. 12 PORTIONEN

*Für eine Kuchenform
von 24 cm Durchmesser*

FÜR DEN BODEN
1 ½ Tassen Haferflocken
4 Datteln, entsteint
1 Tasse gemahlene Mandeln
½ Tasse Wasser

FÜR DIE FÜLLUNG
2 Eier
300 g Frischkäse
150 g Skyr oder Quark
1 EL Honig
1 unbehandelte Limette,
    abgeriebene Schale und Saft

AUSSERDEM
2 Pfirsiche oder andere Früchte,
    je nach Saison

ZUBEREITUNG
- Den Backofen auf 180 Grad vorheizen.
- Die Haferflocken zusammen mit den Datteln im Mixer zu Mehl verarbeiten und in eine Schüssel geben. Die gemahlenen Mandeln und das Wasser zugeben und alles zu einem Teig verkneten. Den Teig in die Kuchenform geben und 10 Minuten im vorgeheizten Ofen backen.
- In der Zwischenzeit für die Füllung die Eier schaumig rühren und mit den restlichen Zutaten vermischen.
- Den Kuchenboden aus dem Ofen nehmen, die Füllung daraufgeben und den Kuchen etwa 30 Minuten weiterbacken.
- Vor dem Servieren die Früchte in Scheiben schneiden und darauflegen.

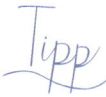

Tipp

Meine Kinder mögen es lieber, wenn ich die Früchte zu Kompott koche, püriere und als Schicht auf den Kuchen streiche.

ERNÄHRUNGSFAKTEN
Dieser leckere erfrischende Kuchen kommt ganz ohne raffinierten Zucker aus. Die Süße kommt von den reifen Früchten und tatsächlich einem einzigen Löffel Honig. In Kombination mit dem Hafer- und dem Mandelmehl liefert ein Stück Kuchen sowohl gute Kohlenhydrate als auch gesunde Fette und Proteine. Mit diesem Cheesecake hast du ein tolles Dessert, das nicht nur super schmeckt, sondern auch so ausgewogen und im Nährstoffgehalt komplett ist, dass es sich auch mal zwischendurch als gesunder Snack eignet.

Nährwerte pro Stück	Energie	Fett	Kohlenhydrate	Zucker	Eiweiß
	188 kcal (787 kJ)	10 g	13 g	7.8 g	9.1 g

Zucchini-Schokoladen-Kuchen

Dieser Kuchen ist zurzeit der Renner in unserer Familie. Er schmeckt himmlisch, und dank der Haferflocken ist man nach einem Stück auch satt. Der Joghurt und das Gemüse halten ihn schön feucht, aber allzu lange überlebt er bei uns sowieso nie! Am besten servierst du ihn mit frischen Beeren, die Kombination mit der herben Schokolade ist perfekt.

ERGIBT CA. 12 STÜCKE

Für eine Kasten-/Cakeform
von 30 cm Länge

2 Tassen Haferflocken

50 g dunkle Schokolade
(mindestens 70 Prozent Kakaoanteil)

1 große Zucchini (oder 2 kleinere)

2 Eier

1 Tasse Naturjoghurt

1 EL Backpulver

½ TL Vanillemark

½ Tasse Kokoszucker oder Vollrohrzucker

4 EL ungesüßtes Kakaopulver

1 Prise Salz

ZUBEREITUNG

- Den Backofen auf 180 Grad vorheizen. Die Kuchenform mit Backpapier auslegen.
- Die Haferflocken im Mixer oder Cutter zu Mehl mahlen. Die Schokolade mit einem Messer in kleine Stücke von circa 7 mm hacken.
- Die Zucchini schälen und auf der Gemüsereibe fein raspeln. Die Eier schaumig schlagen.

Die Zucchiniraspel leicht ausdrücken und mit dem Joghurt zu den Eiern geben. Die restlichen Zutaten bis auf die Schokoladenstücke zugeben und alles zu einem weichen Teig verrühren.
- Den Teig in die Form geben, die Schokoladenstücke darüberstreuen und den Kuchen im vorgeheizten Ofen etwa 45 Minuten backen. Dieser Kuchen schmeckt am nächsten Tag sogar noch besser!

ERNÄHRUNGSFAKTEN

Da ein Teil des Mehls durch Zucchini ersetzt wird, ist dieser feine Kuchen leicht und bekömmlich und liegt selbst nach einem Essen nicht schwer im Magen. Meine Kinder konnten nicht glauben, dass in ihrem neuen Lieblingskuchen tatsächlich Gemüse steckt. Zucchini liefern viele Mineralstoffe wie Kalium und Magnesium, die den Elektrolythaushalt im Gleichgewicht zu halten helfen. Mein Tipp: Probiere vor der Verarbeitung ein kleines Stück der rohen Zucchini. Wenn das Gemüse einen bitteren Nachgeschmack hat, solltest du es nicht verwenden, weil diese Bitterstoffe giftig sind.

Nährwerte pro Stück	Energie	Fett	Kohlenhydrate	Zucker	Eiweiß
	157 kcal (656 kJ)	5,6 g	19 g	9,7 g	5,4 g

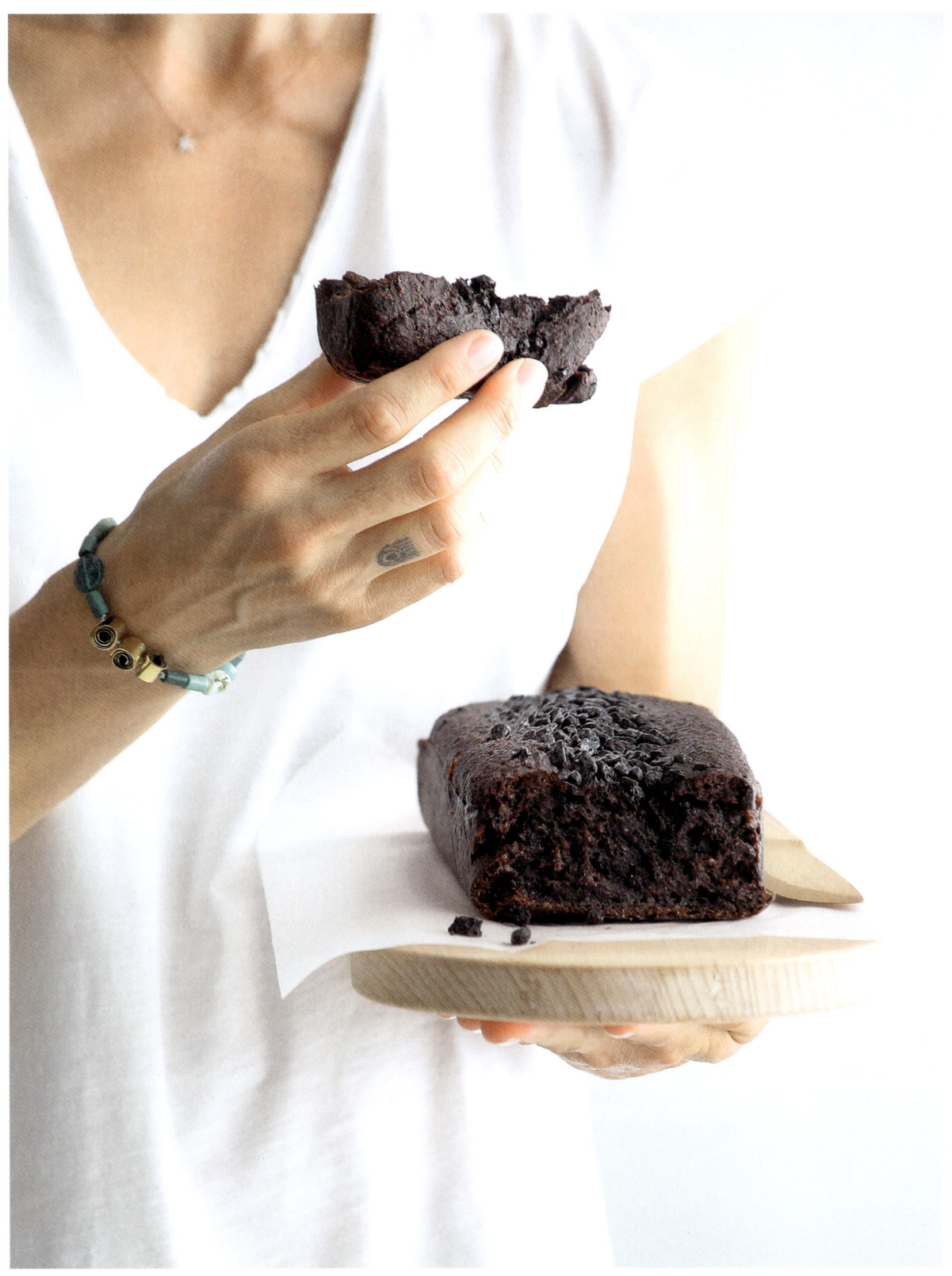

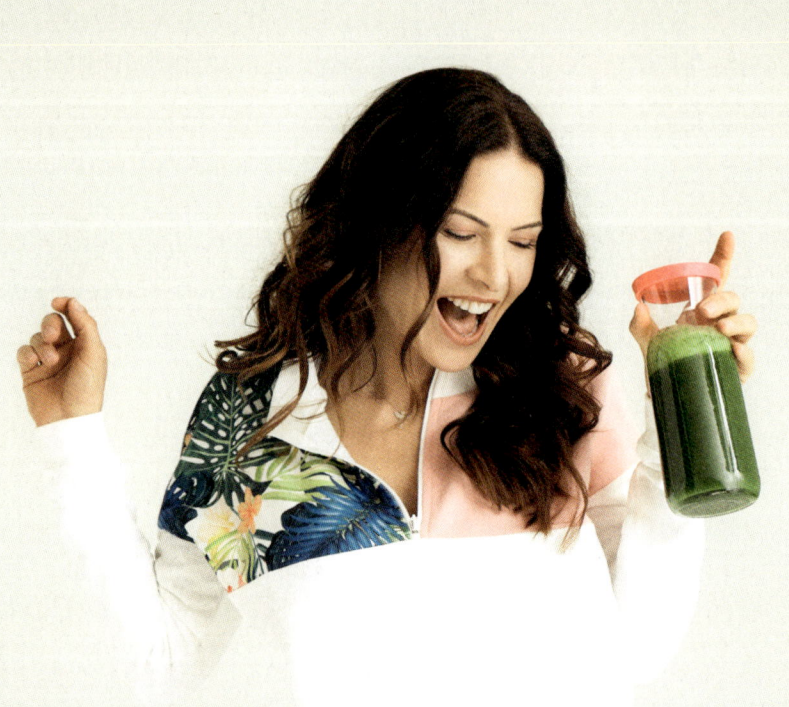
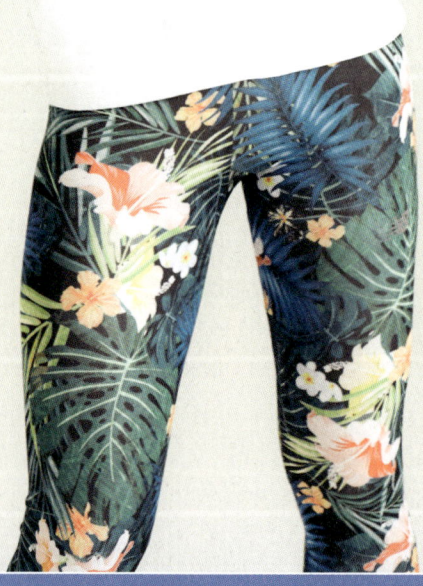

Für Energie vor dem Sport

Vegane Bliss Balls

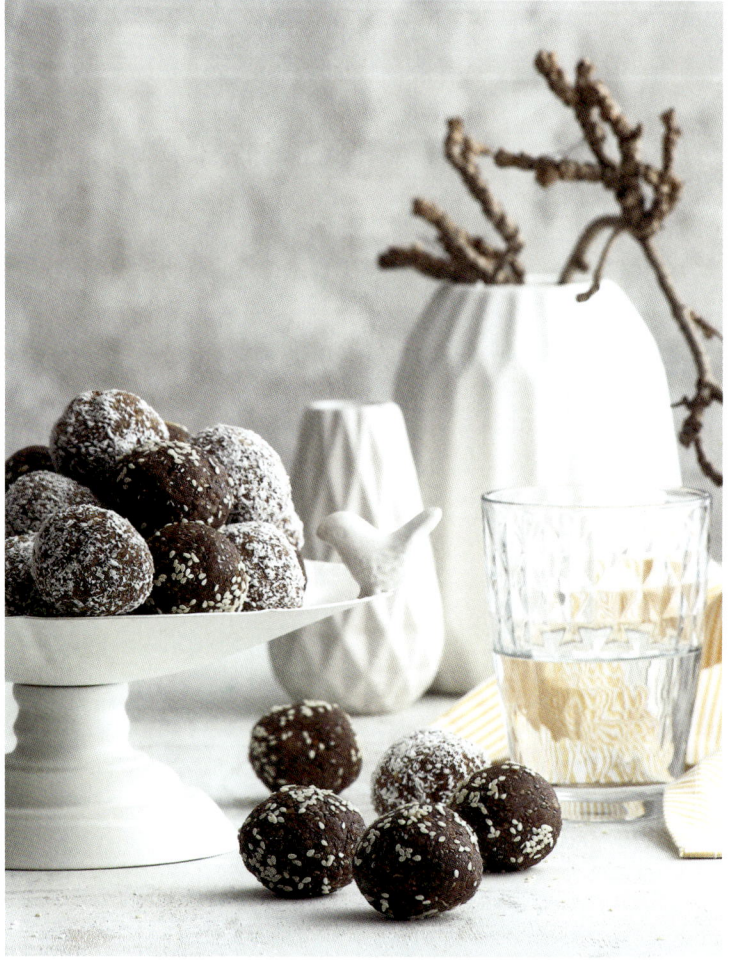

Wenn dich die plötzliche Lust auf etwas Süßes oder ein Heißhunger überfällt, obwohl du eigentlich trainieren gehen wolltest, sind diese Bliss Balls die gesunde Alternative zum Schokoriegel. Die Kugeln liefern viel Energie, enthalten eine Menge Nährstoffe und sind ein gesunder Ausweg aus der Zuckerkrise. Es handelt sich um wahre Glückskugeln, die in kleinen Portionen zwischendurch genossen für einen Genussmoment sorgen. Toll ist auch, dass sie schnell zubereitet sind und sich einige Tage im Kühlschrank aufbewahren lassen. Tiefkühlen geht selbstverständlich auch, dann halten sie noch viel länger.

ERGIBT JE CA. 15 BÄLLCHEN

FÜR DIE BRAUNEN KUGELN

½ Tasse feine Haferflocken

3 EL gemahlene Mandeln

2 EL geschrotete Leinsamen

1 TL ungesüßtes Kakaopulver

1 Prise Salz

3 getrocknete Aprikosen

4 EL Mandelmilch oder Wasser

3 EL zuckerfreie Erdnussbutter

1–2 EL Sesamsamen

FÜR DIE WEISSEN KUGELN

½ Tasse feine Haferflocken

½ Tasse gemahlene Mandeln

2 EL Sonnenblumenkerne

2 Datteln, entsteint

¼ TL Ceylon-Zimtpulver

3 EL Mandelmilch oder Wasser

1 Prise Salz

1–2 EL Kokosraspel

ZUBEREITUNG

- Haferflocken, gemahlene Mandeln, Leinsamen, Kakaopulver und Salz von Hand vermischen. Die Aprikosen in kleine Stücke schneiden.
- Mandelmilch oder Wasser mit der Erdnussbutter verrühren, dann zu den anderen Zutaten geben und alles vermischen. Den Teig 1 Stunde in den Kühlschrank stellen.
- Aus dem Teig kleine Bällchen von etwa 3,5 cm Durchmesser formen und in den Sesamsamen wälzen.

ZUBEREITUNG

- Alle Zutaten bis auf die Kokosraspel im Mixer vermischen. Den Teig 1 Stunde in den Kühlschrank stellen.
- Aus dem Teig kleine Bällchen von etwa 3,5 cm Durchmesser formen und in den Kokosraspeln wälzen.

ERNÄHRUNGSFAKTEN

Diese leckere Nascherei liefert gleichzeitig viel Energie. Während die handelsüblichen Süßigkeiten wegen all des in ihnen enthaltenen weißen Zuckers und Fetts müde machen, fühlst du dich nach dieser Kombination von Haferflocken mit Trockenfrüchten und Nüssen bereit, Bäume auszureißen und Berge zu versetzen.

Nährwerte	Energie	Fett	Kohlenhydrate	Zucker	Eiweiß
pro Stück braun	57 kcal (237 kJ)	3,7 g	3,1 g	1 g	2,1 g
pro Stück weiß	48 kcal (202 kJ)	3,1 g	3,1 g	1 g	1,6 g

Grüner Smoothie für Anfänger

Dieser grüne Smoothie ist einfach zuzubereiten und schmeckt auch jenen, die noch nicht an diese gesunden Getränke gewöhnt sind. Der Spinat liefert eine gute Ladung Chlorophyll, die Banane schenkt Cremigkeit und etwas Süße. Sobald du dich an den Geschmack des Chlorophylls gewöhnt hast, kannst du den Anteil an Grünzeug erhöhen und andere grüne Gemüse wie Federkohl (Grünkohl), Rucola, Brokkoli und Petersilie beigeben. Wenn du keine Banane zur Verfügung hast oder mal Abwechslung willst, solltest du es mit Mango probieren; sie macht den Smoothie ebenfalls cremig und mild. Ein bisschen pflanzliches Fett gehört in einen Smoothie: Einerseits werden damit die fettlöslichen Vitamine besser aufgenommen, andererseits wird so die Zuckeraufnahme der Banane etwas gebremst. Leinöl ist dafür ideal, weil es reich an wertvollen Omega-3-Fettsäuren ist, aber auch eine Nussbutter eignet sich prima.

ERGIBT 1 GLAS

- ½ Banane
- ¼ Gurke
- 2 cm frischer Ingwer
- 1 Handvoll Spinatblätter
- ½ Zitrone, Saft
- ¼ TL Leinöl
- 1 Tasse Wasser
- 1 TL geschälte Hanfsamen

ZUBEREITUNG

- Die Banane und die Gurke in große Würfel schneiden, den Ingwer schälen.
- Alle Zutaten bis auf die Hanfsamen in den Mixer geben und zu einem feinen Smoothie pürieren. Bei Bedarf mehr Wasser zugeben.
- In einem Glas servieren und die Hanfsamen darüberstreuen.

ERNÄHRUNGSFAKTEN

Ein grüner Smoothie ist wahrscheinlich der gesündeste Snack überhaupt! Mit einem einzigen Glas nimmst du gleich zwei bis drei Portionen Früchte und Gemüse zu dir und profitierst von den wertvollen Vitaminen, Mineralien, sekundären Pflanzenstoffen, Enzymen und Ballaststoffen, die der Körper durch das Pürieren einfacher aufnehmen kann. Grünes Blattgemüse ist das Lebensmittel mit dem höchsten Anteil an Nährstoffen pro Kalorie und enthält das wertvolle Chlorophyll, das entzündungshemmend und entgiftend wirkt, das Immunsystem stärkt, die Eisen- und Magnesiumaufnahme vereinfacht und den Säure-Basen-Haushalt reguliert. Laut Studien soll Chlorophyll eine krebsbekämpfende Wirkung haben, weshalb es manchmal auch »das grüne Blut« genannt wird.

Nährwerte pro Glas	Energie	Fett	Kohlenhydrate	Zucker	Eiweiß
	84 kcal (353 kJ)	2.4 g	11 g	8.5 g	2.8 g

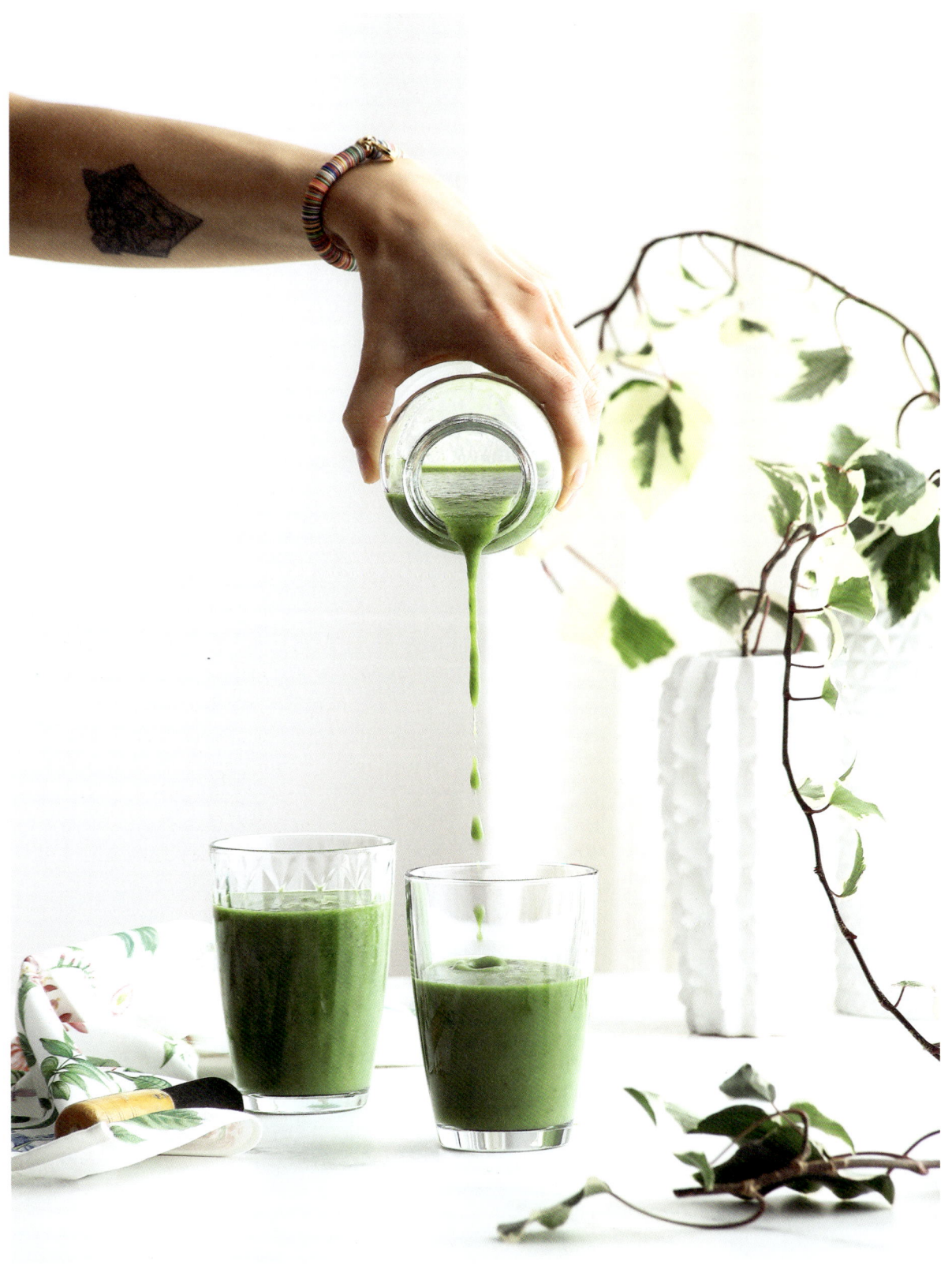

Kerniges Knäckebrot

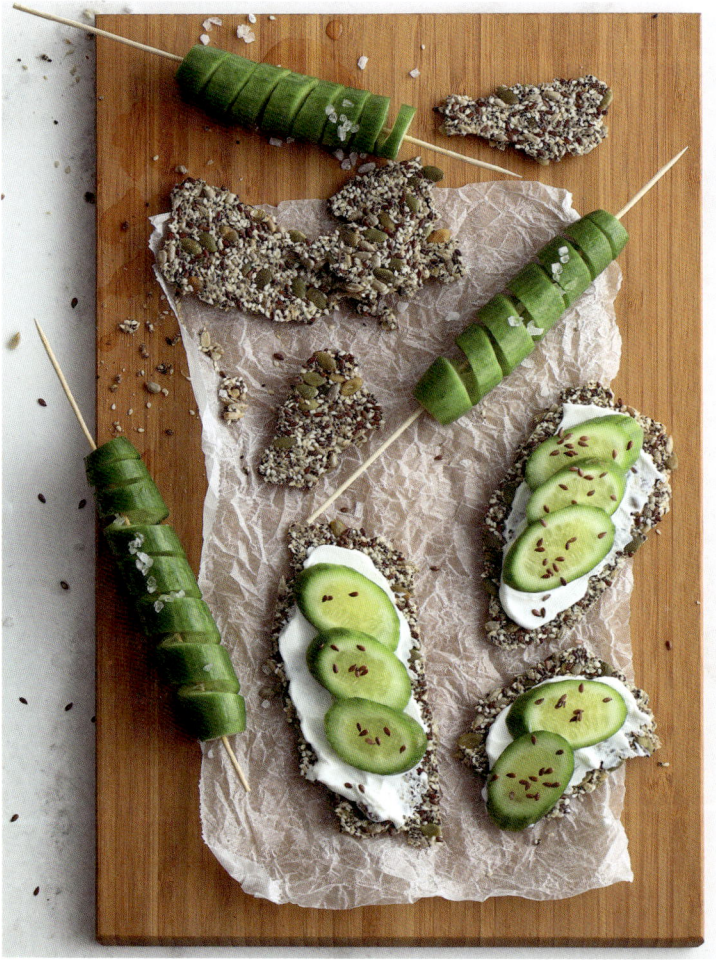

Das Wort Knäckebrot kommt aus Schweden, wo »knäcka« so viel wie »knacken« heißt.
Beschrieben wird damit die Knusprigkeit dieser hauchdünnen Brotscheiben,
denen durch die lange Backzeit das Wasser entzogen wird, damit sie lange haltbar bleiben.
Für diese glutenfreie Variante werden fast nur Kerne und Samen verwendet, was sie
zu einem gesunden, mineralstoff- und vitaminreichen Brotersatz mit vielen Ballaststoffen
für eine gut funktionierende Verdauung macht.

ERGIBT CA. 9 PORTIONEN

Für 1 Blech

½ Tasse Sonnenblumenkerne

⅓ Tasse Leinsamen

½ Tasse Kürbiskerne

½ Tasse Sesamsamen

⅓ Tasse Chiasamen

½ Tasse geschälte, gemahlene Mandeln

½ TL Salz

1 Tasse lauwarmes Wasser

1 EL Frischkäse

1 kleine Gurke, in Scheiben, zum Garnieren

ZUBEREITUNG

- Die Zutaten bis einschließlich Salz in einer Schüssel vermischen. Das warme Wasser dazugeben und alles gut vermischen, dann 30 Minuten quellen lassen.
- Den Backofen auf 150 Grad vorheizen. Ein Backpapier auf ein Backblech legen und die Masse gleichmäßig darauf verteilen. Ein zweites Backpapier darauflegen und die Masse mithilfe einer Teigrolle dünn walzen. Die Teigmenge reicht für ein ganzes Blech. Im vorgeheizten Ofen etwa 50 Minuten backen.
- Herausnehmen, abkühlen lassen und in Stücke brechen. Ein Knäckebrot mit dem Frischkäse bestreichen und mit Gurkenscheiben garnieren. Das restliche Knäckebrot in einer luftdichten Metalldose aufbewahren.

ERNÄHRUNGSFAKTEN

Nicht umsonst gibt es den Ausdruck »kerngesund«, denn all diese Kerne bringen tatsächlich viele gesundheitliche Vorteile mit sich. Sesamsamen zum Beispiel sind reich an ungesättigten Fettsäuren, Ballaststoffen, Vitaminen und Mineralstoffen. Sie enthalten die Vitamine A, E, Niacin, Vitamin B1, B2, B6 und Folsäure sowie nennenswerte Mengen an wertvollen Mineralstoffen wie etwa Eisen, Kalzium, Magnesium, Zink und Selen. Das Verhältnis zwischen Kalzium und Magnesium liegt bei Sesam bei zwei zu eins, was ihn zu einem probaten Mittel zur Behebung von Kalzium- und Magnesiummangel macht. Eine Handvoll Sesam liefert mehr Kalzium als ein Glas Milch. Sesam gehört außerdem zu den selenreichsten Lebensmitteln überhaupt. Selen schützt die Zellen vor Oxidation und stärkt zusammen mit den Vitaminen C und E das Immunsystem. Es hat auch die wichtige Fähigkeit, Schwermetalle an sich zu binden, und kann deshalb auf natürliche Weise zur Entgiftung des Körpers beitragen. Auch der Gehalt an Zink ist bei Sesam hoch. Zink ist ein essenzielles Spurenelement, das für die Kollagen- und Keratinbildung notwendig ist und Muskelgewebe, Haut und Haare stärkt. Zuletzt ist Sesam auch dank der Vitamine A und E und deren antioxidativer Wirkung ein echter Schönmacher – nicht umsonst wird Sesamöl für die Haut- und Haarpflege verwendet.

Nährwerte pro Stück*	Energie	Fett	Kohlenhydrate	Zucker	Eiweiß
	253 kcal (1051 kJ)	20 g	3,7 g	3 g	12 g

* mit Frischkäse und Gurke

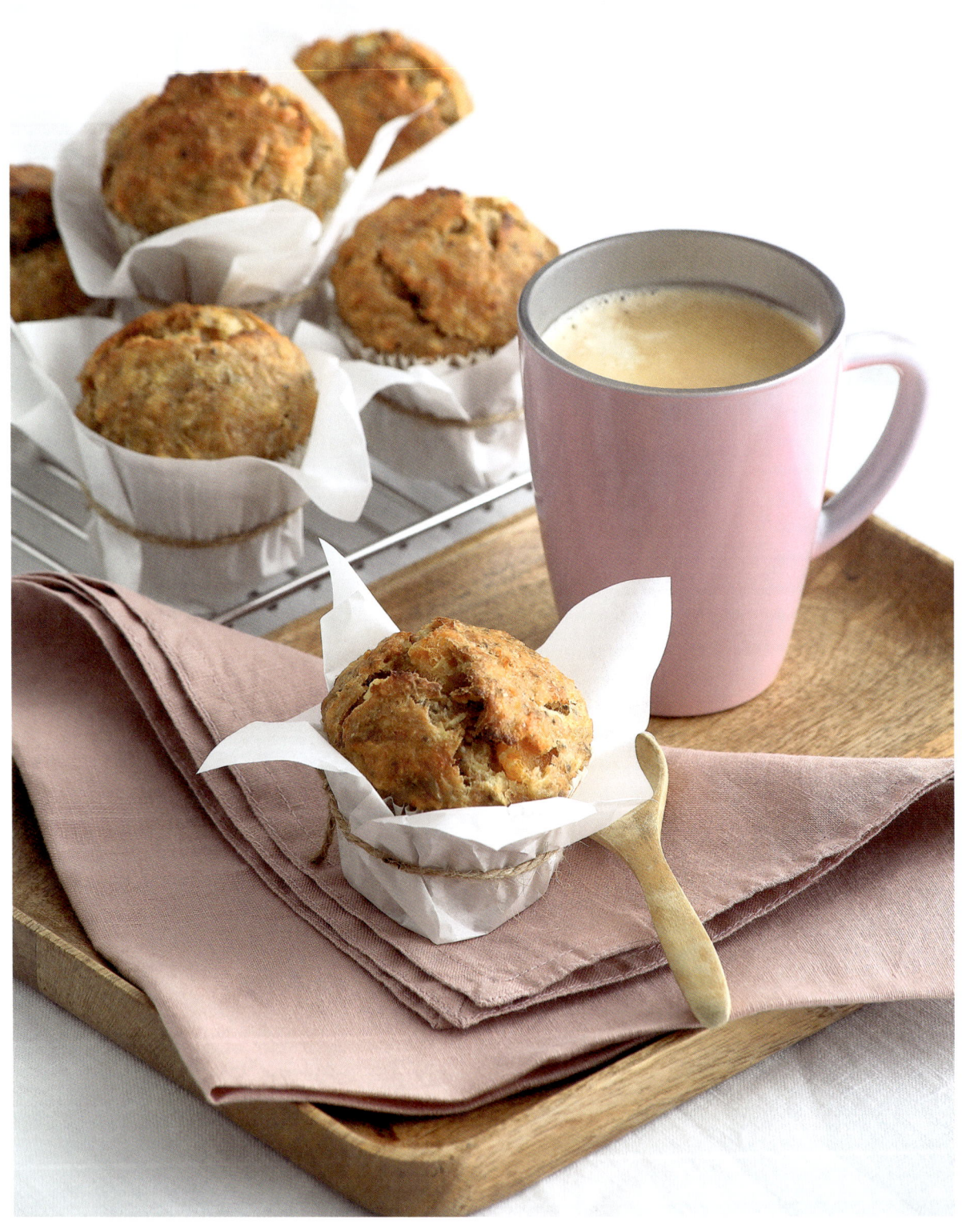

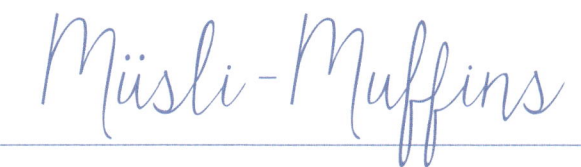

Müsli-Muffins

Diese Muffins sind superlecker und dabei so gesund, dass du ohne schlechtes Gewissen nach einem zweiten greifen kannst. Sie enthalten nichts anderes als ein klassisches Müsli und eignen sich zum Mitnehmen als kleiner Snack für unterwegs oder zum Frühstück, zum Beispiel mit der Kirsch-Chia-Marmelade von Seite 56.

ERGIBT 12 KLEINE MUFFINS

1 Tasse feine Haferflocken
1 Tasse gemahlene Haselnüsse
½ Tasse Sonnenblumenkerne
3 EL geschrotete Leinsamen
2 EL Chiasamen
2 TL Backpulver
½ TL Vanillemark
½ TL Salz
1 Tasse lauwarmes Wasser
6 getrocknete Aprikosenhälften
1 Banane
1 Apfel
1 unbehandelte Zitrone
½ Tasse Naturjoghurt
1 Ei

ZUBEREITUNG

• Alle Zutaten bis einschließlich Salz in eine Schüssel geben und verrühren. Das Wasser zugeben, kurz vermischen und 20 Minuten stehen lassen.

• Die getrockneten Aprikosen in kleine Würfel schneiden, die Banane mit einer Gabel zerdrücken. Den Apfel entkernen und mit Schale grob raspeln. Die Schale der Zitrone abreiben und mit Aprikosen, Banane und Apfel zum Teig geben. Den Naturjoghurt und das Ei daruntermischen.

• Den Teig in die Muffinformen verteilen und im Backofen bei 175 Grad 30–35 Minuten backen.

ERNÄHRUNGSFAKTEN

Die Zusammensetzung der Zutaten macht diese Muffins nahrhaft, jedoch sehr bekömmlich; sie sind der ideale Snack für den kleinen Hunger zwischendurch. Hafer liefert ausgezeichnete langkettige Kohlenhydrate und Ballaststoffe, die den Blutzuckerspiegel im Zaum halten und für ein anhaltendes Sättigungsgefühl sorgen. Haselnüsse liefern gesunde Fette, Proteine, jede Menge Mineralien und Vitamin E, das vor freien Radikalen schützt. Das in den Haselnüssen enthaltene Lezithin unterstützt das Nervensystem und das Konzentrationsvermögen. Sonnenblumenkerne liefern zusätzlich Protein und extra viel Magnesium, was Muskelkrämpfen vorbeugt.

Nährwerte pro Stück	Energie	Fett	Kohlenhydrate	Zucker	Eiweiß
	169 kcal (705 kJ)	11 g	11 g	5.7 g	5.8 g

Kichererbsen-Orangen-Kuchen mit Skyr-Topping

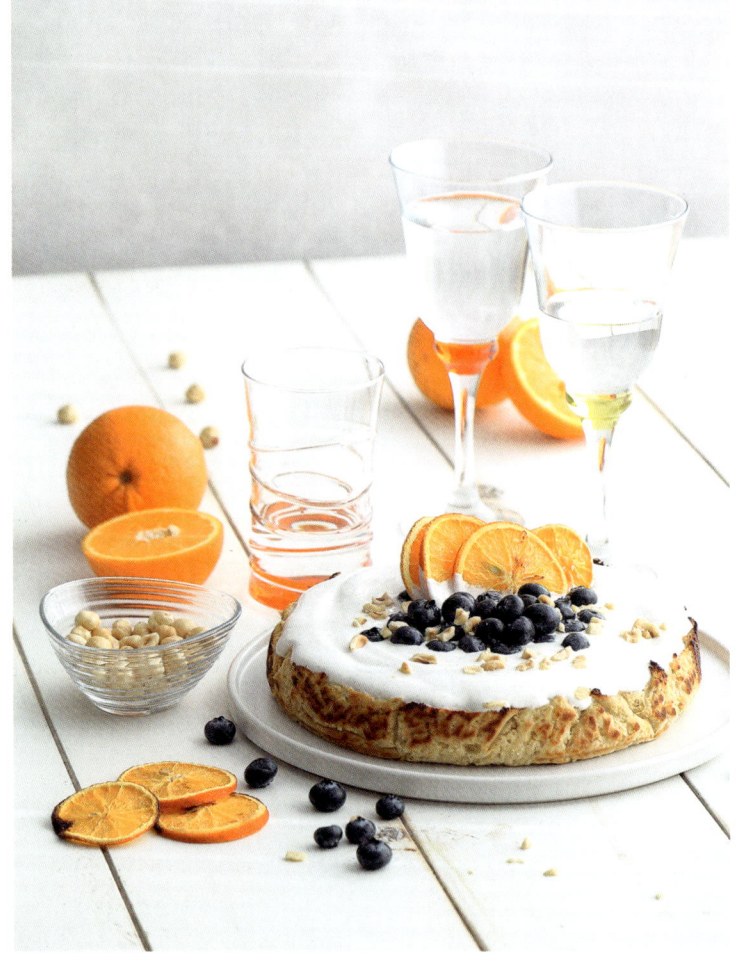

Ich wollte einen Kuchen kreieren, der weder Vanille- noch Schokoladen- oder Bananen-geschmack hat. Es sollte ein anderes, ein überraschendes Rezept sein. Dieser Orangenkuchen schmeckt frisch und leicht. Mit dem Skyr-Topping sieht er fast dekadent aus, ist jedoch supergesund und toll vor dem Sport. Zum Mitnehmen lässt du das Topping jedoch besser weg.

ERGIBT CA. 12 STÜCKE

*Für eine Kuchenform
von 22 cm Durchmesser*

FÜR DEN TEIG

½ Tasse getrocknete Kichererbsen
  oder 1 Tasse gegarte Kichererbsen
  aus der Dose

2 unbehandelte Orangen

½ Tasse Datteln, entsteint

½ Tasse Wasser

4 Eier

1 Tasse Joghurt

1 Tasse gemahlene Haselnüsse

1 Tasse Kokosmehl

1 TL Vanillemark

1 EL Backpulver

FÜR DAS TOPPING

1 Tasse Skyr natur

1 EL Honig

¼ TL Zimtpulver

½ Tasse Heidelbeeren

ZUBEREITUNG

- Getrocknete Kichererbsen über Nacht einweichen, dann abgießen und im Dampfkochtopf weich kochen. Kichererbsen aus der Dose einfach abgießen.
- Die Schale der Orangen mit der feinen Seite der Gemüsereibe abreiben. Die Hälfte einer Orange in Scheiben schneiden und zum Garnieren beiseitestellen, den Saft der restlichen drei Orangenhälften auspressen. Die Kichererbsen mit den Datteln, dem Orangensaft und dem Wasser im Mixer zu einem Brei verarbeiten.
- Die Eier trennen. Das Eiweiß kühl stellen, das Eigelb mit dem Joghurt und dem Kichererbsen-Dattel-Püree verrühren. Dann die trockenen Zutaten zugeben und alles gut vermischen. Das Eiweiß zu Schnee schlagen und vorsichtig unter die Teigmasse ziehen. In die Kuchenform gießen und bei 180 Grad etwa 45 Minuten backen. Herausnehmen und abkühlen lassen.
- Für das Topping den Skyr mit dem Honig und dem Zimt vermischen und auf den abgekühlten Kuchen streichen. Mit den Orangenscheiben und den Heidelbeeren garnieren. Ist gerade keine Heidelbeersaison, kann man auch nur Orangen verwenden, auch eine Kombination von Orangen und Blutorangen sieht toll aus.

ERNÄHRUNGSFAKTEN

Kichererbsen liefern wertvolle Proteine, insbesondere die essenziellen Aminosäuren Lysin und Threonin, die der Körper für den Muskelaufbau benötigt. Und sie versorgen uns auch mit den nötigen komplexen Kohlenhydraten für Ausdauer beim Sport. Haselnüsse weisen einen hohen Proteinanteil auf und sind besonders reich an Vitamin E, das für eine schöne und straffe Haut sorgt und vor freien Radikalen schützt. Sie enthalten zwar auch viel Fett, doch es handelt sich hauptsächlich um gesündere ungesättigte Fettsäuren. Sie sind leicht bekömmlich, regulieren das Hungergefühl, verringern das Risiko für Herzerkrankungen und regen die Fettverbrennung an.

Nährwerte pro Stück	Energie	Fett	Kohlenhydrate	Zucker	Eiweiß
	190 kcal (794 kJ)	9,6 g	14 g	12 g	8,9 g

Energiekugeln mit Kaffee

Die stimulierende Wirkung von Kaffee ist altbekannt. Drei bis vier von diesen Kugeln mit einer Tasse Filterkaffee sind der beste Pre-Workout-Snack überhaupt. Vorausgesetzt natürlich, dass du Kaffee genauso liebst wie ich. Vergiss nur nicht, auch genügend Wasser zu trinken!

ERGIBT 18 KUGELN

1 Tasse Haferflocken

½ Tasse Cashewkerne

5 getrocknete Feigen

2 TL löslicher Kaffee,
   in 100 ml heißem Wasser aufgelöst
   (alternativ 2 Espressi)

1–2 EL Wasser, nach Belieben

1 EL ungesüßtes Kakaopulver

ZUBEREITUNG

• Zuerst die Haferflocken, dann die Cashewkerne zusammen mit den Feigen im Mixer oder mit dem Cutter zu grobem Mehl verarbeiten. In einer Schüssel zu einer gleichmäßigen Masse mischen.

• Den Kaffee zugeben, gut unterkneten und den Teig einige Minuten stehen lassen. Bei Bedarf noch 1–2 Esslöffel Wasser zugeben, damit der Teig gut zusammenhält.

• Aus dem Teig mit den Händen Kugeln von etwa 3,5 cm Durchmesser formen und diese im Kakaopulver wälzen. Die Kugeln im Kühlschrank aufbewahren.

ERNÄHRUNGSFAKTEN

Die Kombination von Cashewkernen, Haferflocken und getrockneten Feigen macht diese kleinen Kugeln zum unschlagbaren Snack für Sportler. Cashewkerne liefern hochwertige pflanzliche Proteine sowie Magnesium und Phosphor, die für Muskeln, Nervensystem, Herz und Knochen essenziell sind. Da Cashewkerne im Vergleich zu anderen Nüssen weniger Fett enthalten, sind sie leichter verdaulich und können daher auch noch kurz vor dem Sport verzehrt werden. Haferflocken mit ihren langkettigen Kohlenhydraten sind für die Ausdauer wichtig. Sie sorgen dafür, dass der Blutzuckerspiegel nur langsam ansteigt, und versorgen dich so über einen längeren Zeitraum mit Energie. Die Feigen stellen dir mit ihrem Fruchtzucker schnelle Energie zur Verfügung, die du gleich zu Beginn des Trainings benötigst.

Nährwerte pro Stück	Energie	Fett	Kohlenhydrate	Zucker	Eiweiß
	58 kcal (243 kJ)	2,3 g	7,2 g	3,1 g	1,7 g

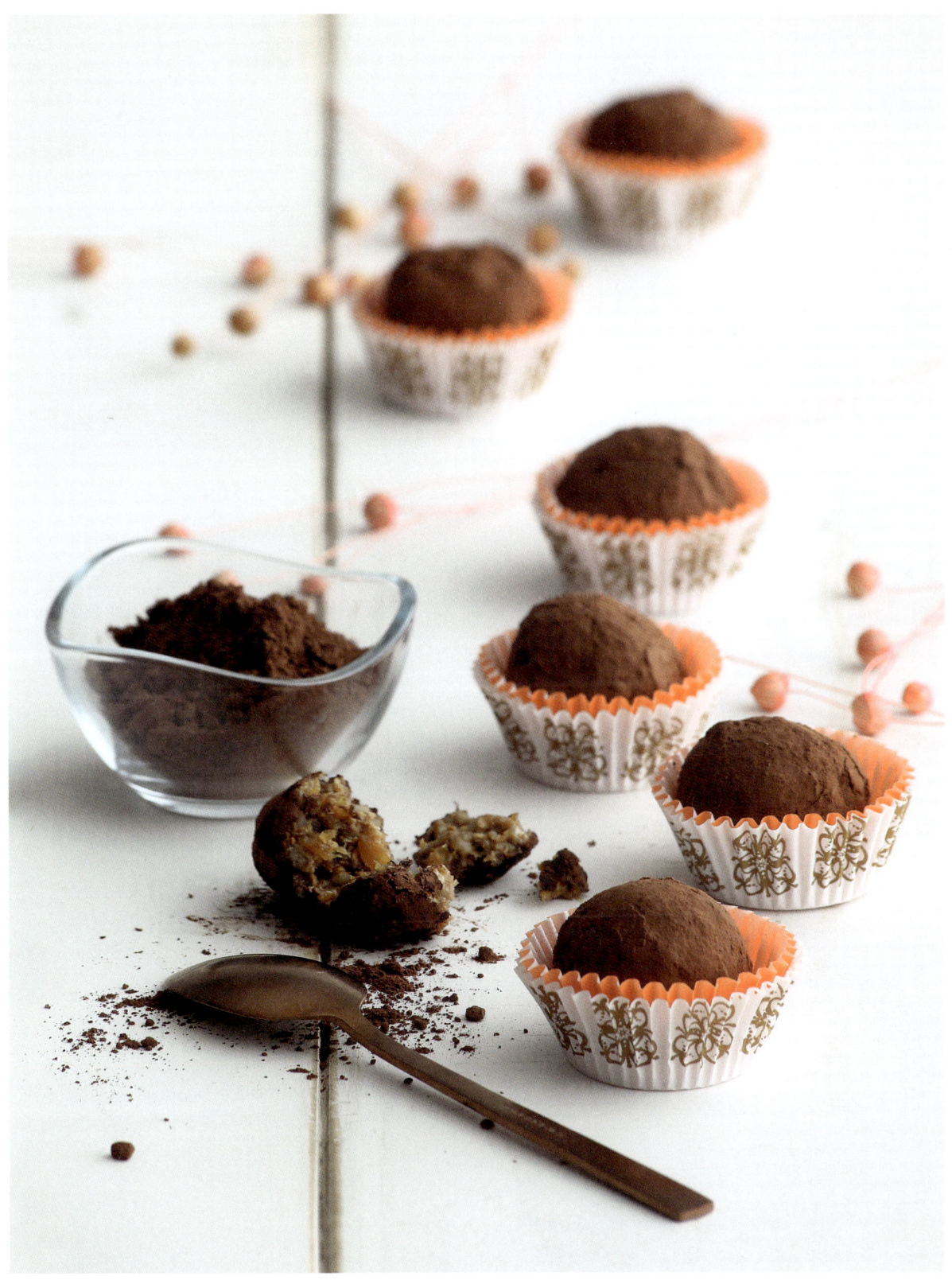

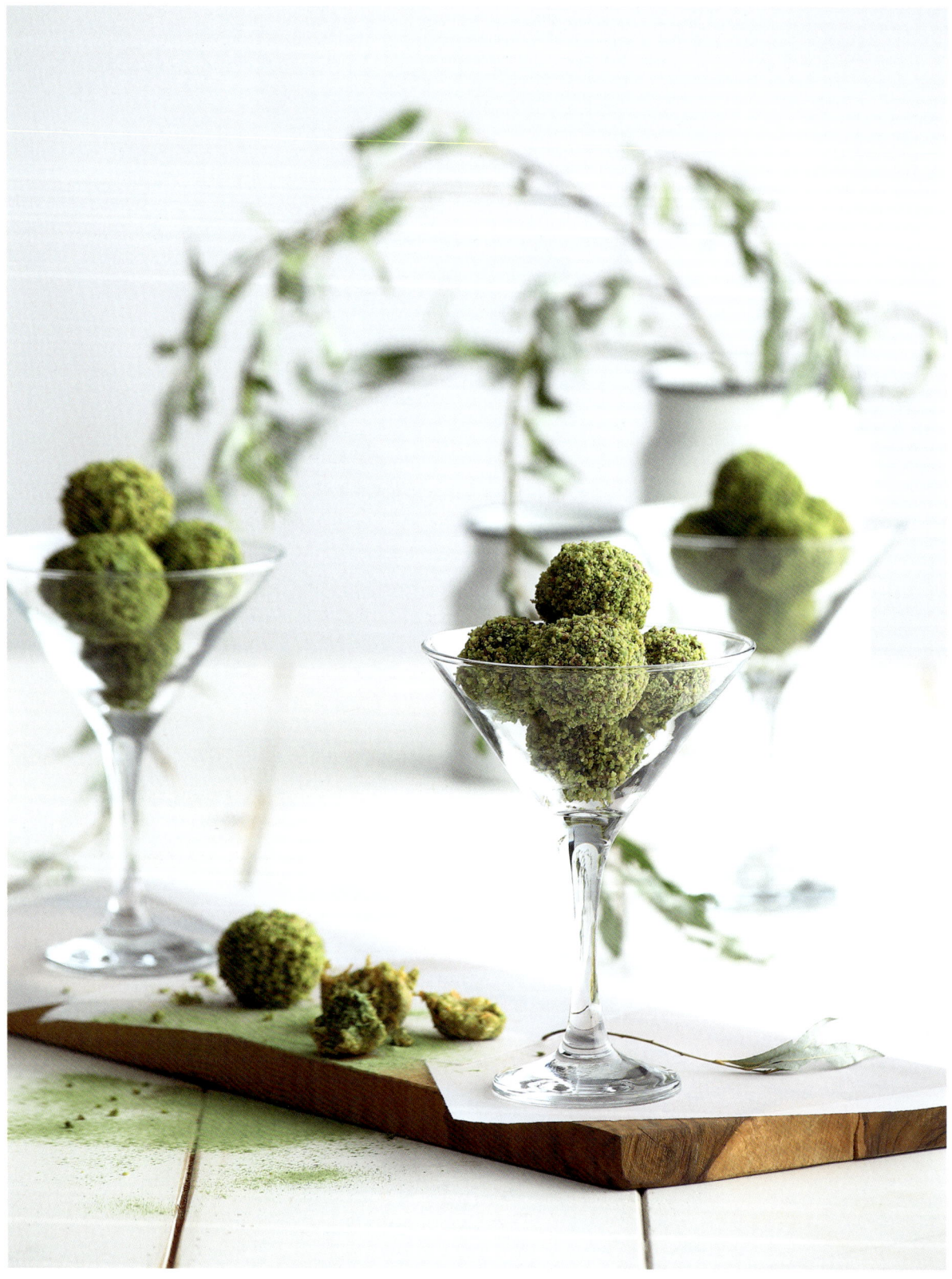

Karotten-Matcha-Bällchen

Diese Kugeln kannst du in einer kleinen Tüte problemlos mitnehmen. Sie eignen sich hervorragend als Snack vor dem Sport oder für den kleinen Hunger zwischendurch. Gönne dir eine Tasse Kaffee oder einen Tee und zwei bis drei dieser Kugeln, und du wirst dich sofort voller Energie fühlen.

ERGIBT 20 KUGELN

¾ Tasse Haferflocken

¾ Tasse Pistazienkerne

8 getrocknete säuerliche Aprikosen

1 Karotte

1 Prise Kurkumapulver

2 EL Wasser

1 EL Matchapulver

ZUBEREITUNG

- Zuerst die Haferflocken, danach die Pistazien mit den Aprikosen im Mixer oder mit dem Cutter zu grobem Mehl verarbeiten. In eine Schüssel geben. Die Karotte fein raspeln und mit dem Kurkumapulver daruntermischen. Das Wasser zugeben, damit die Teigmasse gut zusammenhält.
- Aus dem Teig mit den Händen Kugeln von etwa 3 cm Durchmesser formen und diese im Matcha-pulver wälzen. Die Kugeln im Kühlschrank auf-bewahren.

ERNÄHRUNGSFAKTEN

Diese Kugeln sind leicht verdaulich und dank der Aprikosen schnelle Energiespender. Das macht sie zum idealen Snack kurz vor dem Training. Das Matchapulver gibt den Bällchen nicht nur eine tolle Farbe, sondern wirkt auch belebend und verbessert das Konzentrationsvermögen. Matcha enthält deutlich mehr Antioxidantien als üblicher Grüntee: Die sogenannten Catechine schützen vor freien Radikalen, denen Sportler vermehrt aus-gesetzt sind.

Nährwerte pro Stück	Energie	Fett	Kohlenhydrate	Zucker	Eiweiß
	34 kcal (125 kJ)	2 g	4,8 g	1,9 g	1,5 g

Kernige Bananenriegel

Riegel sind praktisch. Ich gebe meinen Kindern gerne einen mit, damit sie in der Pause oder vor dem Sport Energie tanken können und etwas essen, das ihnen schmeckt und nicht zerbröselt. Kuchen eignet sich aus diesem Grund weniger, selbst wenn er gesund ist. Aber diese Riegel bleiben bis zum Verzehr schön in Form.

ERGIBT 10 STÜCK

8 Walnusshälften
1 Tasse feine Haferflocken
2 EL Chiasamen
2 EL Kürbiskerne
1 Prise Salz
¼ TL Vanillemark
⅓ Tasse Datteln, entsteint
½ Tasse Wasser
1 kleine Bio-Banane

ZUBEREITUNG

• Die Walnüsse klein hacken und mit Haferflocken, Chiasamen, Kürbiskernen, Salz und Vanillemark in einer Schüssel mischen.
• Die Datteln mit dem Wasser und der Banane im Mixer zu einer dickflüssigen Masse verarbeiten und zu den anderen Zutaten in die Schüssel geben. Gut durchmischen und 10 Minuten ziehen lassen.
• Unterdessen den Backofen auf 160 Grad vorheizen.
• Den Teig auf ein mit Backpapier ausgelegtes Blech geben und zu einem etwa 25 × 25 cm großen und 7–8 mm dicken Quadrat verstreichen.

Im vorgeheizten Ofen etwa 35 Minuten backen. Nach der Hälfte der Zeit vorsichtig wenden.
• Aus dem Ofen nehmen und abkühlen lassen, dann in Riegel schneiden. In einer luftdichten Verpackung aufbewahren.

ERNÄHRUNGSFAKTEN

Bananen sind für eine Zwischenmahlzeit vor dem Training ideal. Einerseits enthalten sie leicht verdauliche Kohlenhydrate für den schnellen Energiebedarf, andererseits spenden sie Stärke für die Ausdauer. Je reifer eine Banane, desto höher ihr Zuckergehalt; grüne Bananen enthalten dagegen vor allem Stärke. Bananen liefern viel Kalium und Magnesium, die für die Muskelfunktion und das Nervensystem wertvoll sind. In Kombination mit Haferflocken, Chiasamen, Nüssen und Kürbiskernen werden diese Riegel zu einem hochwertigen Snack mit ungesättigten Fettsäuren, wertvollen Aminosäuren sowie Mikronährstoffen. Auf geht's zum Boot Camp!

Nährwerte pro Stück	Energie	Fett	Kohlenhydrate	Zucker	Eiweiß
	95 kcal (398 kJ)	3,8 g	11 g	4,9 g	3 g

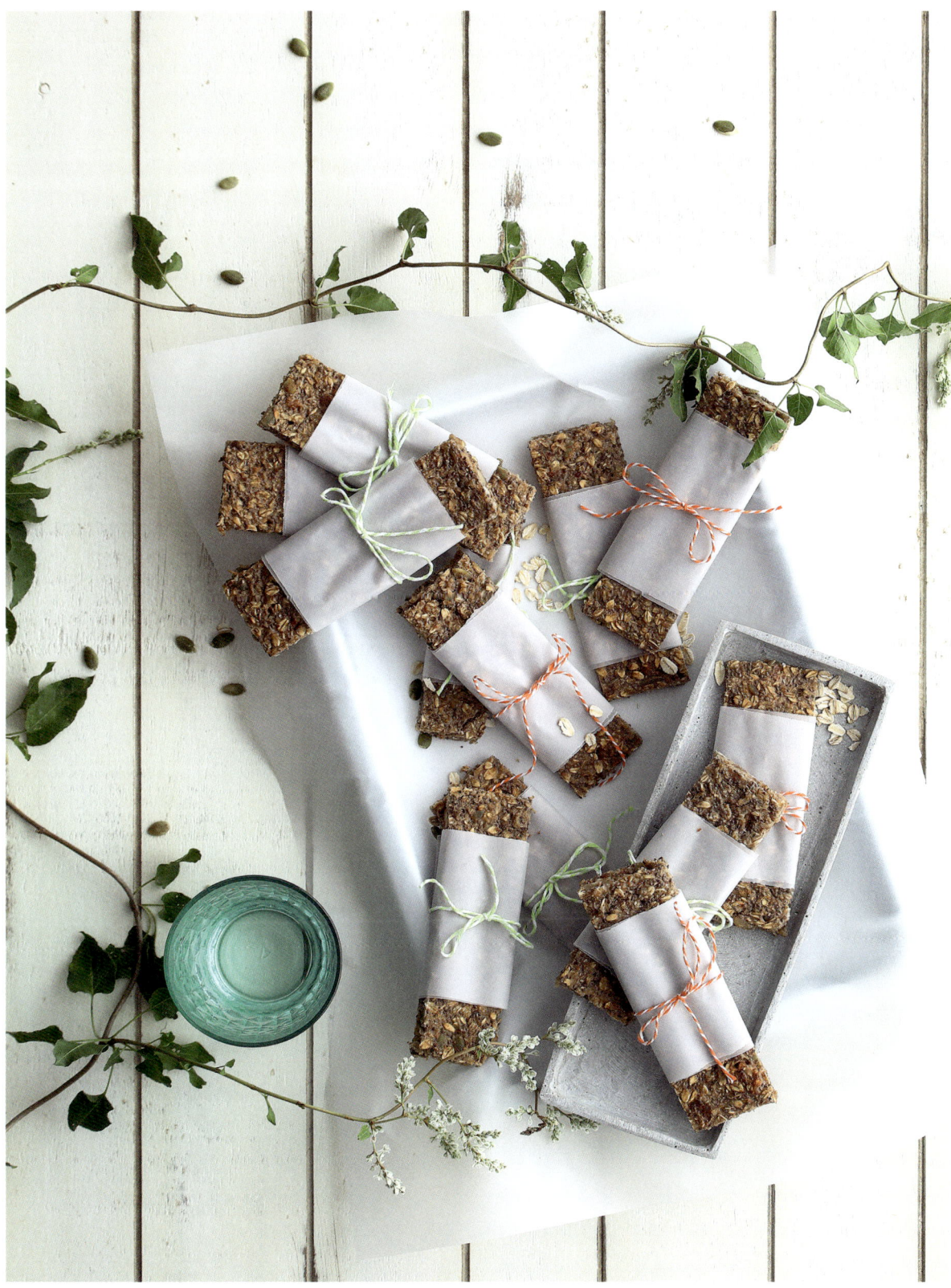

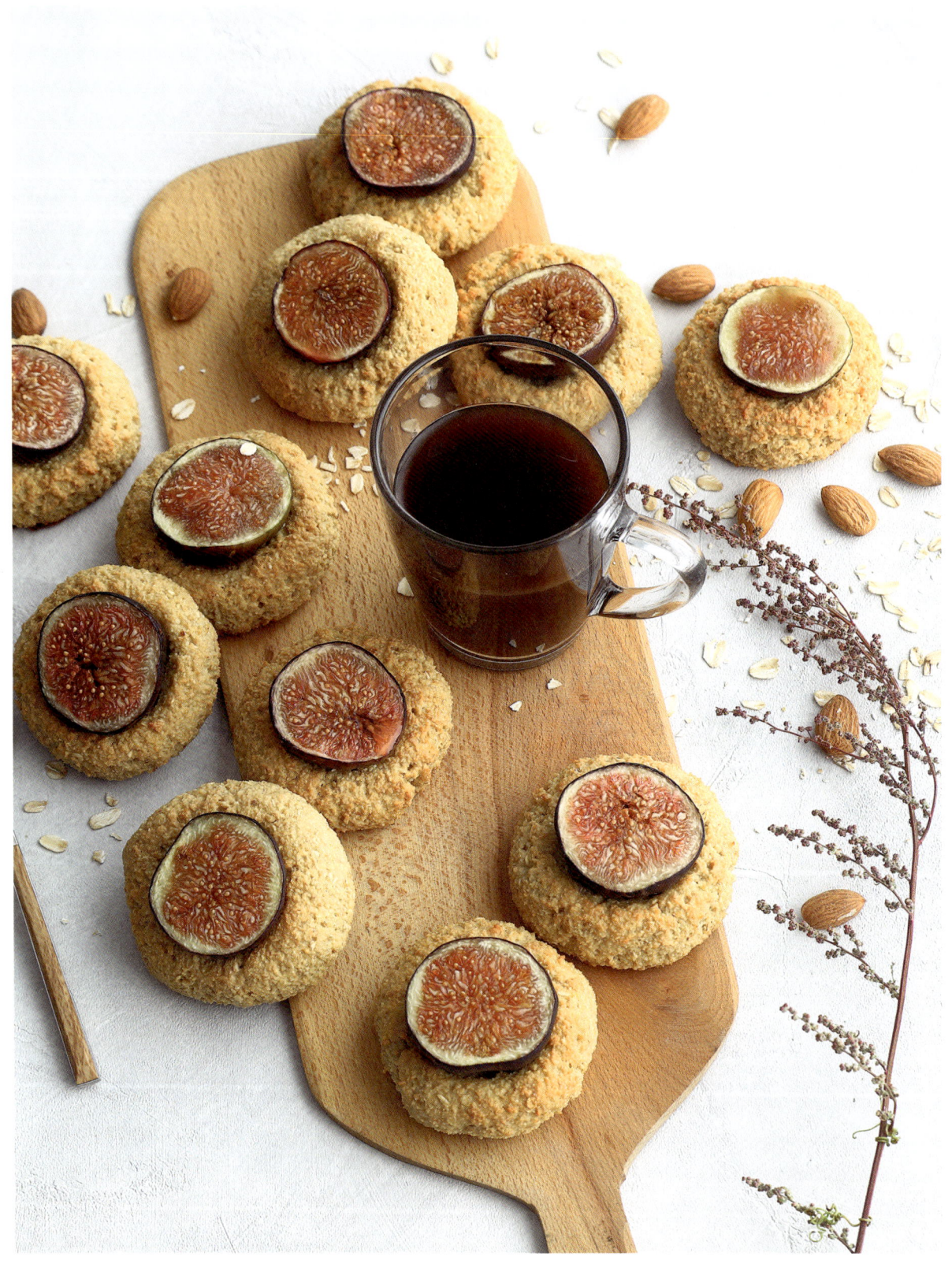

Feigenplätzchen

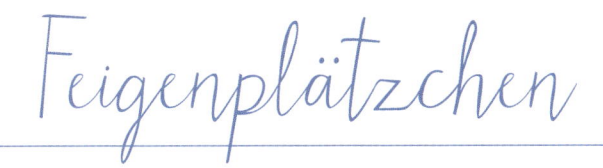

Bei uns in der Türkei gibt es praktisch in jedem Garten einen Feigenbaum. Die Frucht sieht wunderschön aus, und ich mag in Desserts – seien es Kuchen oder Kekse – die saftige Frische, die diese Frucht mit sich bringt. Vor einem anstrengenden Training gönne ich mir ein oder zwei dieser Plätzchen, das motiviert und macht glücklich.

ERGIBT CA. 9 PLÄTZCHEN

3 getrocknete Feigen
½ Tasse Haferflocken
2 Eier
1 Tasse gemahlene Mandeln
1 Prise Salz
3 frische Feigen

ZUBEREITUNG

- Den Backofen auf 180 Grad vorheizen.
- Die getrockneten Feigen grob schneiden und mit den Haferflocken im Mixer oder mit dem Cutter zu grobem Mehl verarbeiten.
- Die Eier schaumig rühren, dann in einer Schüssel mit allen anderen Zutaten außer den frischen Feigen zu einem Teig verkneten.
- Aus dem Teig kleine Bällchen formen und diese etwas flach drücken. Die frischen Feigen in Scheiben schneiden und auf den Plätzchen verteilen. Im vorgeheizten Ofen etwa 15 Minuten backen.

ERNÄHRUNGSFAKTEN

Diese Plätzchen sind perfekt als Snack vor dem Training, selbst wenn du sie erst kurz vorher isst. Die Feigen liefern leicht verdauliche Kohlenhydrate, die für sofortige Energie sorgen. Feigen sind reich an Mineralstoffen, unter anderem Kalium, Kalzium und Magnesium, die Muskeln, Nervensystem und Knochen unterstützen. Die Mandeln erhöhen den Anteil dieser Mineralstoffe zusätzlich und steuern neben wertvollen Kohlenhydraten und Proteinen auch viel Vitamin E bei, das die Zellen vor trainingsbedingten Schäden schützt. Mehr als zwei bis drei Plätzchen auf einmal solltest du nicht essen, da Feigen verdauungsfördernd wirken und eine abführende Wirkung haben können, was deine Leistung beim Sport negativ beeinflussen würde.

Nährwerte pro Stück	Energie	Fett	Kohlenhydrate	Zucker	Eiweiß
	127 kcal (530 kJ)	7,2 g	9,2 g	5,5 g	4,8 g

Schoko-Erdnuss-Müsliriegel

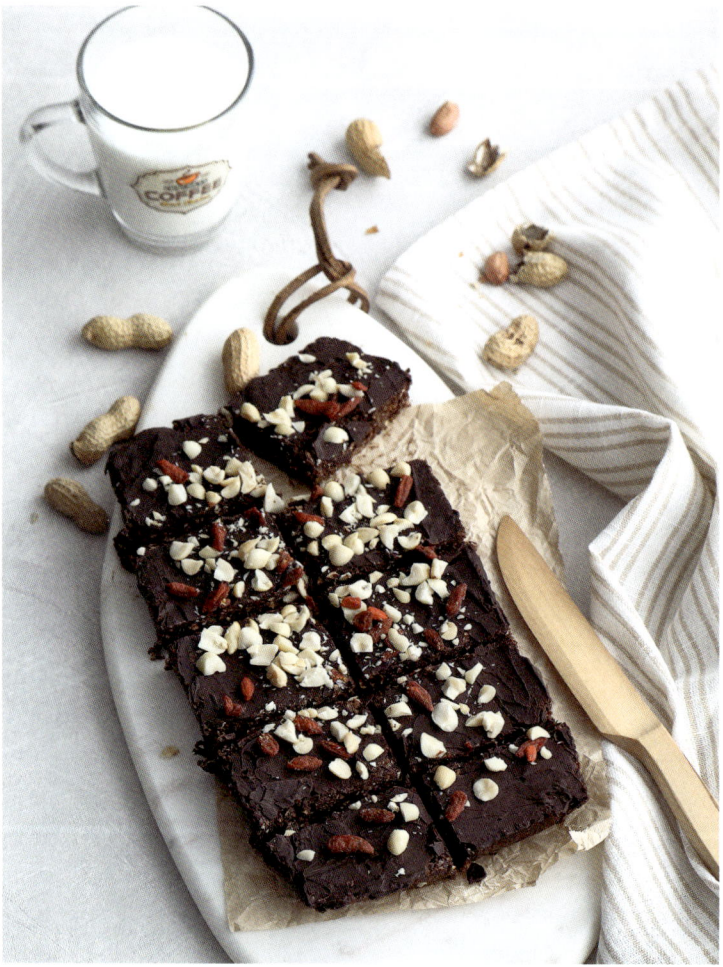

Es gibt tatsächlich Leute, die denken, ich esse keine Desserts und Süßigkeiten.
Aber was wäre ein Leben ohne Süßes?! Ich habe immer ein paar gesunde Riegel oder Kugeln
im Kühlschrank und esse diese mit gutem Gewissen für mehr Energie vor dem Sport
oder als Belohnung danach.

ERGIBT 12 KLEINE RIEGEL

2 EL Leinsamen

½ Tasse ungesalzene Erdnüsse

1 Tasse feine Haferflocken

2 EL ungesüßtes Kakaopulver

2 EL Honig

1 EL Erdnussbutter

ca. ⅓ Tasse Wasser

40 g dunkle Schokolade

2 EL getrocknete Goji-Beeren

ZUBEREITUNG

- Die Leinsamen und die Erdnüsse im Mixer oder mit dem Cutter zu Mehl verarbeiten, dann in einer Schüssel mit den Haferflocken und dem Kakao vermischen. Den Honig und die Erdnussbutter im Wasser auflösen und zugeben. Alles gründlich zu einem Teig verkneten. Falls nötig, noch 1–2 Esslöffel Wasser zugeben.
- Den Teig auf einem Backpapier mit der Teigrolle oder einem Löffel flach drücken. Alternativ bieten sich natürlich Riegelförmchen aus Silikon an. Die Ecken des Backpapiers über dem Teig zusammenschlagen und den Teig in den Tiefkühlschrank legen.
- In der Zwischenzeit die Schokolade im Wasserbad schmelzen. Den Teig aus dem Gefrierschrank nehmen, mit der flüssigen Schokolade bepinseln und mit den Goji-Beeren garnieren.

Dann in Riegel schneiden und kühl stellen, bis die Schokolade fest geworden ist.
- Die Riegel bleiben gekühlt problemlos eine Woche frisch. Man kann sie natürlich auch in einem geschlossenen Behälter einfrieren.

ERNÄHRUNGSFAKTEN

Die Kombination an gesunden Zutaten macht diese Riegel zu einem optimalen Snack vor oder nach dem Sport. Haferflocken liefern langkettige Kohlenhydrate und helfen, Energie aufzubauen. Leinsamen halten dank der Ballaststoffe schön satt, sodass du dich auf das Training konzentrieren kannst und nicht plötzlich von Hunger geplagt wirst. Erdnüsse steuern neben reichlich Magnesium die nötigen Aminosäuren bei, welche die Muskelfunktionen unterstützen. Und die ungesättigten Fettsäuren der Nüsse kurbeln die Fettverbrennung an. Goji-Beeren sind wahre Superbeeren, da sie praktisch alle wichtigen Nährstoffe enthalten. Ihre Polysaccharide erhöhen die Leistungsfähigkeit der Muskulatur und helfen beim Abbau der Milchsäure, die sich nach einem besonders harten Training in den Muskeln ansammeln kann. Die dunkle Schokolade macht glücklich und motiviert dich für das nächste Training.

Nährwerte pro Stück	Energie	Fett	Kohlenhydrate	Zucker	Eiweiß
	122 kcal (507 kJ)	6.8 g	9.2 g	3.8 g	4.4 g

Chia-Pannacotta

Der italienische Klassiker wird mit Rahm (Sahne), Gelatine und Zucker hergestellt.
Für diese gesunde Variante verwenden wir keine einzige der genannten Zutaten; das Resultat ist
eine viel leichtere Version mit einem Bruchteil der Kalorien des Originals. Die Verwendung
von Chiasamen und Früchten verwandelt das ursprünglich eher ungesunde Dessert
in einen leckeren Snack, der dem Körper auch noch guttut.

ERGIBT 1 PORTION

- ½ Tasse Milch
- 1 TL Honig
- ¼ TL Vanillemark
- 2 EL Chiasamen
- ½ Tasse tiefgekühlte oder frische Himbeeren
- 1 TL Limettensaft
- ½ Passionsfrucht

ZUBEREITUNG

- Die Milch in einer Schüssel mit dem Honig und dem Vanillemark verrühren. Die Chiasamen dazugeben und alles mischen. Etwa 20 Minuten stehen lassen und zwischendurch umrühren. Dann mindestens 3 Stunden in den Kühlschrank stellen und aufquellen lassen.
- In der Zwischenzeit die Himbeeren falls nötig auftauen, dann mit dem Mixer oder mit einer Gabel fein pürieren. Den Limettensaft zu der Himbeersauce geben. Das Fruchtfleisch samt Kernen aus der Passionsfrucht herauslösen und unter die Himbeersauce ziehen. Kühl stellen.
- Die Pannacotta in ein Glas füllen und die Himbeersauce daraufgießen.

ERNÄHRUNGSFAKTEN

Himbeeren enthalten von Natur aus Zucker in Form von Fruktose. Der Unterschied zum Kristallzucker ist, dass wir mit den Früchten auch eine Menge Nahrungsfasern aufnehmen, die das Ansteigen des Blutzuckerspiegels verlangsamen. Das Protein von der Milch und den Chiasamen verzögert diesen Prozess noch zusätzlich; deshalb ist es immer eine gute Idee, Früchte zusammen mit Proteinen zu konsumieren. Außerdem führen die Himbeeren dem Körper Vitamine und Mineralien zu, die im Zucker nicht enthalten sind. Die Chiasamen haben hier die Funktion eines Bindemittels, aber im Gegensatz zu Gelatine liefern diese Supersamen neben Proteinen auch eine volle Ladung an Mikronährstoffen, hochwertigen Omega-3-Fettsäuren und Ballaststoffen.

Nährwerte pro Portion	Energie	Fett	Kohlenhydrate	Zucker	Eiweiß
	162 kcal (679 kJ)	7,6 g	10,8 g	8,8 g	6,3 g

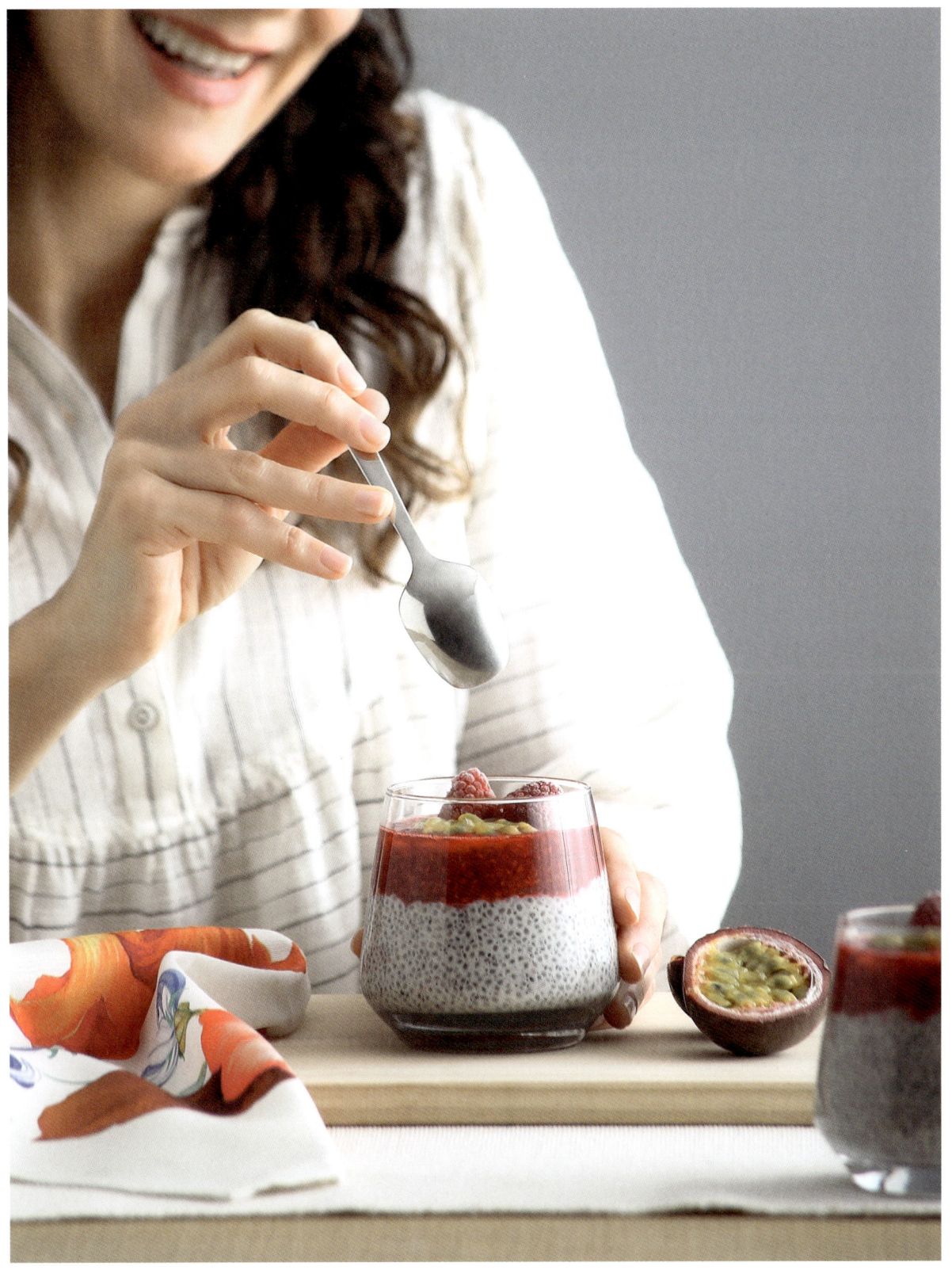

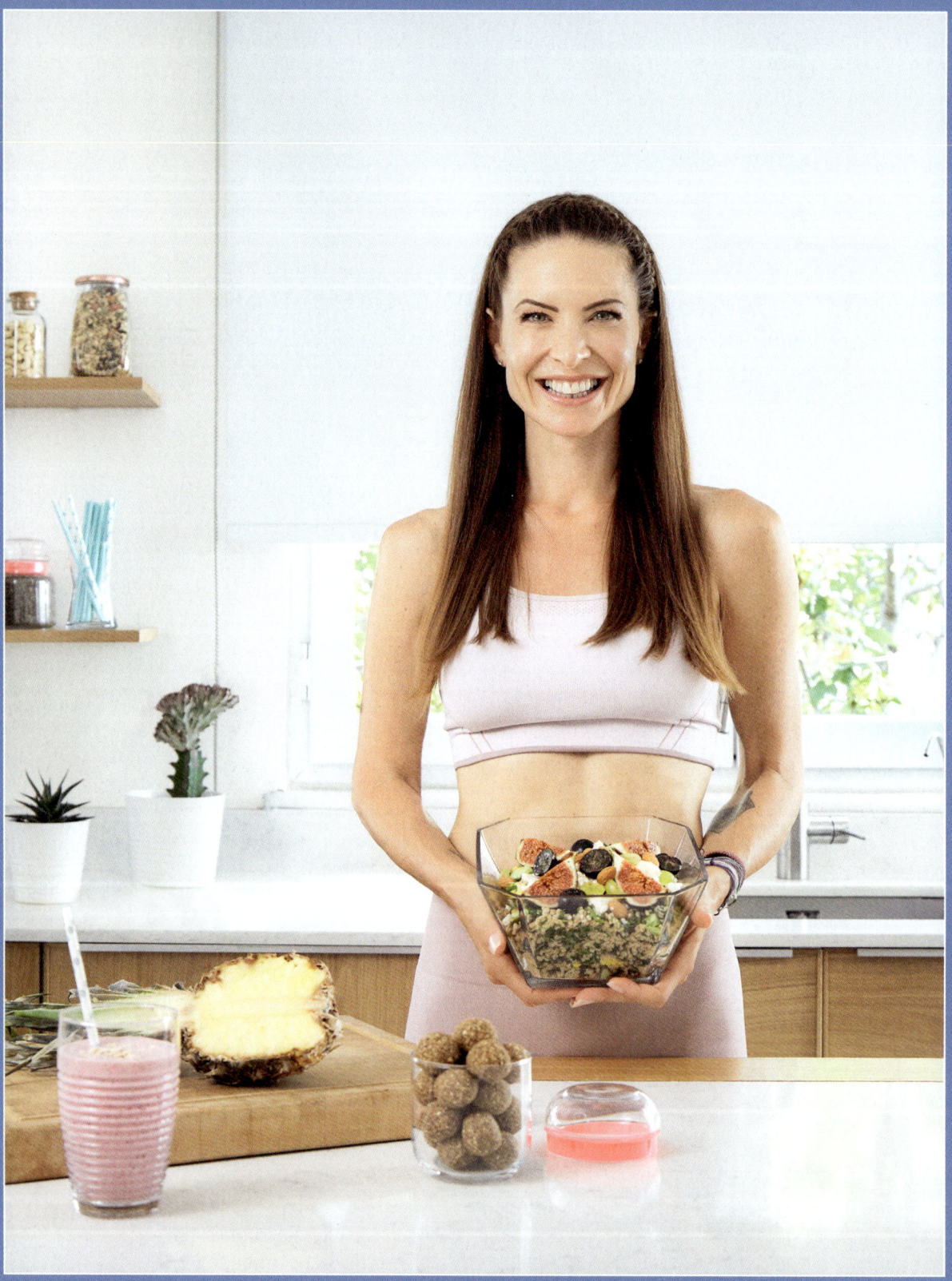

Für Regeneration nach dem Sport

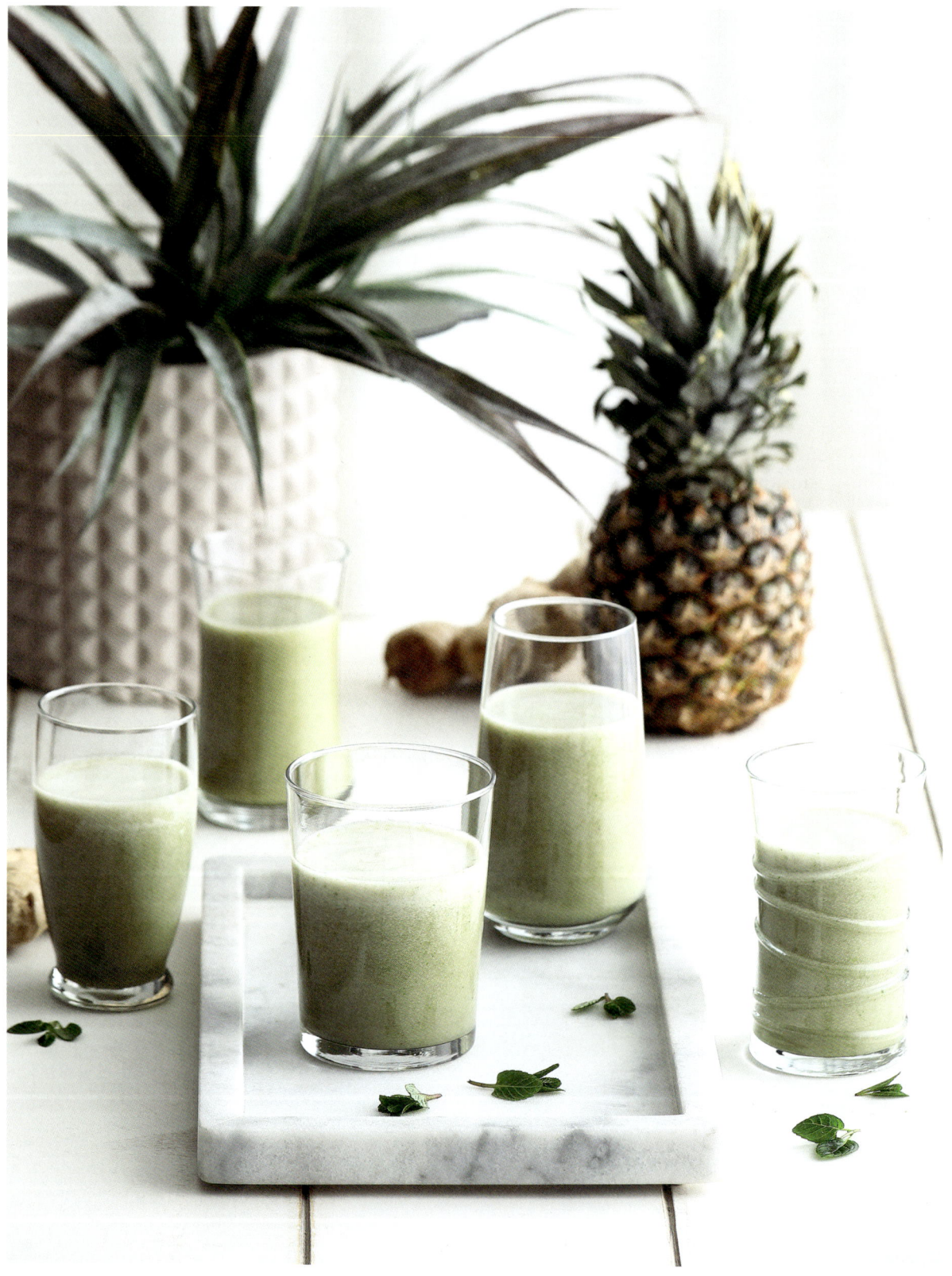

Wonderwoman Smoothie

Dies ist der ideale Smoothie bei Menstruationsschmerzen. Wegen seiner krampf-
und schmerzlösenden Eigenschaften hilft er aber auch bei Muskelkater
nach einem harten Training. Er schmeckt so gut, dass du ihn bestimmt auch
an schmerzfreien Tagen gerne zubereiten wirst.

ERGIBT 2 GLÄSER

¼ Ananas
½ Banane
2 cm frischer Ingwer
10 frische Pfefferminzblätter
1 TL Zitronensaft
¼ TL Leinöl oder anderes Öl
1 Tasse Wasser
einige Eiswürfel (nicht während der Periode)

ZUBEREITUNG

- Die Ananas in Würfel, die Banane in grobe
  Scheiben schneiden, den Ingwer schälen.
- Alle Zutaten in den Mixer geben und zu
  einem geschmeidigen Smoothie verarbeiten.
  Bei Bedarf mehr Wasser zugeben.

ERNÄHRUNGSFAKTEN

Ananas ist ein wahres Heilmittel und wird in der
Naturmedizin bei akuten Entzündungen, als Anti-
depressivum und mildes Schlafmittel eingesetzt.
Besonders das reichlich enthaltene Bromelain, ein
eiweißspaltendes Enzym, hat eine gesundheits-
fördernde Wirkung. Es entspannt die Muskulatur
und vermag Muskelkrämpfe zu lösen, weshalb
Ananas nicht nur bei Muskelkater, sondern auch
bei menstrualen Bauchkrämpfen Linderung bringt.
Pfefferminztee ist ein altbekanntes Hausmittel
bei Bauchschmerzen. Das in den Pfefferminzblät-
tern enthaltene ätherische Öl Menthol hat eine
schmerzstillende und krampflösende Wirkung.
Eine Studie an jungen Frauen konnte diese positive
Wirkung auch bei Menstruationsbeschwerden
bestätigen. Auch Ingwer wurde im Zusammenhang mit Periodenschmerzen getestet und soll
die Produktion der schmerzfördernden Stoffe
eindämmen.

Nährwerte pro Glas	Energie	Fett	Kohlenhydrate	Zucker	Eiweiß
	77 kcal (326 kJ)	0.7 g	16 g	9.5 g	0.7 g

Mandelmilch und Erdbeer-Mandelmilch

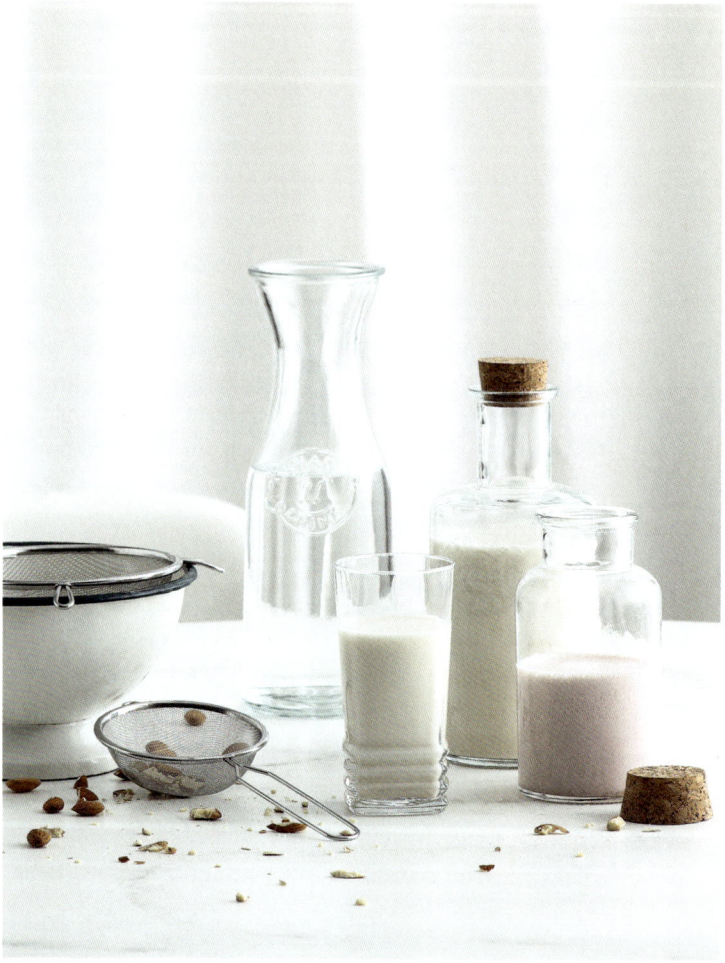

Mandelmilch ist in den letzten Jahren sehr trendy geworden, da sie eine gute vegane und laktosefreie Alternative zur Kuhmilch ist. In Süditalien wird die »latte di mandorle« schon seit dem Mittelalter genossen. Mandelmilch ist wie Kuhmilch sehr vielseitig: Sie schmeckt pur – im Sommer herrlich eiskalt! –, im Kaffee oder Smoothie oder kann zum Kochen oder Backen verwendet werden. Mandelmilch selber zu machen, ist kinderleicht, und es lohnt sich auch wirklich: Frische selbst gemachte Mandelmilch schmeckt viel besser; zudem enthalten die industriellen Produkte häufig Zusatzstoffe, und der Mandelanteil ist deutlich geringer.

ERGIBT 1 LITER

FÜR MANDELMILCH PUR

- 1 Tasse ungeschälte Mandeln
- 1 l Wasser
- 1 Prise Salz
- 1 Dattel, entsteint

ZUBEREITUNG

- Die Mandeln in einer Schüssel mit reichlich Wasser einweichen und mit einem Küchentuch abgedeckt über Nacht stehen lassen.
- Am nächsten Tag das Wasser abgießen und die Mandeln in einem Sieb gut abspülen. Die Mandeln mit der abgemessenen Wassermenge (1 l), dem Salz sowie der Dattel im Mixer verarbeiten, bis sie fein püriert sind.
- Einen Nussmilchbeutel (alternativ einen Passierfilter oder ein Geschirrtuch) über eine Schüssel stülpen und die pürierte Masse darübergießen. Den Nussbeutel vorsichtig herausnehmen und die verbleibende Mandelmilch herausdrücken.
- Die Mandelmilch in eine saubere Flasche füllen. Sie hält etwa 3 Tage im Kühlschrank.

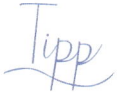

Die Mandelreste eignen sich sehr gut zum Backen oder als Zutat für die Bliss Balls von Seite 144.

ERGIBT 1 PORTION

FÜR ERDBEERMILCH

- 1 Tasse selbst gemachte Mandelmilch
- 4–5 Erdbeeren
- ¼ TL Vanillemark
- 1 Dattel, entsteint
- einige Eiswürfel

ZUBEREITUNG

- Alle Zutaten in den Mixer geben und fein pürieren.

ERNÄHRUNGSFAKTEN

Mandeln sind ein wahres Superfood und gehören zu den nährstoffreichsten Kernen. Sie enthalten Phytinsäure, einen sekundären Pflanzenstoff, der bei Pflanzen wie Hülsenfrüchten, Getreide und Ölsaaten als Energiespeicher für das Wachstum des Keimlings dient. Phytinsäure bindet Mineralstoffe wie Kalzium, Magnesium und Eisen, sodass diese für den Organismus nicht aufschließbar sind, aber durch das Einweichen der Nüsse wird die Phytinsäure abgebaut, und die Mineralien können somit optimal aufgenommen werden. Die Mandel hat von allen Nüssen und Kernen den höchsten Anteil an Eisen und Phosphor, enthält aber auch reichlich Kalzium, Magnesium, Kalium sowie Vitamin E und B. Mandelmilch ist ein wahrer Muntermacher und schenkt dir dank des in ihr enthaltenen Vitamin E und der ungesättigten Fettsäuren auch noch eine schöne Haut.

Nährwerte pro 100 ml	Energie	Fett	Kohlenhydrate	Zucker	Eiweiß
Mandelmilch pur	38 kcal (160 kJ)	3,3 g	1 g	1 g	1,1 g
Erdbeermilch	137 kcal (572 kJ)	8,6 g	11 g	11 g	3,3 g

Knusprige Kichererbsen-Chips

Du hast am Wochenende einen Filmabend geplant und möchtest dafür etwas Gesundes zum Knabbern vorbereiten? Geröstete Kichererbsen sind ein erstklassiger Ersatz für Chips oder Popcorn. Sie sind schnell und einfach zubereitet, schmecken toll und sind auch noch gesund.

ERGIBT 4 PORTIONEN

Für 1 Blech

1 Tasse getrocknete Kichererbsen
    oder 2 Tassen gegarte Kichererbsen
    aus der Dose
1 EL Olivenöl
¼ TL Salz
½ TL Kreuzkümmel
½ TL Chiliflocken
½ TL süßes Paprikapulver

ZUBEREITUNG

• Getrocknete Kichererbsen über Nacht einwei-chen, dann abgießen und in ausreichend Wasser weich kochen. Nach Belieben die Hüllen ent-fernen, es muss aber nicht sein. Kichererbsen aus der Dose einfach abgießen und abspülen.
• Den Backofen auf 175 Grad vorheizen.
• Die Kichererbsen mit einem sauberen Küchen-tuch gut abtrocknen (je trockener, desto knuspri-ger werden die Chips nämlich) und mit dem Öl vermischen. Auf einem mit Backpapier belegten Blech ausbreiten und im vorgeheizten Ofen 45–50 Minuten rösten, zwischendurch wenden.

• In der Zwischenzeit die Gewürze miteinander vermischen. Die Erbsen aus dem Ofen nehmen und in der Gewürzmischung wenden, solange sie noch warm sind.
• Am besten schmecken die Kichererbsen warm, aber man kann sie auch ein paar Tage aufbe-wahren und über eine Suppe oder einen Salat streuen.

ERNÄHRUNGSFAKTEN

Kichererbsen sind kleine Nährstoffbomben. Sie enthalten viel pflanzliches Eiweiß, darunter auch essenzielle Aminosäuren (Lysin), die der Körper nicht selbst herstellen kann. Der regelmäßige Ver-zehr von Kichererbsen fördert die Verdauung. Fast zwei Drittel der enthaltenen Ballaststoffe sind unlöslich und helfen daher, den Darm zu pflegen und Darmkrebs vorzubeugen. Zudem macht der hohe Ballaststoffgehalt lange satt und schützt vor Heißhungerattacken. Kichererbsen sind der Renner, wenn du unter zu hohen Blutfettwerten leidest. Das in der Hülsenfrucht enthaltene Saponin bindet sich an die Cholesterinmoleküle und macht sie damit unverdaulich. Anstatt über die Darmschleim-haut vom Körper aufgenommen zu werden, wer-den sie einfach wieder ausgeschieden. Cool, oder?

Nährwerte pro Portion	Energie	Fett	Kohlenhydrate	Zucker	Eiweiß
	187 kcal (773 kJ)	6,1 g	20 g	0,5 g	9,2 g

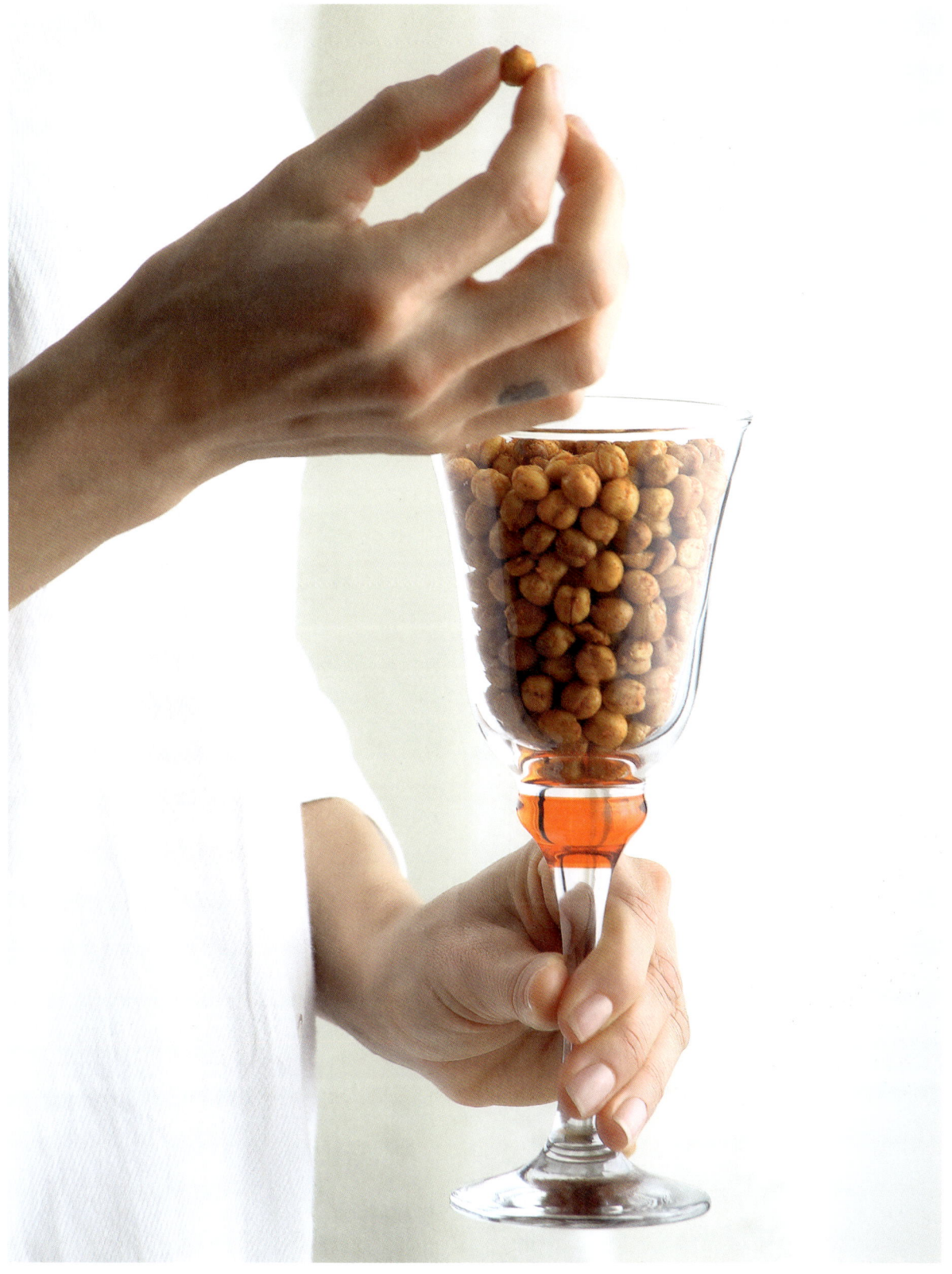

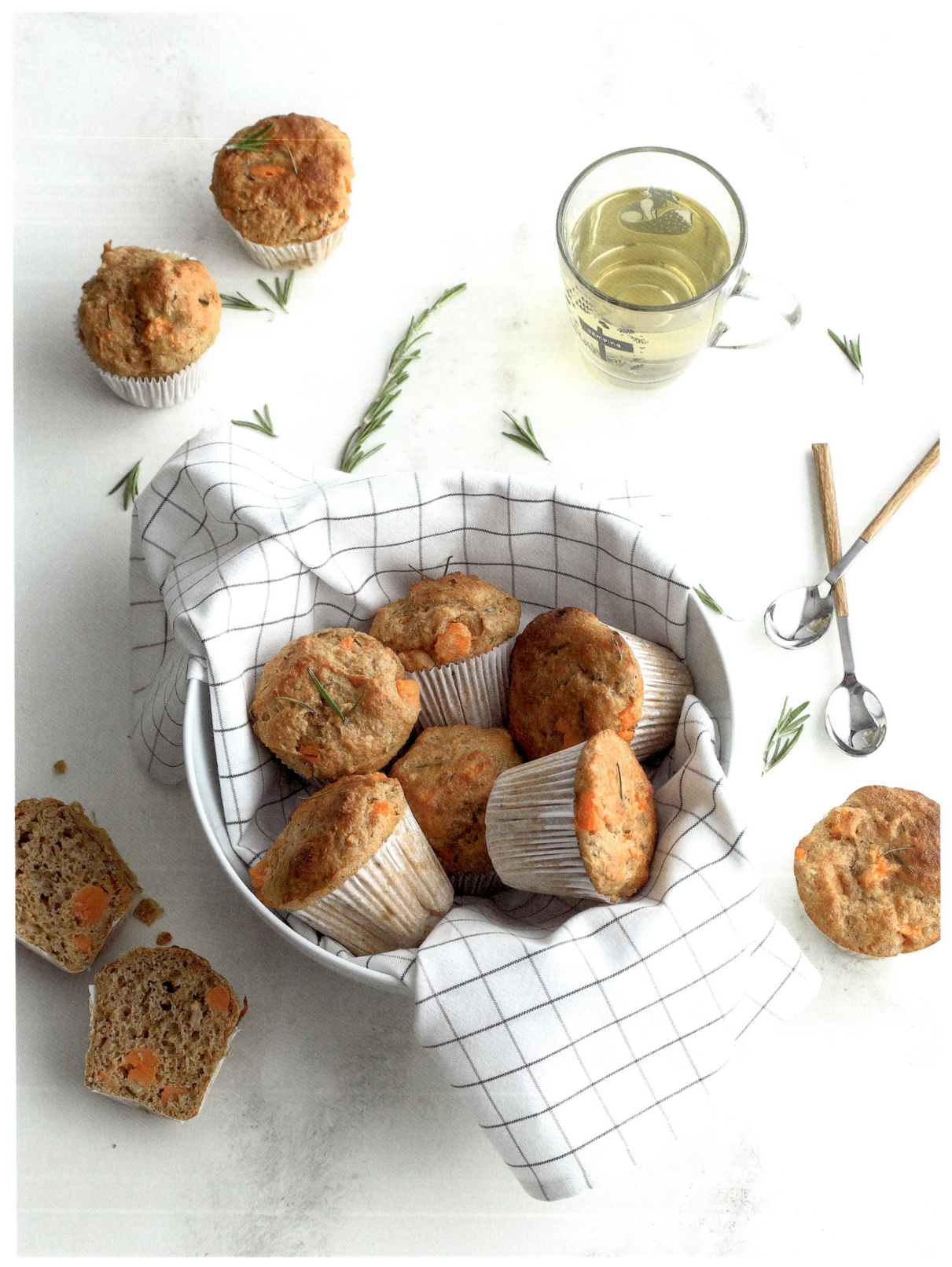

Süßkartoffel-Muffins mit Rosmarin

Muffins schmecken gut und sind praktisch, weil sie sich einfach in jeder Tasche mitnehmen lassen. Wenn ich unerwartet aus dem Haus muss, schnappe ich mir zwei davon vom Küchentresen und esse sie unterwegs. So komme ich auch mal drei bis vier Stunden ohne Essen aus. Für eine weniger herzhaft-würzige Variante kannst du gut Zwiebel, Knoblauch und Rosmarin weglassen und sie nur mit einer Prise Salz würzen.

ERGIBT 15 MUFFINS

2 mittelgroße Süßkartoffeln (ca. 350 g)

1 mittelgroße Zwiebel

1 Knoblauchzehe, nach Belieben

1 EL Olivenöl

2 EL frisch gehackter Rosmarin

⅔ Tasse zimmerwarme Milch

1 EL Apfelessig

30 g frische Hefe

½ Tasse Quark

2 Tassen Dinkel- oder Weizenvollkornmehl

1 TL Salz

1 Prise Pfeffer aus der Mühle

3 Eier

ZUBEREITUNG

• Die Süßkartoffeln schälen und in kleine Würfel schneiden, die Zwiebel und, falls verwendet, den Knoblauch fein hacken. Das Olivenöl erhitzen und Zwiebel, Knoblauch, Süßkartoffelwürfel und Rosmarin darin goldbraun anbraten. Abkühlen lassen.

• In einer Schüssel die Milch mit Essig, Hefe, Quark, Mehl und den Gewürzen verrühren. Die Eier schaumig aufschlagen, zugeben und unterrühren. Dann die abgekühlten Süßkartoffeln zugeben und untermischen. Den Teig abgedeckt 45 Minuten gehen lassen.

• In der Zwischenzeit den Backofen auf 180 Grad vorheizen.

• Den Teig in die Muffinförmchen füllen und die Muffins im vorgeheizten Ofen 20–25 Minuten backen.

ERNÄHRUNGSFAKTEN

Meine Familie ist kein Fan von Süßkartoffeln, aber ich finde sie toll, weil sie mit ihren langkettigen Kohlenhydraten über lange Zeit viel Energie liefern und die Muskeln nach einem Training gleich wieder auf Vordermann bringen. Das Vitamin E und der Rosmarin schützen vor freien Radikalen und somit gegen den Alterungsprozess. Wegen dieser Eigenschaft wird Rosmarinöl in der Lebensmittelindustrie auch als natürlicher Konservierungsstoff eingesetzt. Im Dinkelmehl stecken darüber hinaus viel Eisen, Magnesium und Vitamin B1.

Nährwerte pro Stück	Energie	Fett	Kohlenhydrate	Zucker	Eiweiß
	131 kcal (551 kJ)	3 g	18 g	2,3 g	6,8 g

Omelett-Roulade mit Hüttenkäse

Hüttenkäse schmeckt toll. Am liebsten habe ich ihn auf einem kernigen Brot, im Salat oder eben zu einem Omelett. Hüttenkäse eignet sich übrigens auch super für Aufläufe: einfach eine Schicht obendrauf streichen und dann ab in den Ofen.

ERGIBT 1 PORTION (1 ROULADE)

2 Eier
1 Eiweiß
1 Prise Salz
Pfeffer aus der Mühle
2 Handvoll Rucola
4 getrocknete Tomatenhälften
100 g Hüttenkäse

ZUBEREITUNG

- Die Eier und das Eiweiß verquirlen, mit Salz und wenig Pfeffer abschmecken und in einer antihaftbeschichteten Teflonpfanne (28 cm Durchmesser) beidseitig zu einem goldbraunen Omelett braten. Etwas abkühlen lassen.
- Unterdessen den Rucola hacken. Die Tomaten in Streifen schneiden und dann mit dem Rucola und dem Käse auf das Omelett geben. Zusammenrollen und, wenn nötig, mit einem Zahnstocher zusammenhalten oder in ein Backpapier wickeln und mit Schnur zusammenbinden.

ERNÄHRUNGSFAKTEN

Wenn du nach einem intensiven Krafttraining spürst, dass deine Muskeln an ihre Grenzen gestoßen sind, ist diese Roulade perfekt für dich. Die Eier und der Hüttenkäse liefern viel Eiweiß und wertvolle Aminosäuren, die den Muskeln nach dem Training helfen, sich wieder zu regenerieren. Wenn du intensiv Sport treibst, kommt es in den Muskeln zu sogenannten Mikrorissen, die du in Form von Muskelkater spürst. Diese winzigen Risse sind keineswegs gefährlich, der Körper repariert sie sofort und baut sogar stärkere Muskeln auf, damit du für die nächste Herausforderung besser gewappnet bist. Wichtig ist nur, dass du eine proteinreiche Mahlzeit zu dir nimmst, damit der Körper auf die für den Muskelaufbau notwendigen Aminosäuren zurückgreifen kann.

Nährwerte pro Portion	Energie	Fett	Kohlenhydrate	Zucker	Eiweiß
	306 kcal (1282 kJ)	16 g	11 g	9.5 g	28 g

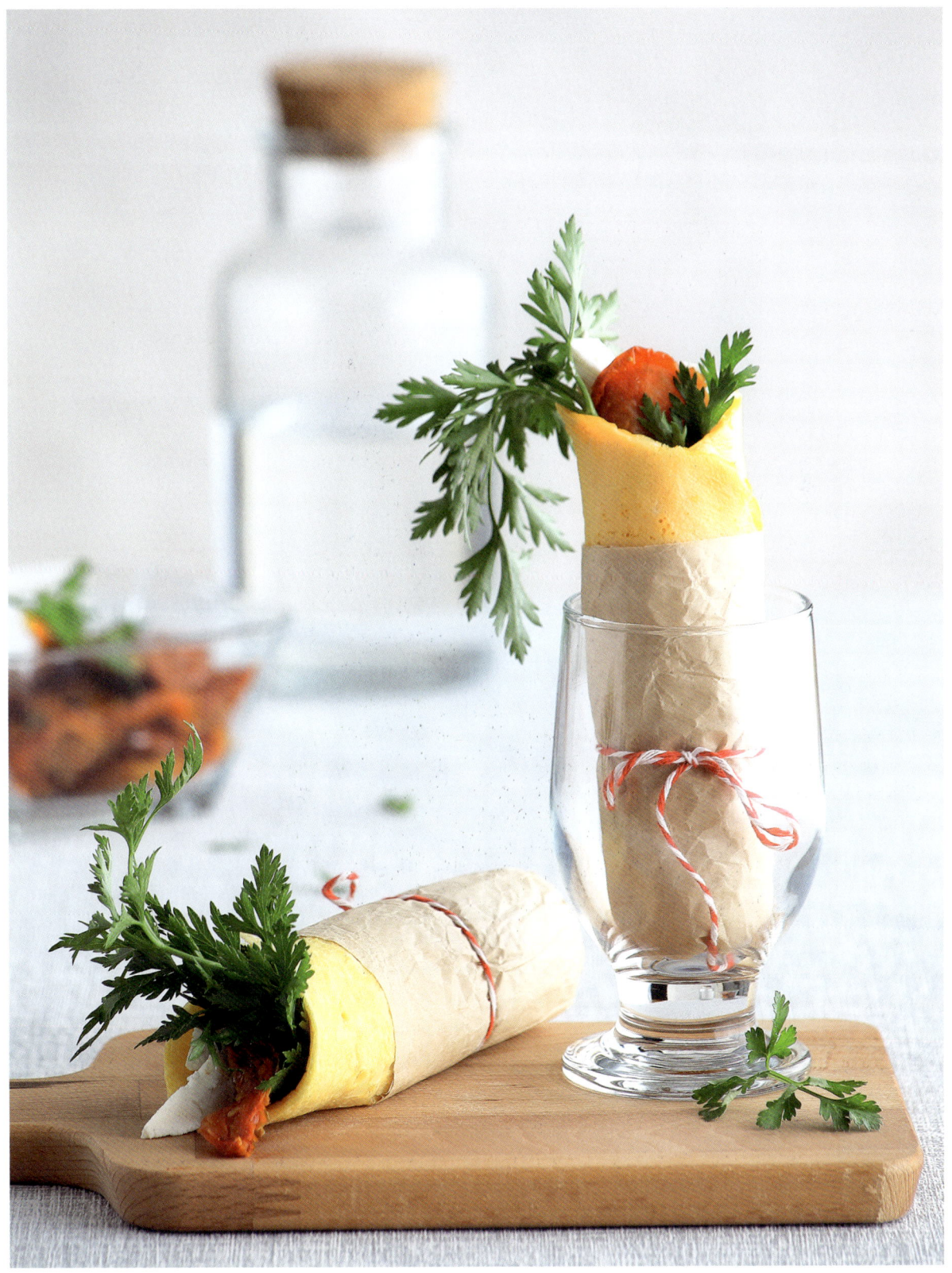

Türkische Linsenbällchen

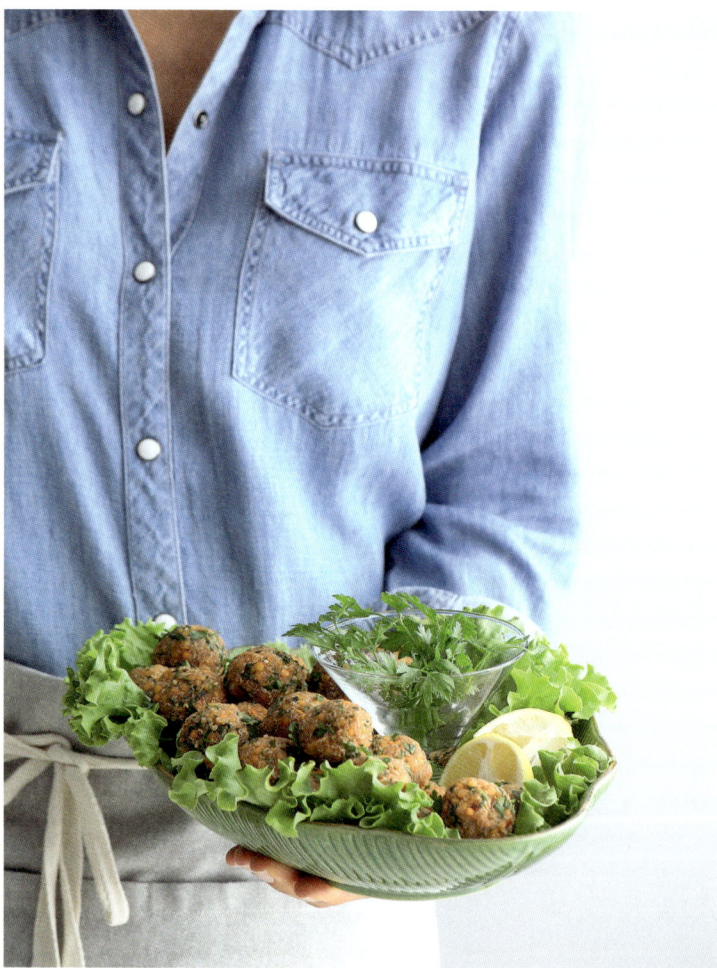

Linsen kosten nicht viel und sind eine hervorragende Proteinquelle. Als Vegetarierin stehen bei mir fast täglich in irgendeiner Form Linsen auf dem Speiseplan. Je nachdem, ob als Zwischenverpflegung am Nachmittag oder zum Abendessen, kannst du nach dem Training mehr oder weniger von diesen Bällchen essen.

ERGIBT 15 GROSSE BÄLLCHEN

½ Tasse rote Linsen
½ Tasse Quinoa
¾ Tasse glatte Petersilie
2 Frühlingszwiebeln
2 EL Tomatenpüree
1 TL Olivenöl
1 gestrichener TL Kreuzkümmel
1 TL Salz
¼ TL getrocknete Chiliflocken
15 große Salatblätter (z. B. Eichblattsalat)
1 unbehandelte Zitrone, in Schnitzen

ZUBEREITUNG

- Linsen und Quinoa abspülen und gemeinsam in der doppelten Menge Wasser kochen, bis das Wasser aufgebraucht ist und sie weich sind.
- Den Backofen auf 180 Grad vorheizen.
- Die Petersilie fein hacken, die Frühlingszwiebeln klein schneiden. Das Tomatenpüree mit dem Olivenöl und den Gewürzen vermischen und zu dem Linsen-Quinoa-Gemisch zugeben. Dann die Petersilie und die Frühlingszwiebeln hinzufügen und alles gut durchkneten.
- Aus dem Teig runde oder längliche Bällchen formen und auf ein mit Backpapier ausgelegtes Backblech legen. Im vorgeheizten Ofen etwa 15 Minuten backen, bis die Bällchen eine leichte Kruste haben.

- Aus dem Ofen nehmen und mit den Salatblättern und Zitronenschnitzen servieren. Man kann die Bällchen auch in einen luftdichten Behälter füllen und am nächsten Tag essen. Doch bitte nicht zu lange aufbewahren – lieber ins Büro mitnehmen, den Nachbarn welche bringen oder einfrieren.

ERNÄHRUNGSFAKTEN

Die Kombination von Linsen und Quinoa macht diese Bällchen in Bezug auf ihre Nährwerte unschlagbar. In der Türkei wird dieses Gericht mit Bulgur zubereitet; wegen des zusätzlichen Proteins, das in Form aller essenziellen Aminosäuren in Quinoa enthalten ist, verwende ich dieses anstelle von Bulgur. In diesen Bällchen stecken viel pflanzliches Eisen, Magnesium, Zink, Kalzium, Phosphor und Mangan. Für die bessere Aufnahme des Eisens solltest du die Linsenbällchen unbedingt mit etwas Zitronensaft beträufeln; das in der Zitrone enthaltene Vitamin C unterstützt die Aufnahme von pflanzlichem Eisen. In diesen leckeren Bällchen steckt ganz wenig Fett, und sie halten sehr lange satt.

Nährwerte pro Bällchen	Energie	Fett	Kohlenhydrate	Zucker	Eiweiß
	50 kcal (211 kJ)	0.7 g	7 g	0.7 g	3 g

Salziger Kichererbsenkuchen

Nach einem Training habe ich immer Kohldampf. Ein Stück von diesem Kuchen, und ich fühle meine Kräfte sofort zurückkehren. Die Kichererbsen schmeckt man überhaupt nicht heraus, sie geben dem Kuchen aber die Feuchtigkeit und mir die Proteine.

ERGIBT CA. 12 STÜCKE

Für eine Kasten-/Cakeform
von 30 cm Länge

½ Tasse getrocknete Kichererbsen
    oder 1 Tasse gegarte Kichererbsen
    aus der Dose
2 Frühlingszwiebeln
1 Tasse Wasser
1 ½ Tassen Vollkornmehl
2 Eier
4 große getrocknete Tomatenhälften
6 schwarze Oliven, entsteint
2 EL frische Thymianblätter
2 TL Backpulver
1 TL Salz
125 g frischer ungesalzener Zieger
    (Molkenfrischkäse) oder Ricotta

ZUBEREITUNG

• Getrocknete Kichererbsen über Nacht einweichen, dann abgießen und in ausreichend Wasser weich kochen. Kichererbsen aus der Dose einfach abgießen und abspülen.
• Den Backofen auf 180 Grad vorheizen.

• Die Frühlingszwiebeln samt Grün fein schneiden. Die Kichererbsen in der Küchenmaschine mit dem Wasser zu Püree verarbeiten und dann zusammen mit dem Mehl in eine große Schüssel geben. Die Eier dazuschlagen.
• Tomaten, Oliven und Thymian fein hacken und samt den Frühlingszwiebeln mit der Teigmasse verrühren. Das Backpulver und das Salz dazugeben und unterrühren.
• Den Teig in die Kuchenform geben. Den Käse als Block in die Mitte drücken und den Kuchen im vorgeheizten Ofen 50–60 Minuten backen.

ERNÄHRUNGSFAKTEN

Vollkornmehl versorgt uns mit langkettigen Kohlenhydraten, die in den Muskeln und der Leber in Form von Glykogen als Energie gespeichert werden. Käse, Eier und Kichererbsen liefern die Proteine. Zieger (auch Ziger geschrieben) ist eigentlich kein Käse; er wird aus Molke hergestellt, einem Nebenprodukt der Käseherstellung. Die Zusammensetzung seiner Aminosäuren ist jener unserer Muskeln sehr ähnlich und wird deshalb schnell in körpereigenes Protein umgesetzt. Dies macht den fettarmen Zieger zu einem optimalen Kandidaten für die Regeneration der Muskeln.

Nährwerte pro Stück	Energie	Fett	Kohlenhydrate	Zucker	Eiweiß
	107 kcal (449 kJ)	2,8 g	13 g	1,2 g	6,3 g

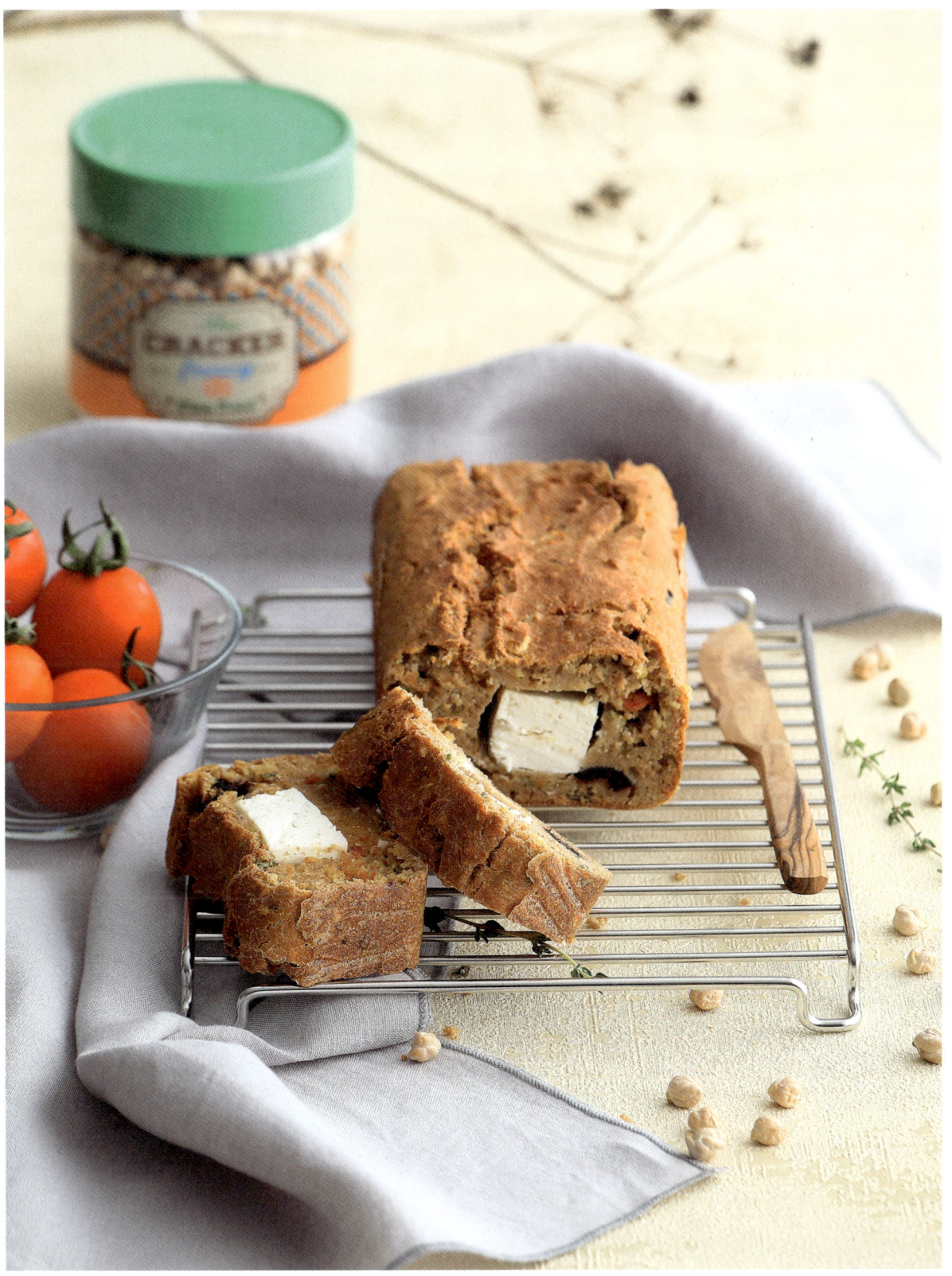

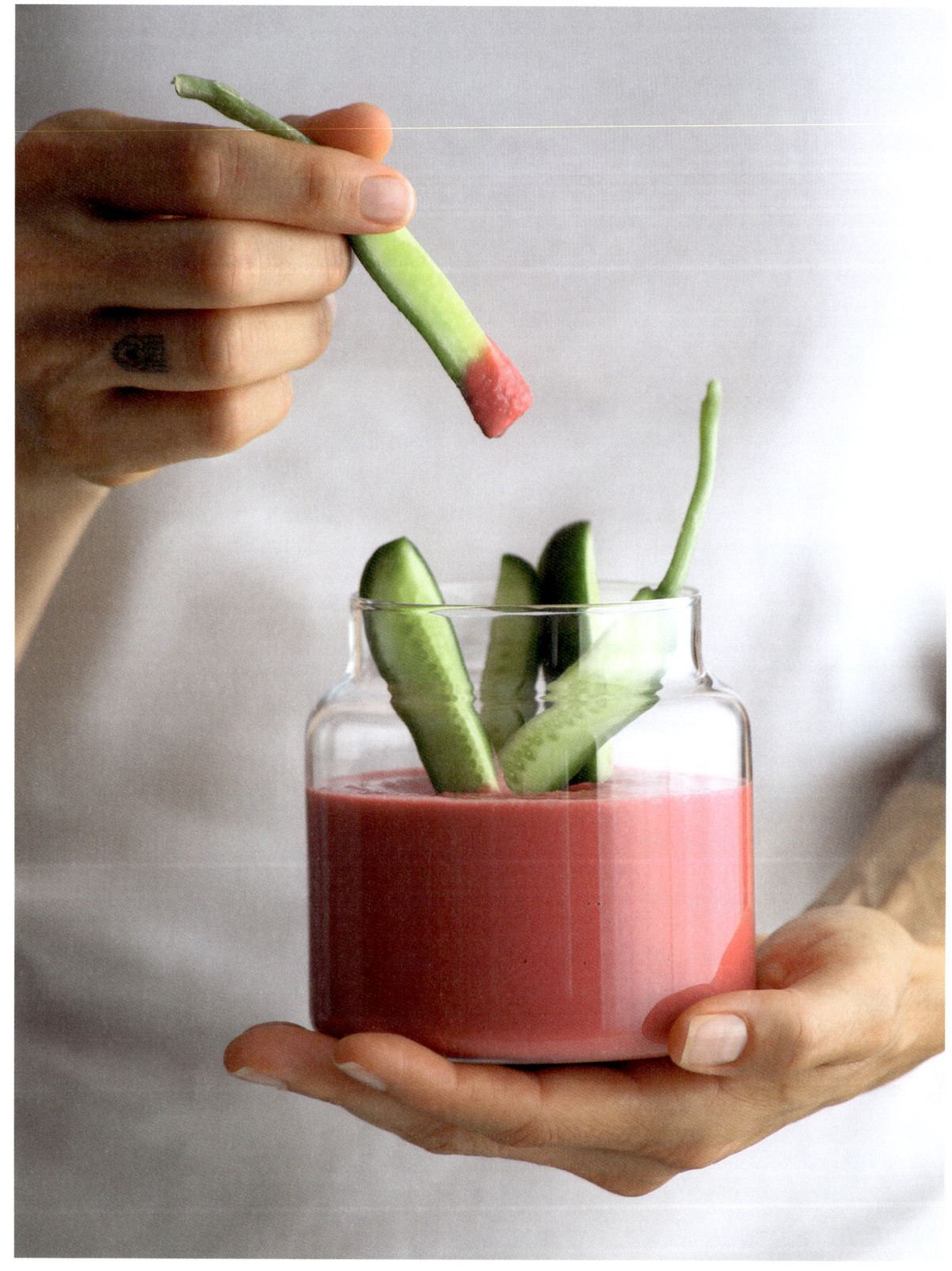

Rote-Bete-Hummus mit Gurke

Für eine Party ist dieser Hummus eine super Idee zum Aperitif. Durch die knallige Farbe kommt er selbst bei Kindern gut an. Doch er lässt sich auch gut, in ein kleines Marmeladenglas abgefüllt, mitnehmen. Die Kichererbsen liefern vegetarisches Protein und komplexe Kohlenhydrate für den Muskelaufbau nach dem Sport.

ERGIBT 2 PORTIONEN

½ Tasse getrocknete Kichererbsen
   oder 1 Tasse gegarte Kichererbsen
   aus der Dose
½ kleine Rote Bete
4 EL Wasser
2 EL frisch gepresster Zitronensaft
1 EL Tahini (Sesampaste)
1 Knoblauchzehe
½ TL Salz
¼ TL Kreuzkümmel
1 TL Olivenöl plus etwas zum Beträufeln
½ Gurke

ZUBEREITUNG

- Getrocknete Kichererbsen über Nacht einweichen, dann abgießen und im Dampfkochtopf weich kochen. Kichererbsen aus der Dose einfach abgießen und abspülen. Nach Belieben die Hüllen entfernen, es muss aber nicht sein.
- Die Rote Bete in kochendem Wasser weich kochen, schälen und in grobe Würfel schneiden. Mit den restlichen Zutaten (außer der Gurke) in den Mixer geben und zu einer Creme mixen.
- Vor dem Servieren ein paar Tropfen Olivenöl über den Hummus träufeln. Die Gurke schälen, in Stäbchen schneiden und dazureichen.

ERNÄHRUNGSFAKTEN

Hummus mit rohem Gemüse ist eine tolle Art, Proteine, viele Vitamine, Mineralstoffe und sekundäre Pflanzenstoffe miteinander zu kombinieren. Kichererbsen sind eine ausgezeichnete Proteinquelle mit einer besonders günstigen Aminosäurenzusammensetzung, viel Kalzium, Eisen sowie den Vitaminen A, B, C und E. Die Kombination mit Roter Bete erhöht den Anteil an pflanzlichem Eisen zusätzlich, was für Vegetarier ein großer Vorteil ist. Günstig ist in diesem Rezept die Kombination mit dem Vitamin C aus dem Zitronensaft, weil sie die Aufnahme des pflanzlichen Eisens begünstigt. Rote Bete liefert weitere Mineralstoffe und Vitamine (insbesondere Folsäure) sowie wertvolle Sekundärstoffe. Die Flavonoide und Anthozyane schützen vor freien Radikalen und stärken das Immunsystem.

Nährwerte pro Portion	Energie	Fett	Kohlenhydrate	Zucker	Eiweiß
	203 kcal (843 kJ)	8.9 g	18 g	4.2 g	8.7 g

Vegetarisches Sushi

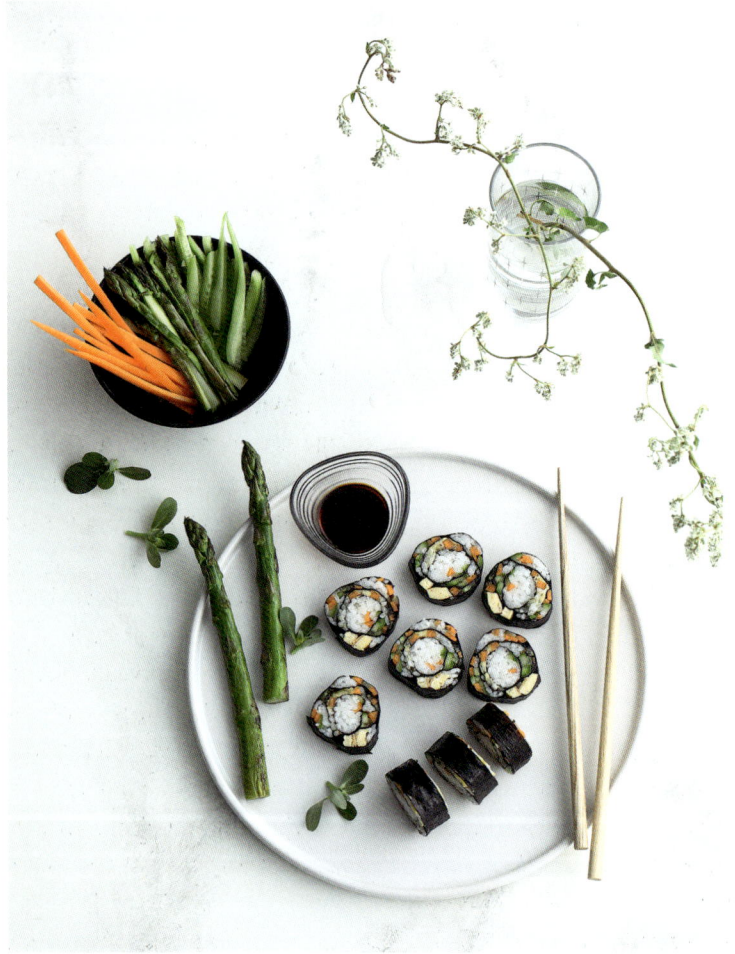

Zum Entsetzen seiner Kameraden hatte sich mein vierjähriger Sohn für seine Geburtstagsparty in der Kindergruppe diese Sushirollen gewünscht. Noah konnte überhaupt nicht verstehen, warum seine Freunde die nicht mochten. Zum Glück fanden aber seine Lehrer das Menü toll, und zum Glück hatten wir wenigstens noch einen Kuchen, der allen geschmeckt hat!

NACH DEM SPORT

ERGIBT 2 PORTIONEN (2 ROLLEN)

½ Tasse Basmatireis oder Vollkornreis
1 TL Olivenöl
4 grüne Spargelstangen
2 Eier
½ Karotte
⅓ Gurke
½ kleine Avocado
2 Algenblätter
Sojasauce und Wasabipaste zum Servieren

ZUBEREITUNG

- Den Reis nach Packungsanweisung in kochendem Wasser garen, dann abgießen und abkühlen lassen.
- In einer Bratpfanne das Öl erhitzen und die Spargelstangen darin 2 Minuten anbraten.
- Die Eier verquirlen und in derselben Pfanne oder in einer antihaftbeschichteten Teflonpfanne goldbraun ausbacken.
- Die Karotte und die Gurke schälen und in feine Stäbchen schneiden, die Avocado mit einer Gabel zu Mus zerdrücken.
- Die Algenblätter dünn mit dem Reis belegen, dabei darauf achten, dass man die Körner bis zu den Ecken streicht. An dem Ende, wo die Rolle verschlossen wird, keinen Reis verstreichen, sonst kann man sie nachher nicht schließen. Das Omelett, die Karotten- und Gurkenstäbchen, die Spargel sowie das Avocadomus darauf verteilen, dann die Rollen aufrollen und verschließen. Das Aufrollen geht mit einer Sushimatte einfacher.

- Wenn man die Rolle unterwegs essen will, kann man Sojasauce und Wasabipaste direkt auf den Reis tröpfeln und das Sushi wie einen Döner essen. Wenn man zuhause isst, schneidet man die Rollen in Stücke und tunkt das Sushi mit den Essstäbchen in Sojasauce und Wasabipaste.

ERNÄHRUNGSFAKTEN

Sushi eignen sich hervorragend als Zwischenmahlzeit für eine optimale Regeneration nach dem Sport. Das Gemüse und die Nori-Algen bringen viele Vitamine, Mineralstoffe und sekundäre Pflanzenstoffe mit sich. Die Spargelstangen sollten nur kurz angebraten werden, damit die Vitamine nicht verloren gehen. Selbst wenn du Basmatireis anstelle von Vollkornreis verwendest, braucht dich dein Gewissen nicht zu plagen, denn beim Abkühlen verwandelt sich ein Teil der Kohlenhydrate in retrogradierte Stärke. Diese wird von unserem Verdauungssystem nicht verdaut und gilt somit als Ballaststoff, der unserer Darmflora guttut.

Nährwerte pro Rolle	Energie	Fett	Kohlenhydrate	Zucker	Eiweiß
	363 kcal (1516 kJ)	14 g	41 g	3.8 g	14 g

Pancake-Sandwich mit Apfel

Auf Flugreisen habe ich immer diese Pancake-Sandwiches im Gepäck,
denn ich mag das Essen im Flugzeug nicht. Sie sind auch ein ideales Frühstück
oder eine leckere Zwischenmahlzeit nach dem Training.

ERGIBT 4 PORTIONEN (8 PANCAKES)

1 Handvoll Spinatblätter
1 Tasse Haferflocken
½ Tasse Milch
2 Eier
1 Prise Salz
2 kleine reife Bio-Bananen
4 TL Olivenöl, bei Bedarf
2 Äpfel
4 EL Erdnussbutter

ZUBEREITUNG

- Die Spinatblätter grob hacken. Die Haferflocken
  im Mixer zu Mehl verarbeiten. Dann Milch, Eier,
  die gehackten Spinatblätter und das Salz dazugeben und pürieren. Die Bananen mit einer
  Gabel zu Mus zerdrücken und unter die Teigmasse mischen.
- Jeweils eine kleine Suppenkelle Teig in eine
  speziell beschichtete Teflonpfanne, für die
  kein Fett nötig ist, geben und auf beiden Seiten
  bei mittlerer Hitze zu goldbraunen Pancakes
  backen. Alternativ jeweils 1 Teelöffel Olivenöl
  mithilfe eines Küchenpinsels auf dem Pfannen-
  boden verstreichen.

- Die Äpfel entkernen und ungeschält in Ringe
  schneiden. Jeweils 1 Esslöffel Erdnussbutter auf
  einen Pancake streichen, die Apfelringe darauflegen und mit einem zweiten Pancake bedecken.

ERNÄHRUNGSFAKTEN

Erdnussbutter enthält viel Protein und fördert
mit einer ausgezeichneten Zusammensetzung
der Aminosäuren den erwünschten Muskelaufbau nach dem Fitness. Eier liefern zusätzlich
Protein, sie enthalten auch alle Aminosäuren,
die der Körper für eine optimale Regeneration
braucht. Die Apfelringe verleihen dem Sandwich
eine süße Frische, und die Haferflocken spenden
dir schnell Energie, indem sie die Glykogen-Depots
der Muskeln wieder auffüllen. Die Kombination
der langkettigen Kohlenhydrate aus den Haferflocken mit den leicht verdaulichen Kohlenhydraten
aus der Frucht macht dieses Sandwich ideal für
eine schnelle Erholung des Körpers.

Nährwerte pro Sandwich	Energie	Fett	Kohlenhydrate	Zucker	Eiweiß
	298 kcal (1249 kJ)	12 g	33 g	16 g	12 g

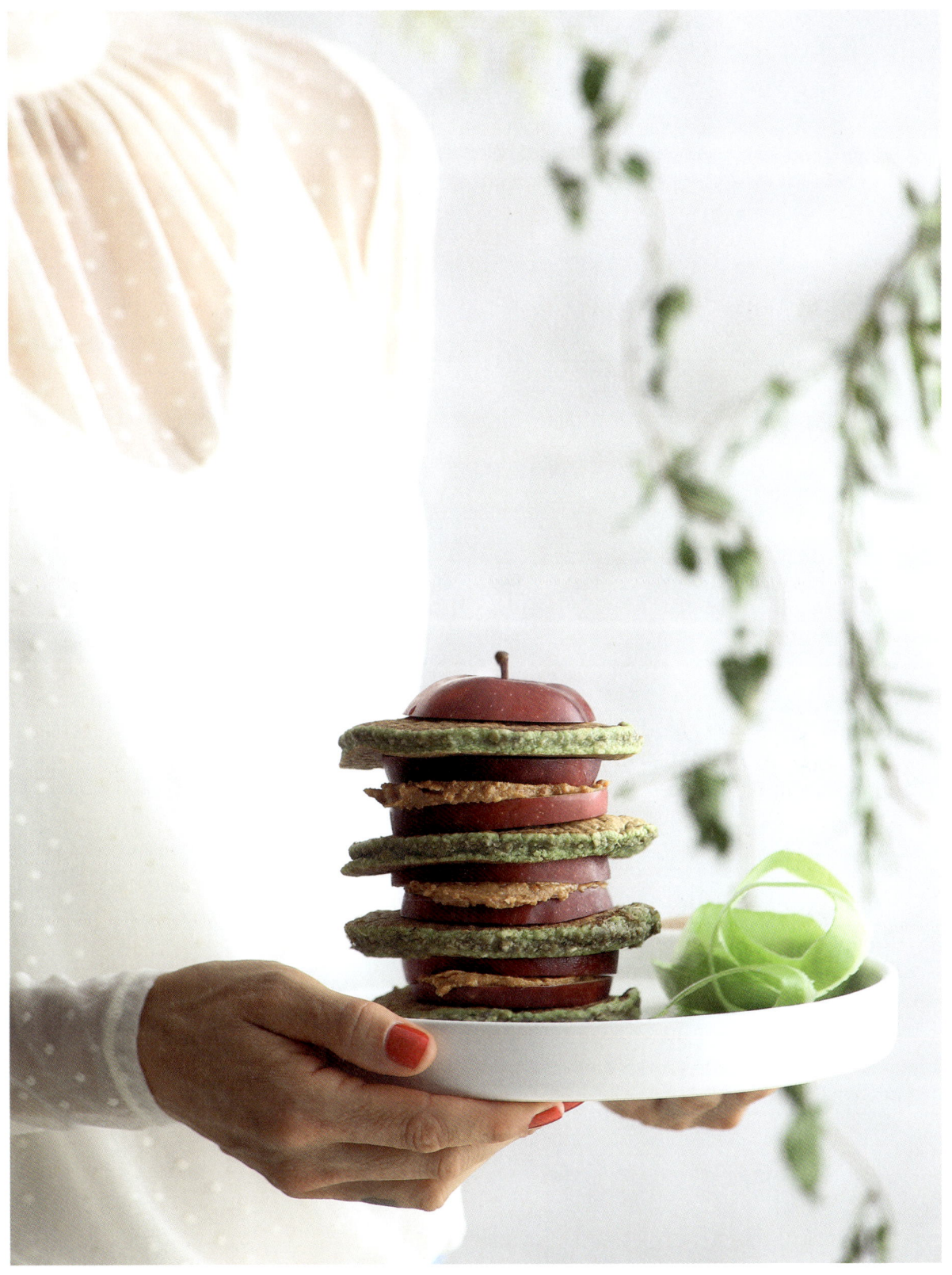

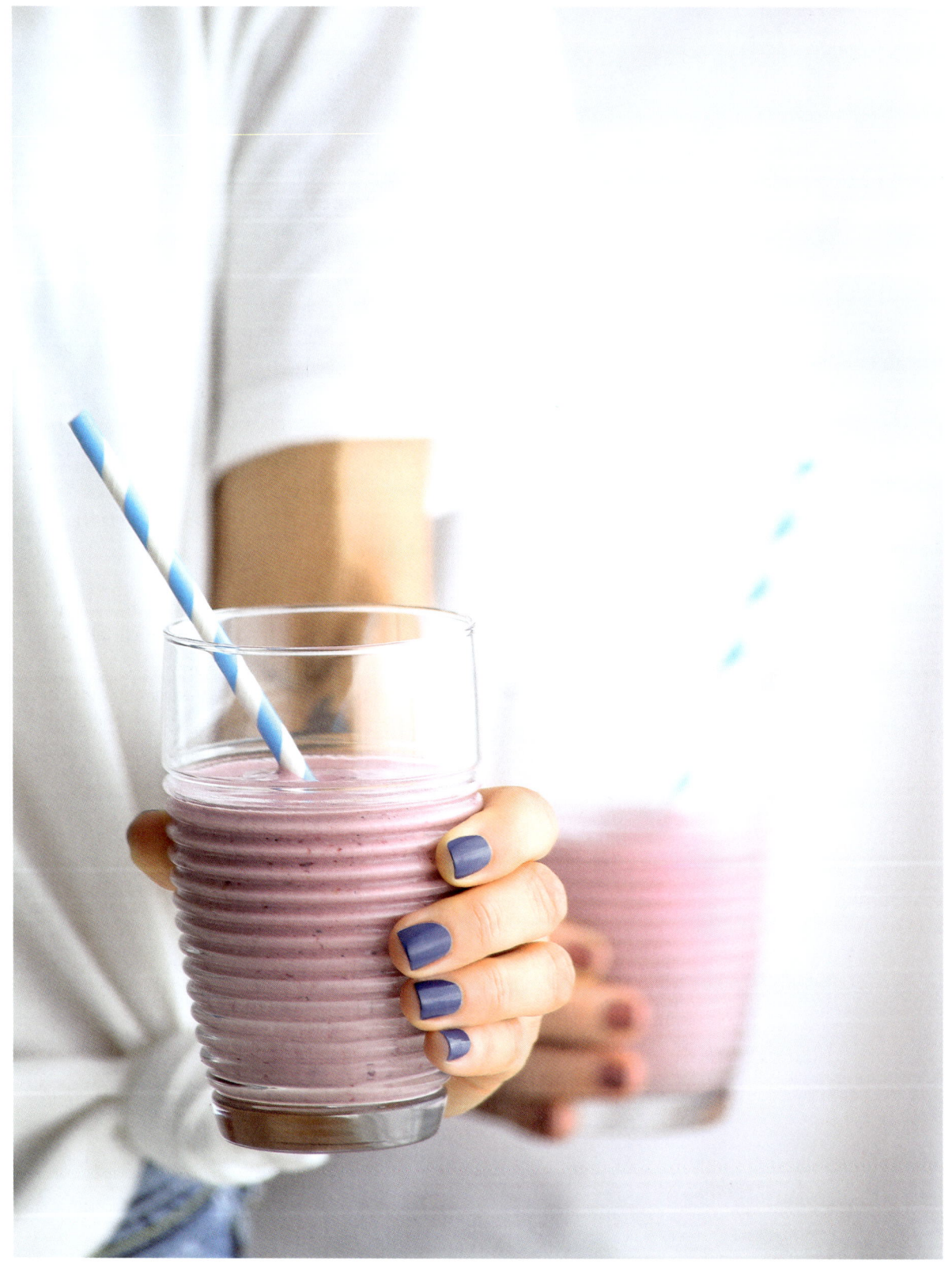

Brombeer-Protein-Shake

Wenn du nur zehn Rumpfbeugen machst, brauchst du natürlich kein extra Protein.
Aber wenn du ernsthaft Sport getrieben hast, empfehle ich dir für den Muskelaufbau
direkt nach dem Training einen Snack mit komplexen Kohlenhydraten und Protein.
Diese Kombination hilft deinen Muskeln bei der Regeneration und führt
zum erwünschten straffen Körper.

ERGIBT 1 GROSSES TRINKGLAS

½ Tasse Mandelmilch
½ Tasse tiefgekühlte Brombeeren
1 kleine tiefgekühlte Bio-Banane,
 alternativ 1 frische
⅓ Tasse Skyr natur oder Magerquark
1 EL Haferflocken
1 TL Erdnussbutter
1 Msp. Vanillemark
einige Eiswürfel, nach Belieben

ZUBEREITUNG

• Alle Zutaten in den Mixer geben und zu einem
 cremigen Shake mixen. In eine Flasche oder
 ein Glas füllen, je nachdem ob du zuhause bleibst
 oder rausgehen willst.

ERNÄHRUNGSFAKTEN

Dieser Drink ist dank des Skyr und der Erdnussbutter proteinreich und sättigend. Mandelmilch,
Haferflocken und Bananen liefern wichtige Mikro-
und Makronährstoffe, die du nach einem Training
benötigst. Doch der Star dieses Smoothies ist
ganz klar die Brombeere, die Vitamin A, C, E und
Vitamine der B-Gruppe liefert. Doch damit nicht
genug: Die Superfrucht ist auch reich an Magnesium und Mangan. Mangan ist sehr wichtig für
gesunde Knochen und ein festes Bindegewebe.
Die optimale Verbindung von Phosphor und
Kalzium in Brombeeren begünstigt die Erhaltung
und den Aufbau von Knochen und Zähnen.
Die Flavonoide, die der Brombeere die wunderbare violette Farbe verleihen, schützen die Zellen
und wirken in Kombination mit den Vitaminen A
und E dem Alterungsprozess der Haut entgegen.

Nährwerte pro Glas	Energie	Fett	Kohlenhydrate	Zucker	Eiweiß
	241 kcal (1015 kJ)	7,9 g	26 g	18 g	14 g

Es kommt immer alles anders
als geplant, und irgendwie sind
alle guten Vorsätze schnell
wieder dahin. Aber mit der
Squatgirl-Methode haben es
eine halbe Million Menschen
geschafft, und du packst
es auch.

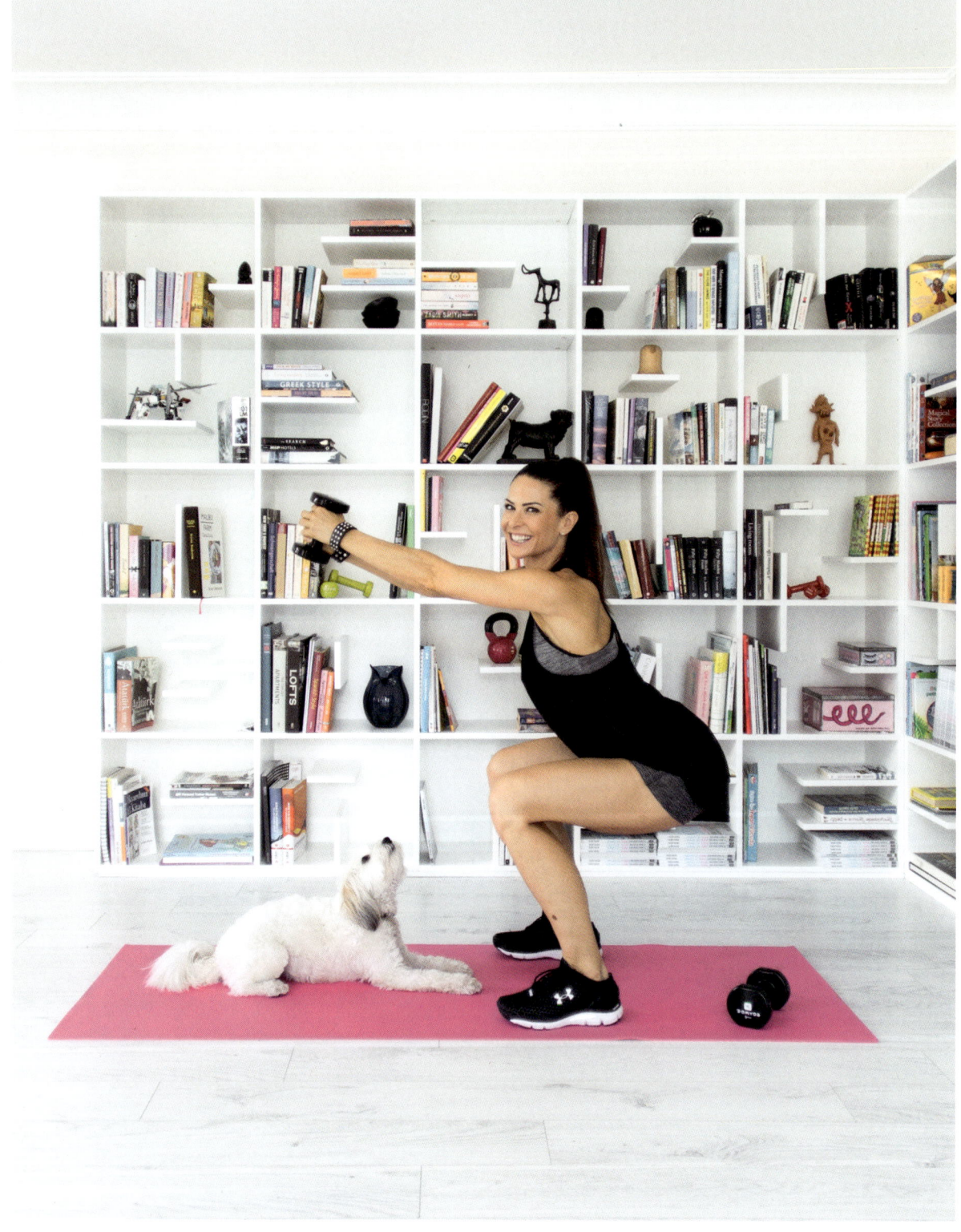

HOME GYM:
ZUHAUSE FIT WERDEN

Es gibt Sportarten wie Reiten oder Golf, die mit größeren Investitionen und Kosten verbunden sind. Das Schöne an Fitness-Übungen ist, dass du außer ein bisschen Willen und Zeit nichts weiter brauchst. Die Videos, die du auf meinem YouTube-Kanal findest, kannst du ganz ohne Sportgeräte ganz gemütlich zuhause in deinem Wohnzimmer nachmachen. Ich erkläre dir, wie du die Übung ausführen musst und worauf du achten solltest; anatomische Begriffe und Ausführungen vermeide ich dabei bewusst. Viel lieber stelle ich mir vor, dass du tatsächlich mit mir im Raum stehst und dass wir zusammen trainieren – das motiviert nämlich auch mich. Fakt ist, dass meine Follwer nach einer Weile richtig fit werden und sich an die nächste Herausforderung wagen wollen. Einige entscheiden sich an diesem Punkt, in einem Fitnessclub Mitglied zu werden, andere ziehen es vor, weiterhin zuhause zu trainieren und möchten sich ein Home Gym einrichten. Dafür brauchst du übrigens nicht mal ein eigenes Zimmer, sondern nur eine Ecke, wo du deine Matte ausrollen und die Gewichte verstauen kannst.

Ich unterscheide beim Aufbau eines Home Gyms vier verschiedene Stufen, wobei die erste für Anfänger und die letzte für Profis gedacht ist. Du allein entscheidest, wie lange du mit welcher Ausrüstung trainieren willst. Wichtig ist, dass du dir dabei immer möglicher Gefahren und Verletzungsrisiken bewusst bist und auf deine Sicherheit achtest.

Für das hier vorgeschlagene Fitnessprogramm solltest du mit einem täglichen Zeitaufwand zwischen 20 und 45 Minuten rechnen.

ANFÄNGER
Yogamatte

DURCHSTARTER
zusätzlich:
Kurzhantel mit Hantelscheibenset
Kettlebell
Gummibänder-Set
Gymnastikball

FORTGESCHRITTENE
zusätzlich:
Suspension Trainer
Klimmzugstange

PROFIS
zusätzlich:
Langhantel mit Hantelscheibenset
Hantelbank

FETT ABBAUEN UND MUSKELN AUFBAUEN

Nur Fett abzubauen, ist einfach: Iss wenig und trainiere viel, und schon bist du die Pölsterchen los. Nur Muskeln aufzubauen, ist auch einfach: Vollende die letzten zwei Wiederholungen mit letzter Kraft und konsumiere genügend Protein. Beides zusammen zu schaffen, also während dem Muskelaufbau Fett abzubauen, ist nicht ganz so einfach, denn dein Körper tendiert dazu, entweder Masse aufzubauen oder abzubauen, je nachdem wie viel du gegessen und dich bewegt hast.

Ich schlage vor, dass du dein Ausdauer- und Gewichtstraining an verschiedenen Tagen ausführst. Optimal sind abwechselnd jeweils drei Tage Cardio- und drei Tage Fitnesstraining, den Sonntag würde ich als Ruhetag einplanen, aber wenn es dir lieber ist, kannst du den Ruhetag natürlich auch auf einen Wochentag legen.

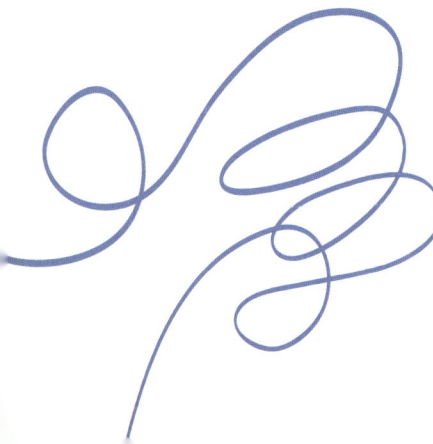

GEWICHTSTRAINING

Du solltest Serien von 8 bis 12 Wiederholungen machen und dabei dein Körpergewicht voll einsetzen oder mit Gewichten arbeiten. Erst wenn du die letzte Wiederholung nur noch mit letzter Kraft hinkriegst und unmöglich noch eine zusätzliche machen kannst, baust du Muskeln auf. Was du als Muskelkater spürst, sind kleine Muskelfaserrisse, die vom Körper repariert werden. Und weil dein Körper intelligent ist, wird er die Fasern stärker bauen, als sie zuvor waren, weil er dich für kommende Herausforderungen wappnen will.

AUSDAUERTRAINING

Die beste Methode ist Intervall Rennen oder Hiit. Du kannst während einer halben Stunde im Rhythmus 3:1 jeweils 3 Minuten gemütlich joggen und 1 Minute richtig schnell rennen. Beim Hiit-Training ist das System ähnlich, nur dass du, statt zu rennen, intensive Trainingseinheiten mit kurzen Erholungsphasen kombinierst. So könntest du zum Beispiel 45 Sekunden lang Burpees machen und dich dann 15 Sekunden erholen, bevor du in die neue Runde startest. Je intensiver dein Training, je mehr Sauerstoff benötigt dein Körper in den folgenden 14 Stunden, was bedeutet, dass du bis zu 45 Prozent der im Training verbrannten Kalorien im Nachhinein, ohne dafür irgend etwas zu tun, zusätzlich verbrennst.

TRAININGSZEIT

Für die meisten Menschen liegt die beste Uhrzeit fürs Training zwischen 16 und 19 Uhr. Wenn du es einrichten kannst, dann zu trainieren, ist das toll, denn deine Körperfunktionen laufen auf Hochtouren: Puls, Blutdruck, Atemfrequenz, Muskelkraft und Geschicklichkeit erreichen das maximale Tageshoch. Es gibt Frühaufsteher, die lieber am Morgen trainieren, weil ihr Biorhythmus anders tickt und sie morgens schon richtig in Form sind. Als ich im Verlag arbeitete, musste ich erst um neun Uhr in der Redaktion sein, weil es abends manchmal spät wurde. Ich nahm mir deshalb vor, morgens vor Arbeitsbeginn am See joggen zu gehen und stand um sechs Uhr auf, als es draußen noch stockdunkel war und über dem See Nebelschwaden hingen. Beim Ausatmen bildeten sich kleine Wolken, denn es war Winter und saukalt. Ich zog es zwei Wochen lang durch, doch dann kam ich zu der Einsicht, dass mir dieses morgendliche Training den ganzen Tag verdarb. Ich stehe zwar gerne früh auf, doch mein Körper schläft um diese Zeit noch, und rennen mag ich schon gar nicht. Ich ging also wieder nach der Arbeit in den Fitnessclub und war glücklich. Finde für dich selbst heraus, ob du ein Morgen- oder ein Nachtmensch bist und plane entsprechend eine passende Zeit für dein Training in deinen Tagesablauf ein.

PROTEIN

Wissenschaftler von der Universität Illinois haben herausgefunden, dass Leucin, eine essenzielle Aminosäure, das Schlüsselelement für den Muskelaufbau bei gleichzeitiger Fettverbrennung ist. In zwei separaten Studien stellten sie fest, dass die Teilnehmer, die 10 Gramm Leucin pro Tag und 2,5 Gramm pro Mahlzeit bei einem Total von 125 Gramm Protein konsumierten, mehr abnahmen, mehr Fett verbrannten und die Muskelmasse besser erhalten konnten als die Teilnehmer, die weniger Leucin auf dem Menüplan hatten.

Die Professoren konnten auch nachweisen, dass Leucin die Glukose im Blut zu kontrollieren vermag.
Die besten natürlichen Leucin-Quellen sind Eiweiß, isoliertes Molkenprotein, Algen, Wild, Hühnchen, Thunfisch, Bohnen und fettarmer Hüttenkäse. Die meisten Menschen tendieren dazu, rund 15 Prozent ihrer täglichen Proteinration morgens beim Frühstück, 30 Prozent beim Mittagessen, 5 Prozent vor dem Abendessen und 50 Prozent beim Abendessen einzunehmen. Weil unser Körper Protein nicht speichern kann (wenn wir zu viel einnehmen, speichert er es als Fett), müssen wir die Einnahme gleichmäßig über den Tag verteilen. Die Experten empfehlen rund 30 Gramm pro Hauptmahlzeit, aber das kann natürlich je nach Körpergröße und Fitnesslevel individuell variieren.

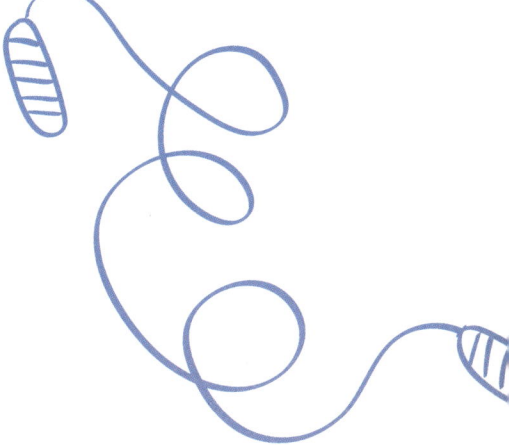

PROTEINPULVER FÜR DEN MUSKELAUFBAU?

All deine Freundinnen sagen dir, dass du umwerfend aussiehst, du bist nämlich eine richtige Sportskanone geworden, und jetzt wo sich deine Bauchmuskeln abzuzeichnen begonnen haben, bist du richtig motiviert, fitter denn je zu werden. Ein Kollege rät dir, nach dem Training jeweils einen Proteinshake zu trinken, und du bist dir nicht sicher, ob du das nun brauchst oder nicht. Die Antwort lautet vermutlich Nein, denn über eine ausgewogene Ernährung nimmst du genügend Proteine auf. Selbst ich als Vegetarierin, die viel Sport treibt, konsumiere über meine Mahlzeiten mehr als genug Protein, um meine Muskelmasse aufrechtzuerhalten. Eiweiß kommt nämlich nicht nur in Quinoa, Linsen, Bohnen, Eiern und Quark vor, es steckt auch in Kresse, Pilzen und Spinat, deshalb verzichte ich heute auf Proteinpulver. Doch es gab Zeiten, wo ich Muskeln aufbauen wollte und deshalb jeden Tag nach einem harten Training einen Löffel Proteinpulver mit einer halben Banane, Wasser und Eiswürfeln in den Mixer geworfen habe. Es ist absolut nichts gegen Proteinpulver einzuwenden, es gibt nur drei Punkte, die du beachten solltest:

1   Die meisten Proteinpulver werden mit Schokolade oder Erdbeergeschmack verkauft und enthalten künstliche Süßstoffe wie Aspartam, die das Gehirn täuschen, weil der erwartete Glukoseschub ausbleibt. Das Gehirn ist verwirrt, deutet die Situation als Nährstoffkrise und befiehlt dem Körper, mehr Nahrung aufzunehmen, was deinen Appetit ankurbelt und in eine Heißhungerattacke ausarten kann.

2   Wenn du Sojaproteinisolat kaufst, ist es gut möglich, dass dieses aus gentechnisch manipuliertem Soja hergestellt wurde. Deshalb solltest du die Verpackung genau studieren oder dich auf der Internetseite des Herstellers informieren; falls er mit gentechnisch nicht verändertem Soja arbeitet, wird er das entsprechend kommunizieren, weil es ein Verkaufsargument ist.

3   Falls du unter einer Milchallergie leidest, solltest du auf Molkenprotein verzichten und allenfalls ein Produkt, das auf der Basis von Soja oder anderen Hülsenfrüchten oder Pflanzen hergestellt wurde, in Betracht ziehen.

Nur eine Ernährungsberaterin, die deinen Menü- und Trainingsplan genau studiert, kann beurteilen, ob du Proteinpulver brauchst oder nicht. Als erfahrener Personal Trainer bin ich jedoch grundsätzlich der Meinung, dass Protein über Nahrungsmittel aufgenommen werden sollte. Wenn du aber Veganerin oder Vegetarierin und aktive Sportlerin bist (jeden Tag mindestens eine Stunde anstrengendes Training) oder Profisportlerin, täglich zwei Trainings absolvierst und die Nase voll hast von Fleisch und Eiern, oder aber wenn du untergewichtig bist und Mühe hast, zuzunehmen, kann Proteinpulver für dich eine sinnvolle Lösung sein. Aber Vorsicht, zu viel Protein kann sich negativ auf Nieren und Leber auswirken, zudem verwandelt der Körper den Überschuss in Fett und speichert es als Hüftgold ab. Die Deutsche Gesellschaft für Ernährung (DGE) empfiehlt als Daumenregel, dass jemand, der dreimal pro Woche ins Fitnessstudio geht, etwa 0,8 Gramm Protein pro Kilo Körpergewicht täglich zu sich nehmen sollte.

Es gibt vier gängige Formen von Proteinpulver: Molke, Kasein, Soja und pflanzliche Mischungen von Protein. Molke ist ein Milcheiweiß, das ein Nebenprodukt des Käseherstellungsprozesses ist und am häufigsten verwendet wird. Im Vergleich zu den anderen Proteinen auf dem Markt ist Molke das am leichtesten verdauliche Protein. Im Prinzip ist hydrolysierte Molke am schnellsten verdaut – das Isolat ist schneller und das Konzentrat ist schnell, um genau zu sein. Der Hauptunterschied zwischen Isolat und Konzentrat ist, dass das Isolat die reinste Form von Protein ist. Molkenisolat enthält normalerweise zwischen 90 und 94 Prozent Protein, während Molkekonzentrat ein Proteinverhältnis von etwa 70 bis 85 Prozent aufweist. Wenn du laktoseintolerant und aufgebläht bist, sind veganes Proteinpulver oder Molkenproteinisolat die bessere Wahl. Aber nur, weil das Isolat reiner ist, bedeutet das nicht, dass es besser ist oder zu mehr Muskelwachstum führt als andere Proteine. Es heißt sogar, dass durch das stärkere Filtern im Isolat das Protein stärker abgebaut wird und damit für den Körper weniger nützlich ist. Isoliertes Protein kostet normalerweise etwa doppelt so viel wie Konzentrat. Für den Gelegenheitssportler sind die weniger teuren kommerziell verfügbaren Proteinpulver sehr gut geeignet. Kasein-Protein besteht zu 80 Prozent aus Milchprotein. Es ist für seinen ausgezeichneten Aminosäuregehalt, die langsame Verdauung und die Verhinderung des Abbaus von körpereigenen Aminosäuren bekannt. Molke und Kasein arbeiten beide unterschiedlich, Kasein ist ein »langsames« Protein, das als antikatabolisch eingestuft wird und somit einen übermäßigen Proteinabbau verhindert. Molkenprotein hingegen ist ein »schnelles«

Protein, das die Proteinsynthese stimuliert und zu Muskelwachstum führt. Keines der beiden ist besser oder schlechter als das andere, du musst nur herausfinden, welches für dich am besten funktioniert. Veganer bevorzugen Sojaprodukte oder Pulver, die sich aus verschiedenen pflanzlichen Proteinquellen zusammensetzen. Meistens werden Reis-, Hanf-, Soja-, Erbsen-, Chia-, Sonnenblumen-, Leinsamen- und Kürbiskernprotein verwendet. Von manchen wird der Geschmack des veganen Proteinpulvers als unangenehm empfunden und seine schlechte Wasserlöslichkeit bemängelt, zudem müssen für den gleichen Effekt größere Mengen des veganen Produktes konsumiert werden, weil die Proteinkonzentration pro Messlöffel geringer ist als bei einem Molkenprodukt.

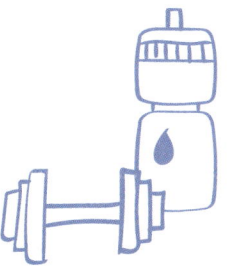

NO PAIN, NO GAIN?

Mir graut immer, wenn ich sehe, welche Gewichte die Bodybuilder oder Crossfitter heben und wie sie stöhnen, als würden sie im nächsten Moment tot zusammenbrechen. Allerdings gilt im Sport tatsächlich die Regel, dass ohne Schmerz kein Muskelzuwachs möglich ist. Das bedeutet, dass du beim Training deine Komfortzone verlassen musst, um Resultate zu erzielen. Wenn du zum Beispiel zehn Kniebeugen ohne Anstrengung abspulst, sieht dein Körper absolut keine Notwendigkeit, Muskeln aufzubauen. Wenn du hingegen die letzten zwei Wiederholungen nur mit Mühe hinkriegst, wenn du das Gefühl hast, es nicht mehr zu schaffen und deine Muskeln zu brennen oder zu zittern beginnen, dann versteht dein Körper, dass er der Herausforderung nicht gewachsen ist und stärker werden muss. Es ist gut möglich, dass bei einer Anfängerin dieser Punkt schon nach vier oder fünf Wiederholungen erreicht ist, während ein Fortgeschrittener dieselbe Übung mit Gewichten macht und erst nach zehn Wiederholungen schwer zu atmen beginnt. Wichtig ist, dass du für dich diesen Punkt findest, dass du die Komfortzone verlässt und noch ein bis zwei Wiederholungen zusätzlich dranhängst. Vielleicht hast du starke Beine und schaffst bei diesen Übungen deshalb mehr Wiederholungen, als wenn du deinen Trizeps trainierst. Höre einfach auf deinen Körper und fordere ihn heraus, aber überlaste ihn nicht, denn dann setzt du dich dem Risiko eines Unfalls aus, und das ist auf jeden Fall zu vermeiden.

Ich weiß, dass viele Frauen sich davor scheuen, Gewichte zu stemmen, weil sie fürchten, davon einen Körper wie Bodybuilder zu bekommen. Aber ich kann dir versichern: Du läufst keine Gefahr, jemals so auszusehen, denn unsere Genetik lässt das schlichtweg nicht zu. Es gibt ein Hormon, das auch als »Männer-Hormon« bekannt ist und Testosteron heißt. Es ist verantwortlich für den Sexualtrieb, für Potenz, Kraft, Ausdauer, Stärke und Aggressivität. Dieses Androgen steuert das Wachstum der Körperhaare, regelt den Fett- und Zuckerstoffwechsel und fördert die Zunahme von Muskelmasse und Muskelkraft. Auch wir Frauen bilden Testosteron, und bei uns erfüllt das Hormon ähnliche Funktionen wie beim Mann. Während der Mann allerdings im Durchschnitt 2 bis 12 ng/ml davon herstellt, produzieren unsere Eierstöcke nur 0,15 bis 0,7 ng/ml (ng = Nanogramm); das ist siebzehnmal weniger und erklärt, weshalb wir keine starke Körperbehaarung und keinen Bartwuchs haben, ist aber auch der Grund, weshalb wir nicht so einfach Muskelmasse aufbauen können. Weibliche Bodybuilder erlangen ihren muskulösen Körper durch die Verabreichung von Testosteronspritzen oder eine andere Art der Aufnahme von anabolen Steroiden, um die Gesetze der Natur zu umgehen und mehr Muskeln zu bilden. Der Preis, den diese Frauen bezahlen, ist allerdings hoch: Sie bekommen ihre Periode nicht mehr und können deshalb nicht schwanger werden, ihre Brüste werden kleiner und ihre Stimme wird männlich tief; sie leiden unter starker Körperbehaarung und Akneproblemen, und es ist möglich, dass sie wie Männer zur Glatzenbildung neigen und ihre Klitoris größer wird.

Du kannst also ruhig mit Gewichten trainieren, wenn du magst, denn um einen straffen Körper zu erhalten und altersbedingtem Muskelschwund vorzubeugen, ist das die effektivste Methode. Konzentriere dich während des Trainings auf deinen Körper und höre auf seine Signale. Die Regel lautet, dass du die letzten zwei Wiederholungen nur noch mit Mühe hinkriegen solltest, dass sie dich Überwindung, aber nicht den Spaß kosten sollten. Du solltest nach dem Sport stolz auf dich selbst sein und denken: »Heute habe ich wirklich gut trainiert!«, wobei das natürlich nicht an jedem Tag der Fall sein wird. Wenn du zum Beispiel wenig geschlafen hast, solltest du, statt an deine Grenzen zu gehen, lieber einen flotten Spaziergang und ein paar Yoga-Übungen machen und nicht deine Gesundheit riskieren.

Der folgende **7-TAGE-TRAININGSPLAN** berücksichtigt keine speziellen persönlichen Bedürfnisse. Er wurde so entworfen, dass sich die Übungen für alle Menschen eignen, die gesund sind und von ihrem Arzt die Erlaubnis haben, zu trainieren. Wenn du dich bei einer Übung nicht wohl fühlst oder wenn dir schwindelig werden sollte, setz dich sofort hin und trink ein Glas Wasser. Wenn dir nicht besser wird, solltest du dir ärztlichen Rat holen.

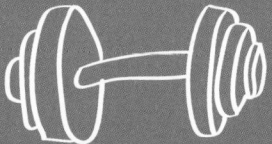

DEIN 7-TAGE-TRAININGSPLAN

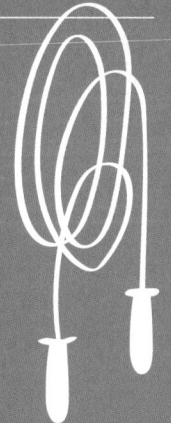

In diesem Programm ist ein bisschen von allem dabei: Du wirst Fett verbrennen, Muskeln aufbauen und auch beweglicher werden. Denk dran: Jeder Mensch kann fit werden, entscheidend ist, dass man konsequent trainiert. Es ist wie mit dem Essen: Eine Pizza macht dich nicht dick, aber auch ein Workout allein macht dich noch nicht fit. Wenn du in drei Wochen sichtbare Resultate haben willst, erwarte ich, dass du jeden Tag mit mir zusammen diese Übungen machst.

Ich habe sieben Videos bereitgestellt, die du auf meinem deutschen YouTube-Kanal findest; die Anzahl Wiederholungen entspricht jeweils einer mittleren Stufe. Wenn du Anfängerin bist, machst du nur so viele Wiederholungen, wie du schaffst, und nutzt den Rest der Zeit zum Verschnaufen, bis wir zur nächsten Übung übergehen. Fortgeschrittene können die ganze Übungssequenz des Videos zweimal absolvieren. Auf meinen YouTube-Kanal gelangst du, wenn du den QR-Code auf den folgenden Buchseiten mit deinem Mobiltelefon scannst; dafür kannst du auch gratis einen QR-Reader herunterladen.

Jedes Training dauert insgesamt rund 20 Minuten und ist aus drei Teilen aufgebaut:
- 2 Minuten Warm-up
- 7 Übungen, bei denen in erster Linie die Muskelgruppen des jeweiligen Tages trainiert werden
- Cool-down mit Dehnübungen

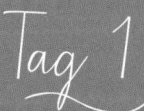

BEINE UND PO

AUFWÄRMEN
- 1 Minute schnelles Laufen auf der Stelle
- 1 Minute Sumo Squat Hamstring Stretch

PROGRAMM
- 2-mal 20 Donkey Kicks
- 2-mal 20 Fire Hydrants
- 2-mal 20 Clam Shells
- 20 Hip Raises
- 20 Frog Hip Raises
- 2-mal 20 Lying Adductions

DEHNEN
- 5-mal 10 Sekunden Sumo Stretch
- 2-mal je 5-mal 10 Sekunden Standing Hamstring Stretch

Tag 2

∾ BAUCH

AUFWÄRMEN
- 1 Minute Standing Cross Body Knee to Elbow
- 1 Minute Standing Toe Reaches

PROGRAMM
- 20 Alternate Toe Touches
- 20 Bent Knee Wipers
- 2-mal 10 Side Plank Rotations
- 20 Russian Twists
- 2-mal 20 Side Plank Hip Raises
- 20 Plank Alternate Leg Raises
- 2-mal 10 Schritte Straight Arm Plank Lateral Walk

DEHNEN
- 5-mal 10 Sekunden Cat Camel Stretch
- 2-mal je 5-mal 10 Sekunden Bent Knee Belly Twists

Tag 3

∾ BEINE UND PO

AUFWÄRMEN
- 1 Minute High Knees
- 1 Minute Butt Kicks

PROGRAMM
- 20 Kneel to Squat
- 2-mal 20 Forward Lunges
- 20 Sumo Squats
- 2-mal 20 Curtsy Lunges
- 20 Cossack Squat Transitions
- 2-mal 20 Lying Abductions
- 2-mal 20 Lying Adductions

DEHNEN
- 2-mal je 5-mal 10 Sekunden Kneeling Psoas
- 2-mal je 5-mal 10 Sekunden Pigeon Stretches

Tag 4

○ ARME, SCHULTERN, RÜCKEN UND BRUST

○ AUFWÄRMEN
- 1 Minute Wide Arm Circles
- 1 Minute Skipping Rope

PROGRAMM
- 20 Schritte Crab Walk
- 2-mal 10 Shoulder Taps
- 20 Kneeling Plank Ups
- 20 Close Grip Assisted Push-Ups
- 20 Triceps Dips
- 10 Prone Back Extensions 3 Point Move
- 2-mal 10 Quadrupeds

DEHNEN
- 2-mal je 5-mal 10 Sekunden Overhead Tricep Stretches
- 3-mal je 10 Neck Stretches

Tag 5

○ BAUCH

○ AUFWÄRMEN
- 1 Minute Jumping Jacks
- 1 Minute Standing Side Reaches

PROGRAMM
- 20 Alternate Heel Touches
- 20 Plank Jump-Ins
- 2-mal 10 Plank Cross Body Toe to Hand
- 2-mal 10 Side Plank Raises
- 20 Bicycle Crunches
- 20 Flutter Kicks
- 20-mal Superman

DEHNEN
- 5 Side Bending Prayer Stretches
- 2-mal 5 Revolved Lunges

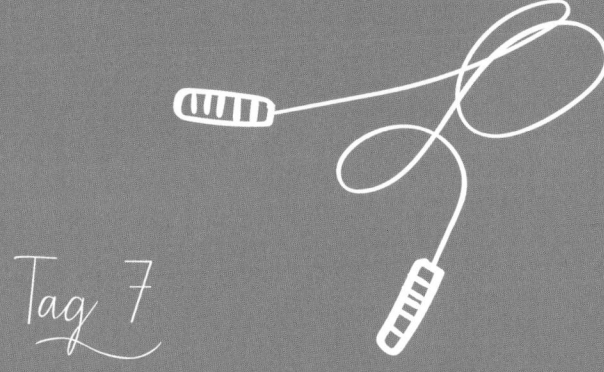

Tag 6

~ FETT VERBRENNEN

AUFWÄRMEN
- 1 Minute Inchworm
- 1 Minute Straight Arm Plank Openers

PROGRAMM:
- 1 Minute Sumo Squat Boxing
- 1 Minute Skaters
- 1 Minute Jumping Jacks
- 1 Minute Kneel to Squat
- 1 Minute Mountain Climber
- 1 Minute Skip Jumps
- 1 Minute Modified Burpees

DEHNEN
- 2-mal 3 Standing Crossover Hamstring Stretches
- 2-mal 3 Standing Quadriceps Stretches

Tag 7

~ BEWEGLICHKEIT

AUFWÄRMEN
- 1 Minute Mountain Climber

PROGRAMM
- 5-mal Downward Dog
- 12 Sumo Squat to Hamstring Stretches
- 2-mal 5 Shoulder Bridge Leg Extensions
- 2-mal 5 Side Lying Quad Stretches
- 2-mal 5 Lying Glute Stretches
- 2-mal 3 Lizard Stretches
- 5 Butterfly Stretches
- 2 Minuten Rocking Knee Hug

WARUM ALLE FRAUEN YOGA LIEBEN

Früher hat mich Yoga nicht interessiert, denn für mich bedeutete Sport Zeit zum Abschalten und Dampfablassen. Ich liebte die Action und die Kraft, die ich bei der Ausführung einer Übung in mir spürte. Vom Ballett her war ich es gewohnt, nach dem Training noch kurz zu dehnen, aber eine volle Stunde Yoga zu machen (für mich war Yoga gleich Dehnen), wäre mir nie in den Sinn gekommen, mir war das schlicht zu ruhig. Damals war ich verheiratet und ging einer geregelten Arbeit nach, ich hatte kaum Stress und genoss es deshalb, im Training meine Grenzen zu erkunden und zu spüren, wie Adrenalinstöße meinen Körper durchfluten. Als ich dann Probleme mit meinem Ex-Mann hatte und meinen Vater durch einen tragischen Unfall verlor, fuhren meine Gefühle Achterbahn und Yoga war für mich genau das Richtige. Letzthin fand ich Noah im Schneidersitz auf seinem Bett sitzend. Als ich ihn fragte, was er mache, war seine Antwort: »Ich habe Stress, deshalb mache ich Yoga.« Zoe meinte, sie würde in solchen Situationen beruhigende Musik hören (ich glaube, sie hatte »soothing music« in Google eingegeben) und mit geschlossenen Augen ausgestreckt auf ihrem Bett entspannen. Ich weiß nicht, ob sich die beiden von mir haben anstecken lassen – jedenfalls praktizieren jetzt alle in unserer Familie auf ihre Art Yoga und Meditation.

WAS IST YOGA?

Es wird vermutet, dass ein Inder namens Patanjali vor über zweitausend Jahren das Yogasutra, in dem die Grundsätze des klassischen Yoga festgehalten sind, geschrieben hat. Er soll auch wichtige Texte zu Ayurveda, einem der ältesten traditionellen medizinischen Systeme verfasst haben. Patanjali beschreibt Yoga als einen Weg zu spirituellem Wachstum, der ethische Grundsätze, bestimmte Körperhaltungen, Atemkontrolle und Meditation beinhaltet. Er definiert acht verschiedene Pfade auf dem Weg zur Erleuchtung:

1. YAMA
DER UMGANG MIT ANDEREN
Gewaltlosigkeit, Ehrlichkeit, nicht stehlen, Mäßigung, Bescheidenheit

2. NIYAMA
DER UMGANG MIT UNS SELBST
Reinheit, Freude, Durchhalten, Selbstreflexion, Hingabe zum Göttlichen

3. ASANA
KÖRPERHALTUNG UND BEWEGUNGEN
Eine bestimmte Körperhaltung wird längere Zeit hindurch bequem und entspannt eingenommen. Viele Asanas wurden von den natürlichen Bewegungen der Tiere abgeleitet, die diese Haltung instinktiv einnehmen.

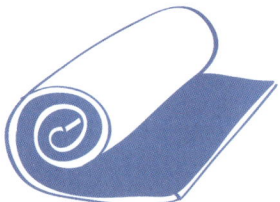

4. PRANAYAMA
ATEMKONTROLLE

Mit jedem Atemzug nehmen wir nicht nur Sauerstoff, sondern auch Prana, kosmische Energie auf, die erschafft, bewahrt und verändert – das Grundelement von Leben und Bewusstsein. Weil Prana sich auch in der Nahrung befindet, ist es wichtig, eine gesunde und vollwertige vegetarische Nahrung aufzunehmen.

5. PRATYAHARA
SINNESKONTROLLE

Mit unseren Sinnen riechen, sehen, hören, fühlen und schmecken wir, durch sie nehmen wir Kontakt zur Außenwelt auf. »Unsere Sinne sind wie schlecht erzogene Kinder. Wenn wir sie nicht zur Vernunft bringen, beherrschen sie uns mit endlosen Forderungen«, beschreibt eine Yoga-Lehrerin die Motivation, sich auf die Innenwelt zu konzentrieren, in der alles vorhanden ist, was es auch draußen gibt: Licht, Schatten, Klarheit, Nebel.

6. DHARANA
KONZENTRATION

Unser Denkprozess verlangsamt sich, wenn wir die Gedanken festhalten und uns auf ein einziges Objekt oder Mantra konzentrieren. Wenn die Zeit wie im Nu vergeht, weil wir uns voll auf eine Tätigkeit, zum Beispiel Malen oder Kochen, konzentriert und dabei alles um uns vergessen haben, sind wir in diesem Bewusstsein. In diesen Momenten verspüren wir keine Ängste oder Konflikte, sondern Harmonie, Freude und Frieden.

7. DHYANA
MEDITATION

In diesem Zustand weicht die Konzentration dem reinen Bewusstsein und der Klarheit. Um dieses Stadium der Ruhe und Stille zu erreichen, bedarf es einer Menge Ausdauer und Disziplin. Viele Menschen erfahren an diesem Punkt eine erhöhte Wahrnehmung und Erkenntnis, sehen Farben oder verschmelzen mit Dingen.

8. SAMHADI
GLÜCKSELIGKEIT

Am Ende des Yogawegs steht die innere Freiheit, die Erleuchtung. Patanjali beschreibt dies als einen Zustand der Ekstase, in der der Meditierende zu einer tiefen Verbundenheit mit dem Göttlichen und allen Lebewesen kommt. Aus dieser Erkenntnis kommt der Frieden, der alles Verstandene übersteigt, die Erfahrung der Glückseligkeit und das Einssein mit dem Universum.

Im Westen ist vor allem Hatha Yoga bekannt, in dem es in erster Linie darum geht, Gesundheit und Wohlbefinden durch körperliche Betätigung zu fördern. Das regelmäßige Praktizieren der Asanas (Übungen) und Pranayamas (Atem) stärkt den Körper und macht ihn beweglicher, geschmeidiger. Yoga wirkt sich positiv auf die Durchblutung und die Funktion der inneren Organe, der Drüsen und Nerven aus, führt zu mehr Energie, besserer Konzentration und weniger Stress. Es ist nie zu spät oder zu früh, mit Yoga zu beginnen.

1.
YAMA
UMGANG
MIT ANDEREN

2.
NIYAMA
UMGANG
MIT MIR SELBST

3.
ASANA
KÖRPERHALTUNG
& BEWEGUNG

4.
PRANAYAMA
ATEM-
KONTROLLE

5.
PRATYAHARA
SINNES-
KONTROLLE

6.
DHARANA
KONZENTRATION

7.
DHYANA
MEDITATION

8.
SAMHADI
GLÜCKSELIGKEIT

Yoga

5 Yoga-Positionen gegen Stress

DER SCHLAFENDE
SAVASANA

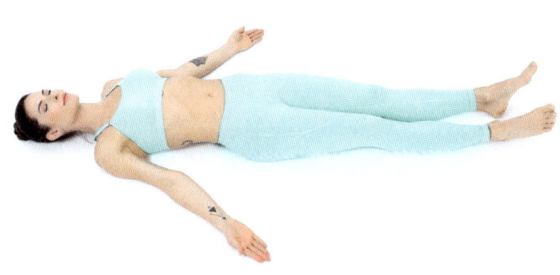

ANLEITUNG

1. Lege dich flach auf den Rücken. Die Beine sind nebeneinander ausgestreckt, berühren sich aber nicht, die Füße werden sich automatisch nach außen drehen. Die Arme legst du entspannt neben den Körper, die Handflächen schauen nach oben.
2. Schließe die Augen und entspanne deine Gesichtsmuskeln, atme tief ein und aus.
3. Lenke deine Aufmerksamkeit abwechslungsweise auf jeden einzelnen Körperteil und entspanne ihn, starte mit dem Scheitel.
4. Nimm dir für diese Übung 5 bis 10 Minuten Zeit. Bevor du zu der nächsten Position übergehst, kannst du deine Knie zur Brust ziehen und deine Ellbogen mit den Händen halten, während du sachte kleine Bewegungen machst und so deine Wirbelsäule massierst.

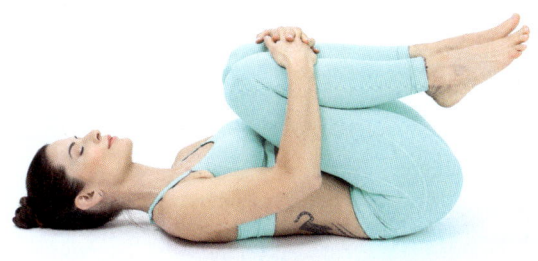

WIE ES WIRKT
Diese Übung beruhigt und entspannt deinen Körper, indem die Atmung sich verlangsamt, der Bluthochdruck gesenkt und das Nervensystem beruhigt wird.

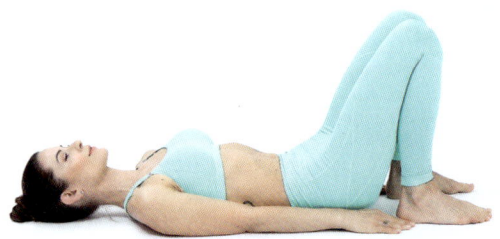

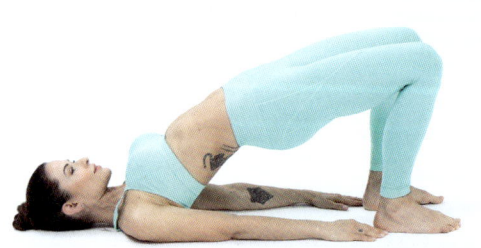

DIE SCHULTERBRÜCKE
SETU BANDHASANA

ANLEITUNG

1 Du liegst immer noch auf dem Rücken, doch jetzt winkelst du die Knie an und stellst die Füße auf den Boden. Deine Fersen sollten die Fingerspitzen der dem Körper entlang ausgestreckten Arme knapp berühren, die Handflächen schauen nach unten.

2 Dein Blick ist nach oben gerichtet, das Kinn bleibt entspannt, ziehe es nicht gegen die Brust. Atme bewusst in deinen Brustkorb ein und bleibe ein paar Atemzüge in dieser Haltung liegen. Deine Füße stehen fest auf dem Boden, die Zehen zeigen geradeaus nach vorne.

3 Atme aus und hebe die Hüfte an, während du die Füße fest in den Boden drückst und die Wirbelsäule vom Boden rollst; die Knie bleiben dabei hüftweit geöffnet.

4 Bei dieser Übung solltest du deine Oberschenkel-, Waden- und Gesäßmuskeln anspannen, die Bauchmuskeln bleiben hingegen locker.

5 Halte diese Position 10 bis 15 Sekunden, dann atmest du tief ein und lässt deine Hüfte langsam wieder auf den Boden sinken, spüre dabei Wirbel für Wirbel, bis dein Po den Boden berührt. Du kannst die Übung 10-mal wiederholen.

WIE ES WIRKT

Du öffnest die Lungen und regst die Herzmuskulatur an, förderst die Blutzirkulation und Verdauung, zudem aktivierst du mit der Schulterbrücke das Anahata- und das Vishuddha-Chakra.

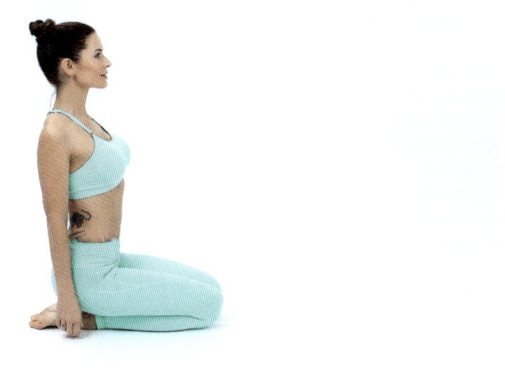

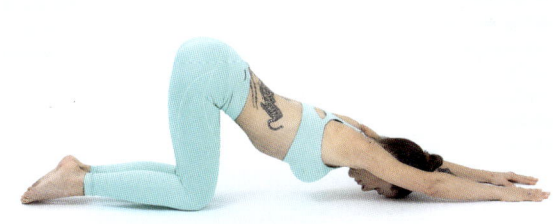

GESTRECKTE WELPENHALTUNG
UTTANA SHISHOSANA

ANLEITUNG

1 Knie dich auf den Boden, deine Arme sind dem Körper entlang ausgestreckt, dein Rücken gerade und die Schultern zurückgerollt, dein Blick ist nach vorne gerichtet. Von hier aus wanderst du mit den Händen nach vorne; achte darauf, dass sie auf Höhe der Schultern bleiben.

2 Dein Rumpf ist gesenkt, deine Arme aktiv, die Ellbogen berühren den Boden nicht.

3 Lege deine Stirn vorsichtig auf den Boden, der Nacken ist entspannt, die Augen sind geschlossen. Du solltest eine angenehme Dehnung in der Wirbelsäule spüren. Um diese wohltuende Dehnung zu intensivieren, drückst du deine Hände in die Matte, aktivierst die Arme noch mehr und ziehst das Becken gegen diesen Widerstand nach hinten.

4 Atme tief in den Rücken; du wirst spüren, wie sich die Wirbelsäule in beide Richtungen ausdehnt. Bleibe 30 Sekunden bis 1 Minute in dieser Position, bevor du das Becken auf die Fersen senkst. Führe bis zu 10 Wiederholungen aus. Nach der letzten kannst du die Arme dem Körper entlang, mit den Handflächen nach oben, nach hinten legen und so die Kindhaltung einnehmen, die Stirn auf dem Boden, die Augen geschlossen.

WIE ES WIRKT

Durch das Strecken der Wirbelsäule entlastest du deinen Rücken, die Schultern werden gedehnt und die Brust geweitet.

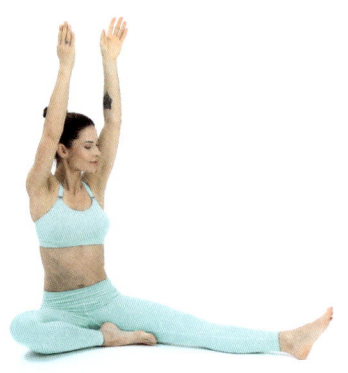

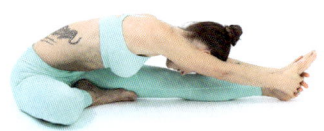

KOPF-ZU-KNIE-HALTUNG
JANU SIRSASANA

ANLEITUNG

1 Setze dich aufrecht mit ausgestreckten Beinen auf die Matte, deine Hände liegen neben den Hüften, die Schultern und die Gesichtsmuskeln sind entspannt. Mache in dieser Position ein paar Atemzüge.

2 Jetzt winkelst du das rechte Knie an, sodass die Fußfläche gegen den Innenschenkel des gestreckten linken Beines drückt. Fühle mit dem Gesäß und den Oberschenkeln die Verbundenheit zum Boden.

3 Atme ein und strecke deine Arme über den Kopf, in einer fließenden Bewegung beugst du den Oberkörper so gerade wie möglich über das gestreckte Bein.

4 Deine Arme liegen rechts und links neben dem Bein. Atme ein, ziehe den Brustkorb nochmals in Richtung Zehen, und lass bei der Ausatmung deinen Oberkörper nach vorne klappen.

5 Halte diese Stellung 5 Atemzüge lang, und versuche beim Einatmen, deinen Oberkörper noch ein Stück weiter in Richtung Fuß zu rücken.

6 Wiederhole die Übung auf der anderen Seite ebenfalls etwa 10-mal.

WIE ES WIRKT
Die Wirbelsäule wird gedehnt und die Hüften geöffnet, Rücken und Nacken gelockert. Diese Haltung wirkt wie eine Massage auf die Bauch- und Unterleibsorgane.

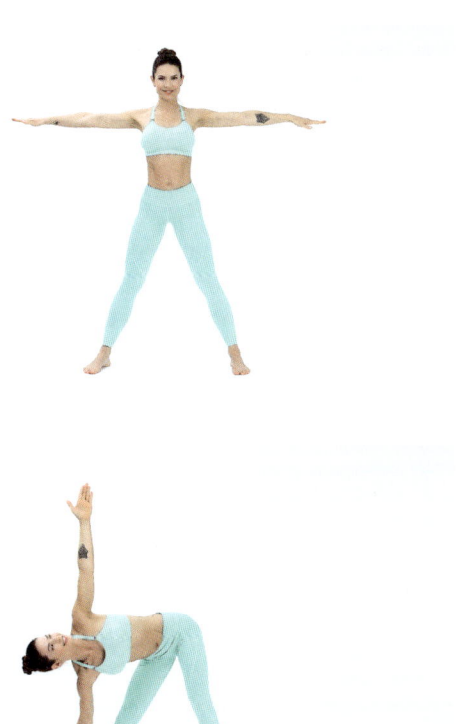

DREIECKSHALTUNG
TRIKONASANA

ANLEITUNG

1 Stelle deine Füße schulterbreit auf den Boden, deine Wirbelsäule ist durchgestreckt. Beim Ausatmen öffnest du deine Beine mindestens einen Meter breit.

2 Hebe deine Arme auf Schulterhöhe, die Handflächen weisen nach unten, drehe deinen rechten Fuß um 90 Grad nach außen, der linke bleibt weiterhin parallel.

3 Atme aus und beuge deinen Oberkörper in einer Drehung nach unten zu deinem rechten Fuß, drücke dabei den linken Fuß fest in den Boden. Atme ein.

4 Atme wieder aus und versuche deinen Oberkörper noch weiter nach rechts zu drehen. Deine rechte Hand legst du auf deinen rechten Fußrücken, dein linker Arm ist ausgestreckt über dem Kopf, und die Handfläche zeigt in Richtung der Zehenspitzen des linken Fußes. Dein Blick ist auf deine linke Hand gerichtet.

5 Stütze dich gegen deine rechte Hand ab, um deinen Oberkörper noch mehr zu drehen; dein Gewicht liegt in erster Linie auf der linken Ferse.

6 Verharre 5 Atemzüge lang in dieser Position, bevor du das Bein wechselst. Mache bis zu 10 Wiederholungen.

WIE ES WIRKT

Mit dieser Position dehnst du den ganzen Körper und unterstützt die Verdauung. Die Übung kann auch Symptome von Angststörungen lindern.

SCHAUMSTOFFROLLE:
WELLNESS ZUHAUSE

Ich wette, du hast diese Schaumstoffrollen schon mal im Fitnessstudio gesehen. Früher wurden sie nur von professionellen Athleten, Trainern und Therapeuten benutzt, doch inzwischen sind sie bei Menschen jeden Alters und Fitnesslevels beliebt. Der Zweck dieser Rolle ist eine Art Selbstmassage, die Muskelverspannungen lösen soll. Alle Teile unseres Körpers werden von Faszien umhüllt; das ist ein Bindegewebe, das wie ein großes Spinnennetz von Kopf bis Fuß alle unsere Knochen, Muskeln, Sehnen und Organe umhüllt und verbindet. In den Faszien liegen zahlreiche Nerven und Rezeptoren, und wenn diese verkleben oder verhärten, kann das ziemlich schmerzhaft sein und verschiedene Beschwerden verursachen. Indem du Druck auf bestimmte Punkte des Körpers ausübst, entspannst du die Verhärtungen in den Faszien, die durch das Muskeltraining entstanden sind, und verhilfst deinem Körper so zu Entspannung und schnellerer Erholung nach dem Training.

Die Schaumstoffrolle unterstützt
- die Wiederherstellung der richtigen Ausrichtung des Körpers
- die Blutzirkulation
- die Hydration der Faszien
- eine bessere Muskelelastizität
- die Lösung von Muskelschmerzen
- eine schnellere Muskelregeneration
- eine bessere körperliche Leistung
- höhere Flexibilität
- die Verminderung des Verletzungsrisikos durch Vorbereitung der Muskulatur (Durchblutung, Stimulierung) auf sportliche Belastung

Du kannst die Rolle vor dem Sport zum Aufwärmen der Muskeln, nach dem Training zur Förderung der Muskelregeneration oder einfach zwischendurch benutzen, um dich selber zu verwöhnen. Nimm die in den Fotos gezeigten Positionen ein und rolle langsam. Wenn du auf Stellen triffst, die schmerzhaft sind, halte einige Sekunden an genau diesem Punkt inne, und versuche dich so weit wie möglich zu entspannen. Nach 5 bis 30 Sekunden lässt der Schmerz nach. Wenn du den Druck nicht aushältst, nimm die Hände zur Unterstützung oder verschiebe die Rolle leicht, um Druck auf die umliegenden Stellen auszuüben und dich schrittweise bis zu der Verhärtung hinzuarbeiten.

Online findest du die Schaumstoffrolle unter Suchbegriffen wie *Pilates-Rolle*, *Massage Roller*, *Foam Roller*, *Fitnessrolle*, *Yogarolle* oder *Faszienrolle*. Ich empfehle dir für den Anfang eine mittelgroße Rolle mit geringem Härtegrad und ohne Noppen, die sich für alle Körperbereiche eignet.

Du kannst auch andere Dinge verwenden, um Muskelverspannungen zu lösen. Tennisbälle sind beispielsweise großartig für den unteren Rückenbereich. Aber Achtung, rolle niemals über ein Gelenk oder einen Knochen. Bei Nackenschmerzen wende dich an einen Arzt, da dieser Bereich sehr empfindlich sein kann. Es ist möglich, dass du nach der Anwendung der Faszienrolle am nächsten Tag etwas Muskelkater hast, das ist normal. Warte 24 bis 48 Stunden, bevor du wieder am selben Bereich weiterarbeitest.

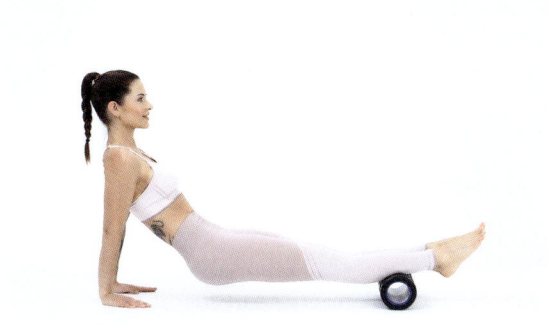

WADEN

ANLEITUNG

1 Setz dich mit ausgestreckten Beinen auf den Boden, deine Hände sind hinter deinem Gesäß aufgestützt.

2 Lege die Rolle unter deine Waden und hebe deinen Po in die Luft. Nun rollst du vorsichtig nach vorne, deine Ellbogen biegen sich dabei. Wenn die Rolle bei deinen Füßen angelangt ist, rollst du bis zu den Knien zurück und streckst dabei die Arme wieder durch. Fixiere während der Ausführung der Übung einen Punkt an der gegenüberliegenden Wand.

3 Führe die Übung während mindestens einer Minute durch.

WAS ES BEWIRKT
Wenn du öfter Schuhe mit hohen Absätzen trägst, verkürzen sich die Muskeln in deinen Waden, was deine Beweglichkeit enorm einschränken kann. Indem du mit der Rolle deine Unterschenkel massierst, kannst du dem entgegenwirken und möglichen Verletzungen vorbeugen.

HINTERE OBERSCHENKEL
HAMSTRINGS

ANLEITUNG

1 Du bleibst in der gleichen Grundposition wie bei der vorherigen Übung, doch jetzt schlägst du das linke über das rechte Bein und schiebst die Rolle unter den Oberschenkel.

2 Rolle vom Knie bis zum Poansatz und zurück.

3 Versuche eine Minute lang durchzuhalten, bevor du das Bein wechselst.

WAS ES BEWIRKT
Die drei großen Muskeln an der Rückseite des Oberschenkels, aus dem sich der Hamstring zusammensetzt, sind mit dem Becken verbunden. Indem du sie lockerst, nimmt die Beweglichkeit in den Hüften zu, was wiederum den Druck auf deinen unteren Rücken vermindert und dir so zum Beispiel die Ausführung von Kniebeugen erleichtert.

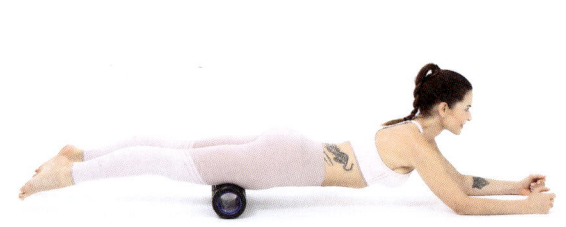 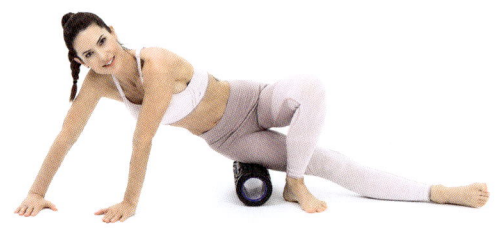

VORDERE OBERSCHENKEL
QUADRIZEPS

ANLEITUNG

1 Lege dich auf den Bauch und positioniere die Rolle unter den Oberschenkeln. Deine Ellbogen sind auf dem Boden aufgestützt.
2 Stoße deinen Körper zurück, bis die Rolle auf Kniehöhe ist, dann ziehst du dich wieder nach vorn, bis die Schultern über den Ellbogen stehen.
3 Dein Blick ist schräg nach vorne gerichtet, du schaust aber nach unten, nicht an die gegenüberliegende Wand.
4 Deine Bauchmuskeln bleiben während der ganzen Übung angespannt, damit dein Rücken nicht durchhängt.
5 Mache die Übung eine Minute lang.

WAS ES BEWIRKT

Alle vier Quadricepsmuskeln sind mit dem Knie verbunden. Durch das Massieren kannst du die Beweglichkeit der Knie verbessern und so den Druck im vorderen Bein vermindern.

SEITLICHE OBERSCHENKEL

ANLEITUNG

1 Lege dich seitlich auf den Boden und schlage das linke Bein angewinkelt über das rechte.
2 Lege die Rolle unter das ausgestreckte rechte Bein, und stütze dich mit beiden Händen auf, um das Gleichgewicht zu halten.
3 Bewege die Rolle langsam von den Hüften bis zu den Knien, indem du die Bauch- und Gesäßmuskeln anspannst.
4 Vermutlich wirst du bei dieser Übung am meisten Verhärtungen spüren, umso wichtiger ist es, dass du eine Minute lang durchhältst, bevor du auf die andere Seite wechselst.

WAS ES BEWIRKT

Das iliotibiale Band verläuft von der Außenseite des Oberschenkels bis zum Knie. Wenn du viel läufst, streckst du dein Kniegelenk ständig, und es kann eine Reibung entstehen. Diese Massage kann Verhärtungen und Reizungen an diesem Faserzug vorbeugen.

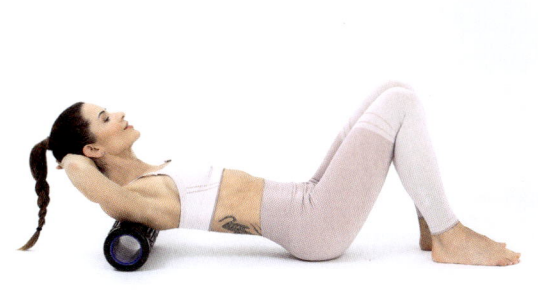 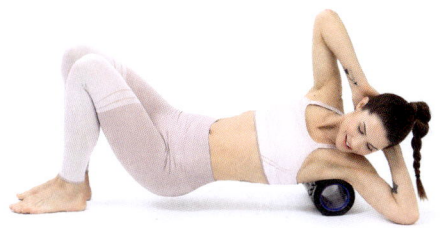

RÜCKEN

ANLEITUNG

1 Setz dich mit angewinkelten Beinen auf den Boden und lege die Rolle auf Höhe der Schultern unter deinen Rücken, aber nicht unter den Nacken. Deine Hände sind locker hinter dem Kopf verschränkt.
2 Spanne deine Bauchmuskeln an, und stoße dich mit den Füßen vom Boden ab, bis die Rolle unter das Schulterblatt gerutscht ist, dann rollst du zurück.
3 Die Füße bleiben während der ganzen Bewegung fest auf dem Boden.
4 Nach einer Minute wirst du dich herrlich entspannt fühlen.

WAS ES BEWIRKT

Wenn du durch viel Sitzen bedingt Rückenschmerzen verspürst, kann diese einfache Übung Wunder wirken.

SCHULTERN

ANLEITUNG

1 Setz dich mit angewinkelten Beinen auf den Boden und lege die Rolle unter deinen Rücken. Deine Hände legst du locker hinter deinen Kopf.
2 Spanne deine Bauchmuskeln an, und stoße dich mit den Füßen vom Boden ab, während du die rechte Schulter anhebst und dich mit dem Oberkörper nach links drehst.
3 Die Ellbogen bleiben geöffnet, dein Blick schweift mit der Bewegung zusammen nach links.
4 Die Füße bleiben während der ganzen Bewegung fest auf dem Boden.
5 Versuche diese Übung eine Minute lang nach links zu wiederholen, dann machst du dasselbe auf der rechten Seite.

WAS ES BEWIRKT

Wenn du jeden Tag viele Stunden am Computer oder am Telefon sitzt, die Schultern nach vorne gerollt, können Schmerzen in den Schultern und im oberen Rückenbereich auftreten. Mit dieser Übung wirst du dich bald schon viel besser fühlen.

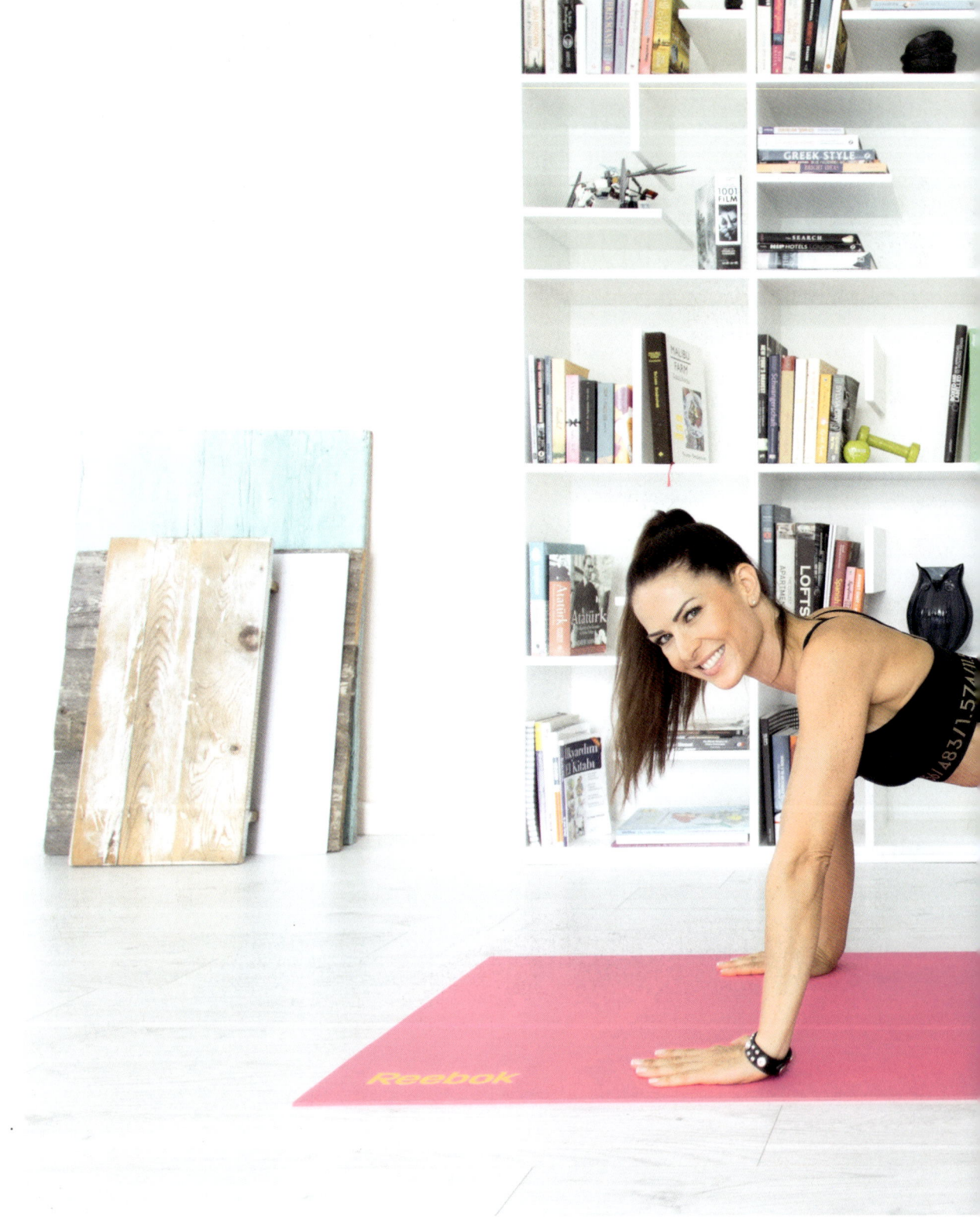

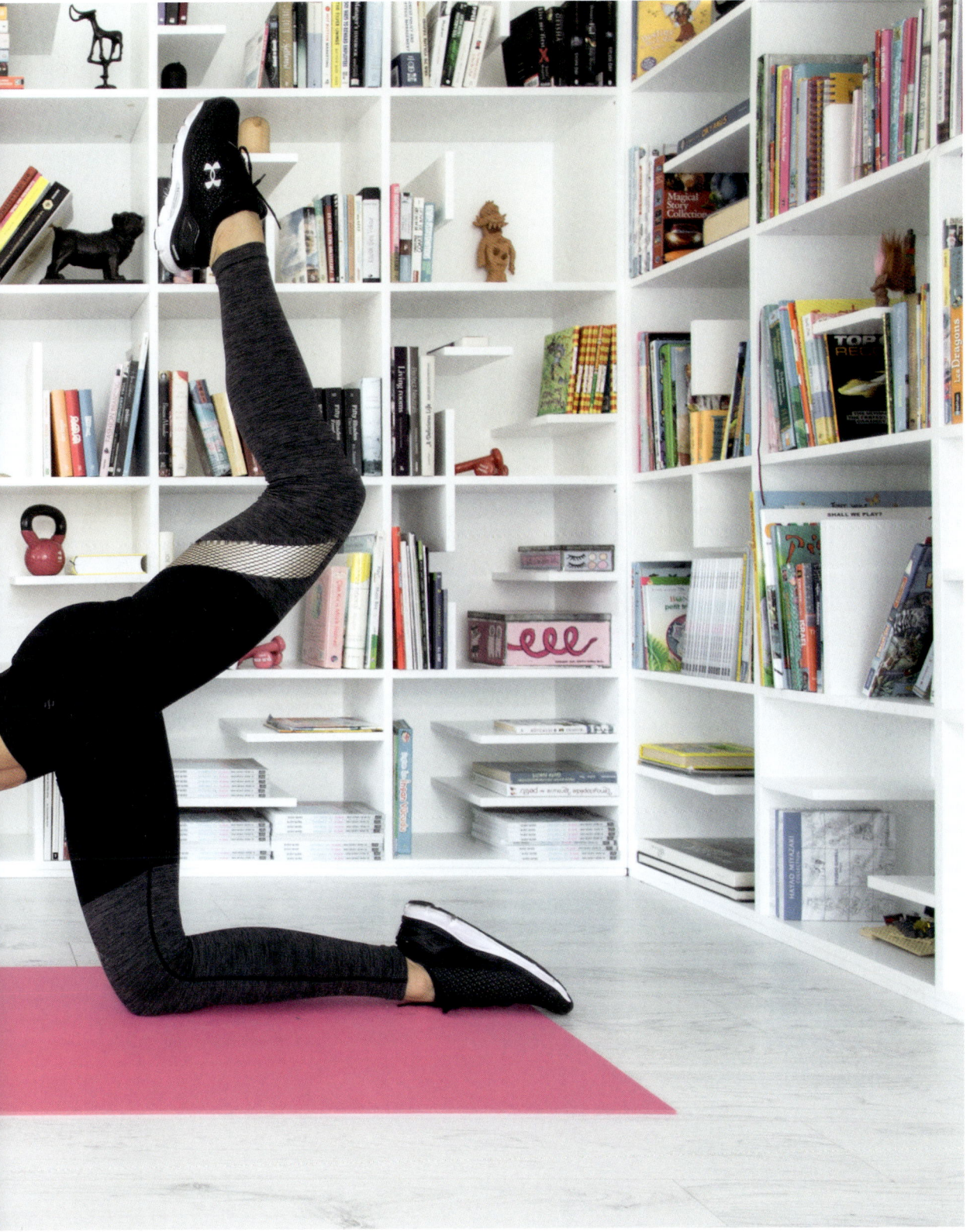

DANKESCHÖN

Ich möchte dir dafür danken, dass du dich für die Squatgirl-Methode entschieden hast. In dich selbst zu investieren, schlechte Gewohnheiten durch gute zu ersetzen und deinen Körper mit Bewegung und ausgewogenen Mahlzeiten gesund zu pflegen und zu erhalten, ist alles, was es für einen Neuanfang braucht. Wenn du nach den Empfehlungen und dem Plan in diesem Buch verfährst, wird sich dein Leben zu hundert Prozent verbessern, denn du wirst vor Energie strotzen und den Erfolg wie auch andere Menschen wie ein Magnet anziehen.

Ich möchte meinem Verleger Urs Hunziker danken, der an mich geglaubt hat und immer für mich da war. Ebenso geht mein Dank an seinen Freund, meinen ersten Verleger und geschätzten Kollegen Lukas Heim vom Weltbild-Verlag, der uns einander vorgestellt hat und mich mit fast schon väterlicher Fürsorge berät. Ein großes Dankeschön meiner besten Freundin Annabella, die mit mir durch dick und dünn geht und genauso wie ich tief im Herzen immer noch ein übermütiges, abenteuerlustiges Mädchen ist und die ich einfach abgöttisch liebe. Ich danke dem Fotografen Hulki Mengu, der in meiner Wohnung ein regelrechtes Studio aufgebaut hat und trotz Fieber jeden Morgen vor der Tür stand. Ebenso danke ich Didem Kaya und Onur Demirdag, mit denen jedes Shooting zur Party wird, Pelin Pehlivanoglu für das schöne Makeup und Baris Barut, der meinen Haaren auf wunderbare Weise Volumen verliehen hat. Ohne die Food-Stylistin Umay Koyuncu wäre dieses Buch nicht halb so schön geworden, ihr Stil und ihre Begabung haben mich und Annabella begeistert. Danke auch an meinen geschätzten Freund und ehemaligen Arbeitskollegen Bruno Torricelli für die tollen Fotos von Annabella. Ich danke meinem Freund Kerem, der all meine Freuden und Leiden mit mir teilt, der mein Herz mit jedem Blick aus seinen blauen Augen höher schlagen lässt und in dessen Armen ich mich einfach zuhause fühle. Mein Dank geht auch an meine Kinder Zoe, Noah und Yasmin, die mich in all meinen Projekten unterstützen, Gerichte degustieren und Fotomodell spielen, wenn ich eines brauche. Danke auch an meine Mutter Claudine, die als Einzige alle meine Texte gegengelesen hat und davon überzeugt ist, dass dieses Buch der Hit ist. Ich danke Jamal Dusmatova, unserer Perle in der Küche, die nach jedem Rezept aufgeräumt hat und dank der Squatgirl-Methode mittlerweile meine Kleider tragen kann! Ich danke euch allen, dass ihr in meinem Leben seid und dass die Erinnerung an meinen Vater mit diesem Buch ewig weiterlebt.

Ich habe immer davon geträumt, mit einem Partner zusammenzuarbeiten, der das Potenzial der Squatgirl-Marke sieht und mich in meiner Mission, Frauen zu einer positiven Einstellung und einem gesunden Lebensstil zu verhelfen, unterstützt. Eine für die Firma LAV Türkiye tätige Stylistin namens Inci stellte den Kontakt zur dortigen Marketingleiterin her. Wie sich herausstellte, kannte die Marketing-Verantwortliche Merve mein erstes Buch, war begeistert von mir und hatte mich kennenlernen wollen. Merve und ihre Assistentin Zeynep überzeugten das ganze LAV-Team und machten das Unmögliche möglich: LAV sagte zu, Sponsor zu werden, und das, obwohl praktisch kaum Vorbereitungszeit bis zu den Shootings blieb. Hier war wirklich Frauenpower am Werk. Wildfremde Frauen haben mich unterstützt und an mich geglaubt – das ist ein starkes und schönes Gefühl. Ich danke euch von Herzen dafür, dass ihr mir geholfen habt, meinen Traum Wirklichkeit werden zu lassen.

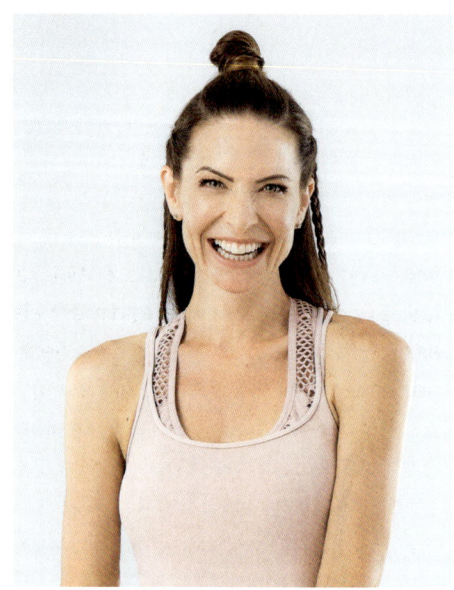

Doris Hofer

wanderte 2004 in die Türkei aus. Die ehemalige Journalistin und eidgenössisch diplomierte PR-Fachfrau arbeitete einige Jahre in der Werbung und entschied sich nach ihrer Scheidung, als Fitness-Bloggerin ihre eigene Firma zu gründen. Sie absolvierte die Ausbildung zur Personal Trainerin und zum Behavior Change Coach (American Council on Exercise) und startete unter dem Namen Squatgirl ihren dreisprachigen Blog. Auf ihrem YouTube-Kanal zeigt sie ihren Followern, wie sie zuhause ohne irgendwelche Geräte fit bleiben können. Sie gilt heute in der Türkei als Social-Media-Phänomen und ist für viele junge Menschen ein Vorbild. Sie lieben ihre offene und herzliche Art, bewundern sie aber auch für ihre Stärke, mit der sie als geschiedene Mutter mit vierzig Jahren sich ihren Weg zurück in die Arbeitswelt eroberte. Sie hat sich zum Life Coach weitergebildet (Adler International Learning Center Europe), ist als Motivationssprecherin und Menüberaterin für gesundheitsbewusste Firmen tätig und führt Workshops durch. Sie lebt mit ihrer Patchwork-Familie und dem adoptierten Straßenhund Sheila in Istanbul.

BLOG: squatgirl.com
INSTAGRAM: TheSquatgirl
YOUTUBE: www.youtube.com/c/SquatgirlDE
APP: http://squatgirl.fitwell.coach/

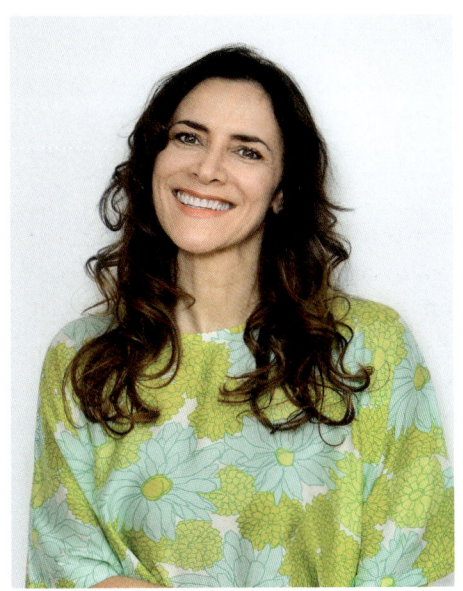

Annabella Realini Bengtsson

ist diplomierte Lebensmittelingenieurin mit Ausbildung an der ETH Zürich. Sie entwickelte für Nestlé und Mövenpick während mehr als zwanzig Jahren Produkte im Premium-Segment und spezialisierte sich auf die Formulierung von Rezepturen sowie die Lebensmittelsensorik. Die aus dem Tessin gebürtige Schweizerin lebte mehrere Jahre in Schweden und entschied sich dort, begeistert von der kreativen und innovativen Esskultur Stockholms, die Ausbildung zur Köchin zu machen. Nachdem bei ihrer Tochter Zöliakie diagnostiziert wurde, kocht sie seit fünf Jahren ausschließlich glutenfrei. Es liegt ihr viel daran, ihrer Tochter die gleichen Köstlichkeiten zuzubereiten, die auch andere Kinder genießen können. Sie lebt mit ihrem schwedischen Mann und ihren zwei Kindern in Zürich, weilt aber am liebsten in ihrem Ferienhaus an der schwedischen Westküste, wo sie die Ruhe und die Inspiration findet, um kreative und gesunde Gerichte für die ganze Familie zu kreieren. Annabellas Abenteuer- und Reiselust spiegeln sich in ihren internationalen Gerichten wider.

REZEPTVERZEICHNIS